குழந்தை வளர்ப்பு அறிவியல்

குழந்தை வளர்ப்பு அறிவியல்

ஸ்டீவன் ருடால்ஃப்

தமிழில்: அருண் மகாதேவன்

கிழக்கு

குழந்தை வளர்ப்பு அறிவியல்
Kuzhanthai Valarppu Ariviyal
by Steven Rudolph ©

© First published in Tamil by *New Horizon Media Private Limited* in arrangement with *Random House Publishers India Private Limited.*
Originally Published in English as *"The 10 Laws of Learning: The First Comprehensive Parenting Book Tailor Made for Indian Parents"(2009)*

First Edition: December 2010
176 Pages
Printed in India.

ISBN: 978-81-8493-605-6
Title No: Kizhakku 587

Kizhakku Pathippagam
177/103, First Floor,
Ambal's Building, Lloyds Road,
Royapettah, Chennai 600 014.
Ph: +91-44-4200-9603

Email : support@nhm.in
Website : www.nhm.in

Cover Image: Shutterstock

Kizhakku Pathippagam is an imprint of New Horizon Media Private Limited

This book is sold subject to the condition that it shall not, by way of trade or otherwise, be lent, resold, hired out, or otherwise circulated without the publisher's prior written consent in any form of binding or cover other than that in which it is published and without a similar condition including this the rights under copyright reserved above, no part of this publication may be reproduced, stored in or introduced into a retrieval system, or transmitted in any form or by any means (electronic, mechanical, photocopying, recording or otherwise), without the prior written permission of both the copyright owner and the above-mentioned publisher of this book.

சமர்ப்பணம்

இந்தியக் குழந்தைகளுக்கு

உள்ளே

அறிமுகம்	/	08
1. குழந்தைகள் தங்களைத் தாங்களே பார்த்துக் கொள்ளக் கற்றுக் கொடுங்கள்	/	11
2. நம்பிக்கை வரவையுங்கள்	/	34
3. ஆர்வத்தை அதிகப்படுத்துங்கள்	/	53
4. இலக்குகளை நிர்ணயிக்க உதவுங்கள்	/	72
5. திட்டமிடக் கற்றுக் கொடுங்கள்	/	81
6. விதிகளைக் கற்றுக் கொடுங்கள்	/	93
7. பயிற்சி செய்யக் கற்றுக் கொடுங்கள்	/	112
8. விளையாடக் கற்றுக் கொடுங்கள்	/	129
9. சூட்சுமங்களைக் கற்றுக் கொடுங்கள்	/	142
10. சாம்பியன்கள் போல் செயல்பட வையுங்கள்	/	150
கேள்வி பதில்	/	169

அறிமுகம்

எல்லா பெற்றோருமே தங்கள் குழந்தைகள் உடல் ஆரோக்கியம், சந்தோஷம், நன்னடத்தை ஆகிய வற்றுடன் விளங்கவேண்டும் என்றுதான் விரும்பு வார்கள். எல்லாவற்றுக்கும் மேலாகத் தங்கள் குழந்தைகள் பெரும் சாதனையாளர்களாக வர வேண்டும் என்றும் விரும்புவார்கள். ஆனால், குழந்தைப் பருவத்தில் இருந்து இளவயது வரை யிலும் அவர்களை எப்படி வளர்ப்பது என்று தெரி யாமல் நிறையவே சிரமப்படுவார்கள். குழந்தைகள் படிப்பில் ஆர்வமில்லாமல் இருந்தால் என்ன செய்வது... குழந்தைக்கு நல்ல எதிர்காலத்தை எப்படி அமைத்துக் கொடுப்பது என்றெல்லாம் ரொம்பவே குழம்புவார்கள்.

பொதுவாக, தாங்கள் எப்படி வளர்க்கப்பட்டார் களோ அதே மாதிரியே தங்கள் குழந்தைகளையும் வளர்க்க விரும்புவார்கள். ஆனால், டி.வி, இணைய தளம், வீடியோ கேம்ஸ், நொறுக்குத் தீனிகளின் அதிகரிப்பு என நவீன உலகில் ஏற்பட்டு வரும் மாற்றங்கள் அவர்களைக் குழப்பத்தில் ஆழ்த்தும். என் அப்பா இது போன்ற சூழலில் என்ன செய்வார்? நானும் அப்படியே செய்வது சரியா? என்றெல்லாம் பல கேள்விகள் மனத்தில் எழும்.

குழந்தை வளர்ப்பின் ஒவ்வொரு கட்டத்திலும் வழி நடத்தும்படியான வழிகாட்டுதல் குறிப்புகள்தான் இன்றைய பெற்றோருக்கு மிகவும் அவசியம். அவை எளிமையானவையாக இருக்க வேண்டும். நடை முறைப்படுத்த முடிந்தவையாகவும் நன்கு நினைவில் வைத்துக் கொள்ள முடிந்தவையாகவும் இருக்க வேண்டும். அனைத்து விஷயங் களையும் உள்ளடக்கியவையாக இருக்க வேண்டும். அந்த எதிர் பார்ப்புகளையெல்லாம் பூர்த்தி செய்யும்விதத்தில்தான் இந்தப் புத்தகத்தை எழுதியிருக்கிறேன்.

பழம் பெருமை மிகுந்த இந்திய வேதங்களில் ஆரம்பித்து இன்றைய அதி நவீன நியூரோ சயின்ஸ் வரையிலான ஏராளமான கட்டுரைகள், நூல்களைப் படித்திருக்கிறேன். சுமார் இருபது வருடங்களுக்கும் மேலாகக் கல்வித்துறையில் செயல்பட்டு வந்திருக்கிறேன். ஆயிரக் கணக்கான குழந்தைகள், பெற்றோர்கள், ஆசிரியர்களுடன் கலந்துரையாடி யிருக்கிறேன். அந்த அறிவை எல்லாம் திரட்டி இந்த நூலில் பத்து விதிகளாக ரத்தினச் சுருக்கமாகத் தந்திருக்கிறேன்.

இந்த விதிகள் வெற்றிகரமானவை என்பது பலரால் பல நேரங்களில் நிரூபணமாகியிருக்கின்றன. அனைவருக்கும் பலன் தருபவையாக இருக்கின்றன. எல்லாக் காலத்துக்கும் உகந்தவையாக இருக்கின்றன. குழந்தைகளிடத்தில் படிப்படியான வளர்ச்சியைக் கொண்டுவர உதவும் வகையில் இந்தப் பத்துவிதிகளையும் வடிவமைத்திருக்கிறேன். ஒவ்வொன்றுக்கும் இடையே உள்ள தொடர்பையும் அவ்வப்போது சுட்டிக் காட்டியிருக்கிறேன்.

இந்தப் புத்தகத்தை எப்படிப் படிக்க வேண்டும்?

ஒவ்வொரு அத்தியாயமாக வழக்கம்போல் படிக்கலாம். அல்லது ஏதாவது ஒரு குறிப்பிட்ட பிரச்னைக்குத் தீர்வு வேண்டுமென்றால், நேரடியாக அந்த அத்தியாயத்தை எடுத்தும் படிக்கலாம். எப்படிப் படித்தாலும் இந்தப் புத்தகம் உங்களுக்கு சுவாரசியமான அனுபவமாக இருக்கும். நிஜ வாழ்க்கையில் நான் சந்தித்த நிகழ்வுகளை உதாரணங் களாகக் கொடுத்திருக்கிறேன் (பாதுகாப்புக் கருதி சம்பந்தப்பட்டவர் களின் பெயரை மட்டும் மாற்றியிருக்கிறேன்). ஆலோசனைகள் என்று தனியாகத் தெளிவாகத் தந்திருக்கிறேன். நூலின் இறுதியில், பெற்றோர் மனத்தில் எழும் 25 முக்கியமான கேள்விகளுக்குப் பதில் தந்திருக்கிறேன்.

ஒரேயடியாகப் பத்து விதிகளையும் அமல்படுத்த முயற்சி செய் யாதீர்கள். ஒன்றை முடித்த பிறகு அடுத்ததற்குச் செல்லுங்கள். ஒரு தேர்ந்த சிற்பி கல்லைச் சிலையாக்குவதுபோல் உங்கள் குழந்தையின் வாழ்க்கையை நீங்கள் வடிவமைக்க வேண்டும்.

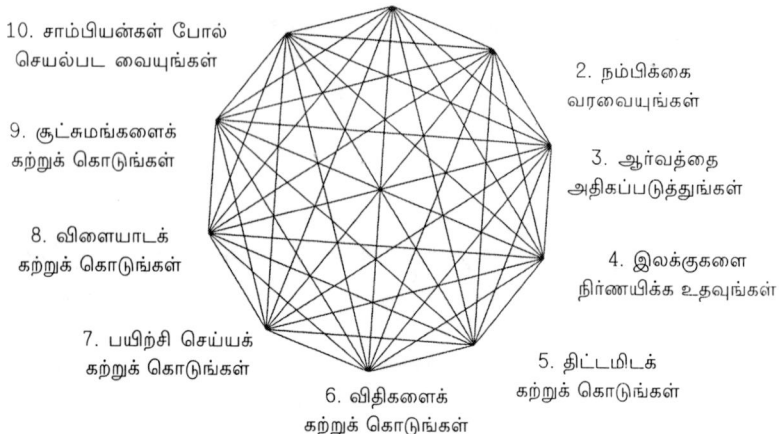

இந்த விதிகளை நீங்கள் அமல்படுத்தும்போது குழந்தைக்கு எது வசதியாக இருக்கும், என்னவெல்லாம் புதுமையைப் புகுத்தலாம் என்று யோசியுங்கள். உங்கள் அனுபவங்களையும் ஆலோசனைகளையும் சிக்கல்களையும் எங்களுக்கு எழுதி அனுப்புங்கள். எங்கள் இணைய தள முகவரி: http//www.lawsoflearning.com.

- ஸ்டீவன் ருடால்ஃப்

1

குழந்தைகள் தங்களைத் தாங்களே பார்த்துக் கொள்ளக் கற்றுக் கொடுங்கள்

வட இந்தியாவில் இருக்கும் சுற்றுலா மையம் ஒன்றுக்குச் சமீபத்தில் போயிருந்தேன். அங்கு ஒரு குடும்பத்தினரைச் சந்தித்தேன். அவர்களுடைய ஆறு வயது பெண் குழந்தை, படு சுட்டித்தனமாக விளையாடிக் கொண்டிருந்தது. அதோடு அதன் பல செயல்கள் எல்லை மீறிச் செல்பவையாகவே இருந்தன. 'பயங்கரமாகப் பசிக்கிறது' என்று சொல்லி சாக்லேட், பிஸ்கட், சிப்ஸ் என நொறுக்குத் தீனியாக எதையாவது கொடுக்கும்படிப் படுத்தி எடுத்தது. இவற்றையெல்லாம் தின்று வயிற்றை நிரம்பியதும் உணவு நேரம் வரும்போது எதுவும் சாப்பிட மாட்டேன் என்று சொல்லி அடம் பிடித்தது. குழந்தை இப்படி நொறுக்குத் தீனியாகத் தின்று வயிற்றை நிரப்புவதைப் பெற்றோர் கண்டிக்கவேயில்லை. அவர்களைப் பார்த்து எனக்கு ஆச்சரியமாக இருந்தது. இதைவிட ஒரு நாள் காலையில் மணி எட்டு கூட ஆகியிருக்கவில்லை. அந்தக் குழந்தை குளிர் பானம் வேண்டும் என்று கேட்டு அடம் பிடித்தது. பெற்றோரோ எதுவும் பேசாமல் வாங்கிக் கொடுத்தனர். இதைப் பார்த்ததும் அப்படியே ஆடிப்போய் விட்டேன்.

நான் கல்வித் துறை ஆலோசகர் என்பது தெரியவந்ததும் குழந்தையைப் பற்றி என்னிடம் வண்டி வண்டியாகப் புகார் மழை பொழிய ஆரம்பித்தனர். சொன்ன பேச்சுக் கேட்பதில்லை; எதிர்த்துப் பேசு கிறாள்; மரியாதையே கொடுப்பது கிடையாது; ஒழுங்காகச் சாப்பிடுவதே கிடையாது; என்ன செய்வதென்றே தெரியவில்லை என்றெல்லாம் சொன்னார்கள். குழந்தை மீது எந்தத் தவறும் கிடையாது என்பது அவர்களுக்குப் புரியவே இல்லை. குழந்தை ஆசையாகக் கேட் கிறதே என்று அரை மணி நேரத்துக்கு ஒருதடவை எதையாவது எடுத்துக் கொடுத்துக் கொண்டேயிருந்தால் எப்படிப் பசிக்கும்? அதோடு, குழந்தை சாப்பிடும் நொறுக்குத் தீனிகளில் எல்லாம் சர்க்கரை

அளவுக்கு அதிகமாக இருக்கிறது. அதைச் சாப்பிட்டு, குழந்தைக்குச் சிறு வயதிலேயே நீரழிவு நோய் வந்தாலும் ஆச்சரியப்படுவதற்கில்லை.

தங்களைத் தாங்களே கவனித்துக் கொள்ளக் குழந்தைகளுக்குக் கற்றுக் கொடுப்பதுதான் இன்றைய பெற்றோர் எதிர்கொள்ளும் மிகப் பெரிய சவால். இன்றைய வாழ்க்கை முறை பல வகைகளில் அசாதாரணமான ஒன்றாகிவிட்டது. அது குழந்தைகளின் வாழ்க்கையிலும் ஆரோக்கியத் திலும் பெரும் பிரச்னைகளை ஏற்படுத்துகிறது. தங்கள் குழந்தைகள் ஆரோக்கியமான வாழ்க்கையை வாழவில்லை... நன்னடத்தைகளைக் கடைப்பிடிப்பதில்லை என்று பல பெற்றோர் புகார் சொல்கிறார்கள். ஆனால், அந்தப் பிரச்னையை எப்படித் தீர்ப்பது என்று அவர்களுக்குத் தெரியவில்லை. சாப்பிடுதல், சுவாசித்தல், உடற்பயிற்சி, ஓய்வெடுத்தல், சுகாதாரம் என்ற ஐந்து அடிப்படை அம்சங்கள் தொடர்பாகச் சில விஷயங்களை முதலில் சொல்கிறேன். அதன் மூலம் உங்கள் குழந்தைகள் நேர்மறையான எண்ணம், உற்சாகம், ஆர்வம் ஆகியவை மிகுந்தவர்களாக ஆவார்கள். அதனால், பாடங்களை மட்டுமல்ல; வாழ்க்கைக்குத் தேவையான எல்லாவற்றையும் சிறப்பாகக் கற்றுக் கொள்ள முடியும்.

சாப்பாடு

நொறுக்குத் தீனி - ஜங்க் உணவு

வேலை செய்ய, விளையாட, உயிர் வாழத் தேவையான சக்தியைக் கொடுக்கும் ஓர் அம்சமாக உணவை யாரும் பார்ப்பதில்லை. நாவின் ருசியைப் பூர்த்தி செய்யும் ஒன்றாகவே பார்க்கிறார்கள். தொலைக் காட்சி, பத்திரிகைகள், தெருக்கள் எனப் பல இடங்களில் தென்படும் விளம்பரங்கள் நம்மை இடைவிடாமல் தாக்குகின்றன. சர்க்கரையும் மைதா மாவும் கலந்த சத்துக் குறைவான உணவுகளின் பிம்பங்கள் நம் கண் முன்னால் தொடர்ந்து பரப்பப்படுகின்றன. அவற்றுக்குக் கவர்ச்சிகரமான செயற்கையான நிறம் ஊட்டப்படுகிறது. கெட்டுப் போகாமல் இருக்கப் பல வேதிப் பொருட்கள் கலக்கப்படுகின்றன. பளபளப்பான விதத்தில் பொதியப்பட்டு, நாவை மயக்கும் சுவை யுடன், பிரபலமான மனிதர்களின் விளம்பரங்களோடு வருகின்றன. எந்தக் குழந்தையாலும் அவற்றின் மீதான ஆசையை அடக்க முடியாமல் போய்விடுகிறது.

இது போன்ற உணவுப் பொருட்களைச் சாப்பிடுவது குழந்தைகளின் ஆரோக்கியத்துக்கு உகந்தது அல்ல என்று கருதுகிறீர்களா? முற்றிலும் சரி. அதோடு அந்த உணவுப் பொருட்கள் குழந்தைகளின் கற்கும் திறனையும் வெகுவாகப் பாதிக்கின்றன.

ஓ என் அருமைச் சர்க்கரையே...

மிட்டாய்கள், பிஸ்கட்கள், குளிர் பானங்கள், ஐஸ்க்ரீம்கள் எனக் குழந்தைகள் சர்க்கரைக்கு அடிமையாகவே இருக்கின்றனர். அதில் எந்த ஆச்சரியமும் இல்லை. ஏனென்றால், சர்க்கரை நம் உடலுக்கு உடனடி சக்தியைக் கொடுக்கிறது. ரத்தத்தில் எளிதில் கலந்துவிடுகிறது. சர்க்கரையை உட்கொள்வதால் உடம்புக்குக் கிடைக்கும் உடனடி புத்துணர்ச்சி, நம்மை ஹீரோ போல் உணரவைக்கிறது. ஆனால், அதிக அளவிலான சர்க்கரையை உட்கொள்ளும் அளவுக்கு நம் உடல் வடிவமைக்கப்படவில்லை. எப்போதெல்லாம் குழந்தைகள் சுத்திகரிக்கப்பட்ட சர்க்கரையைச் சாப்பிடுகிறார்களோ அப்போதெல்லாம் ரத்தத்தில் சர்க்கரையின் அளவு கன்னா பின்னாவென்று அதிகரிக்கிறது. உடனே, அந்த அதிகப்படியான சர்க்கரையை வெளியேற்ற வேண்டும் என்று மூளை உத்தரவு பிறப்பிக்கிறது. கணையச் சுரப்பிகள் (பான்க்ரியாஸ்) உடனே தன் வேலையை ஆரம்பிக்கின்றன. இன்சுலினை ரத்தத்தில் அதிக அளவுக்குச் சுரக்கின்றன. அது அதிகப்படியான சர்க்கரையை ரத்தத்தில் இருந்து நீக்குகிறது. ஆனால், அப்படி நீக்கும் சர்க்கரையை உடலில் கொழுப்பாகத் தங்க வைத்துவிடுகிறது!

இதில் இரண்டு கெட்ட விஷயங்கள் இருக்கின்றன. அதிகப்படியான சர்க்கரையை ரத்தத்தில் இருந்து அகற்றுவதால் உடம்பில் சக்தி உடனடியாகக் குறைகிறது. இதனால் குழந்தைகள் ஒருவிதச் சோர்வுக்கு ஆளாவார்கள். மனத்தை ஒருமுகப்படுத்தும் திறனும் குறையும். படிப்பில் கவனம் செலுத்துவது குறையும். குழந்தைகள் இழந்த சக்தியை மீண்டும் பெறச் சர்க்கரையைத் தேடிப் போவார்கள். இதனால் சக்தி சட்டென்று அதிகரிக்கும். மறுபடியும் அதை அகற்ற மூளை உத்தரவு பிறப்பிக்கும். இந்த விபரீதமான வளையம் குழந்தைகளைச் சர்க்கரைக்கு அடிமைபோல் ஆக்கிவிடும். சர்க்கரை அளவு சட்டென்று உயர்ந்து சட்டென்று குறைவதால் கணையச் சுரப்பிகள் பாதிக்கப்படும். இதனால் சிறு வயதிலேயே நீரழிவு நோய் வரும் வாய்ப்பு இருக்கிறது. இரண்டாவதாக, ரத்தத்தில் இருந்து இன்சுலினால் அகற்றப்படும் சர்க்கரையானது கொழுப்பாக உடலில் சேகரமாவதால் குழந்தைகள் அதிகக் குண்டாக ஆகிவிடுவார்கள். இதனால் சோம்பேறியாகவும் மந்தமாகவும் ஆகிவிடுவார்கள்.

சுத்திகரிக்கப்பட்ட சர்க்கரையைச் சாப்பிடாமலேயே குழந்தைகளை வளர்க்க முடியாதுதான். ஆனால், அதன் அளவை நிச்சயம் கட்டுப்படுத்த முடியும். அது மட்டுமில்லாமல், பழங்களில் இயற்கையான சர்க்கரை இருக்கிறது. அது ருசியாகவும் இருக்கும். ரத்தத்தில் குளுக்கோஸின் அளவை ஒரேயடியாக அதிகரிக்கவும் செய்யாது.

எனவே, குழந்தைகளுக்கு அதிகப் பழங்களைச் சாப்பிடக் கொடுக்கலாம்.

மைதாவா... எண்ணெயில் பொரித்த உணவா... வேண்டவே வேண்டாம்.

பிஸ்கட்கள், க்ராக்கர்கள், பிரெட், பீட்ஸா, பாஸ்தா போன்றவை மைதா மாவில் இருந்து தயாரிக்கப்படுபவை. இவற்றை எவ்வளவு முடியுமோ அவ்வளவு குறைவாகப் பயன்படுத்துங்கள். இதற்குப் பதிலாக, கோதுமை மாவைப் பயன்படுத்தலாம். ஏனென்றால் அது சீக்கிரமாக குளுக்கோஸாக மாறாது.

எண்ணெயில் பொரிக்கப்படும் எந்தவொரு உணவிலும் அதிகபடியான சூடு காரணமாக, அதன் சத்துகள் எல்லாம் அழிந்துவிடுகின்றன. சிப்ஸ்கள், முறுக்குகள், மிக்ஸர்கள், பஜ்ஜி, போண்டா என எண்ணெயில் பொரித்த எதிலுமே சத்தே கிடையாது. சத்தே இல்லாத சக்கையை எதற்காக உண்ண வேண்டும்?

இரண்டாவதாக நீங்கள் கவனிக்க வேண்டிய விஷயம் ஹைட்ரஜன் செறிவூட்டப்பட்ட எண்ணெய். இது பிஸ்கட்டிலும் பிற நொறுக்குத் தீனிகளிலும் அதிகமாக இருக்கும். உணவுப் பொருட்கள் நீண்ட காலம் கெடாமல் இருக்க வேண்டும் என்பதற்காக எல்லா நிறுவனங்களும் எண்ணெயில் ஹைட்ரஜனை அதிகம் செலுத்துகின்றன. டிரான்ஸ் ஃபேட் எனப்படும் இதை நம் உடலால் எளிதில் ஜீரணிக்க முடியாது. இதை உண்பதால் உடலில் கெட்ட கொழுப்புச் சத்துதான் அதிகம் சேரும். இப்படி அதிகமாகும் கெட்ட கொழுப்பினால், காலப்போக்கில் நாளங்கள் கடினமாகிவிடும். பக்கவாதம், புற்று நோய் போன்றவை ஏற்பட வாய்ப்பு இருக்கிறது.

குழந்தைகளைக் கடைகளுக்கு அழைத்துச் செல்லும்போது, வாங்கும் பொருட்களின் அட்டையில் என்னென்ன எழுதியிருக்கின்றன என்பதைப் படித்துக் காட்டுங்கள். ஹைட்ரஜன் செறிவூட்டப்பட்ட எண்ணெய் கலக்கப்பட்டிருந்தால் அந்தப் பொருட்களைக் குறைவாக அல்லது வாங்காமல் தவிர்க்கச் சொல்லிக் கொடுங்கள்.

தவிர்க்க வேண்டியவை

சில உணவுப் பொருட்கள் உங்கள் குழந்தையின் உடல் அமைப்பில் பெரும் பிரச்னையை ஏற்படுத்திவிடக்கூடும். செயற்கை மணம் ஊட்டுபவை, நிறம் ஊட்டுபவை, கெடாமல் இருக்கப் பயன்படுத்தப் படும் வேதிப் பொருட்கள் எனப் பல கெடுதலான விஷயங்கள் சாக்லேட், பழச்சாறுகள், குளிர்பானங்கள் ஆகியவற்றில் சேர்க்கப்படு கின்றன. அவையெல்லாம் அந்தப் பொருட்கள் பார்க்கக் கவர்ச்சிகர

மாகவும் அதிக நாட்கள் கெடாமல் இருக்கவும் சேர்க்கப்படுகின்றன. ஆனால், அவை ஒவ்வாமை, அதி சுறுசுறுப்பு, ஆஸ்துமா, உடல் தடிப்புகள், கிட்னி பாதிப்பு, அதிக ரத்த அழுத்தம், சில நேரங்களில் புற்று நோய் என எல்லாவிதமான நோய்களையும் வரவைத்துவிடும். மோனோசோடியம் க்ளூடாமேட் எனப்படும் மணமூட்டி சில சிப்ஸ்கள், சாஸ்கள், துரித உணவுப் பொருட்கள் ஆகியவற்றில் காணப்படுகின்றன. இது மூளை செல்களைப் பாதிக்கும். தொடர்ந்து அதிகம் சாப்பிட்டு வந்தால் மூளை செல்கள் களைத்துப் போய் மரணம் கூட ஏற்படலாம். இதனால், நீர்ச் சத்துக் குறைவும் ஏற்படும். குறைந்த கலோரி உணவுப் பொருட்கள், சுகர் ஃப்ரீ டயட் பொருட்கள் போன்றவற்றில் சர்க்கரைக்குப் பதிலாக ஆஸ்பர்டேம் எனப்படும் செயற்கை இனிப்பு பயன்படுத்தப்படுகிறது. இது இழுப்பு, மல்டிபிள் ஸ்க்லெரோசிஸ், அல்சைமர், கோமா எனப் பல நோய்களைக் கொண்டுவந்துவிடும். மரணம் கூடச் சம்பவிக்கலாம்.

குளிர் பானங்கள் உங்களை உறைய வைத்துவிடலாம்

பெரும்பாலான குளிர் பானங்களில் அளவுக்கு அதிகமான சர்க்கரை, பதப்படுத்திகள், செயற்கை நிறமூட்டிகள் பயன்படுத்தப்படுகின்றன. செலவு குறைவான பழச்சாறுகளை வாங்கிக் குடிப்பது எவ்வளவோ மேல். குழந்தைகள் தாமாகவே தங்களுக்குப் பிடித்த பழச்சாறைத் தேர்ந்தெடுத்துக் குடிக்கும் பழக்கத்தைக் கொண்டு வாருங்கள். குளிர்பான பாட்டில் வாங்க ஆகும் செலவைவிட வீட்டில் நீங்களே தயாரிக்கும் பழச்சாறுக்குப் பாதிதான் செலவாகும். ஆனால், அதில் கிடைக்கும் நன்மையோ குளிர்பானத்தைவிடப் பலமடங்கு அதிகம். அப்படியிருக்கையில் சொந்தச் செலவில் எதற்கு சூனியம் வைத்துக் கொள்ளவேண்டும்?

நொறுக்குத் தீனியை எப்படிக் குறைப்பது?

நொறுக்குத் தீனியைக் குறைக்கும் விஷயத்தில் தொடர்ச்சியாக, கட்டுப்பாட்டுடன் இருப்பதைத் தவிர வேறு வழியே கிடையாது. விதிகளை வகுத்துக் கொள்ளுங்கள். பிறகு அதை அப்படியே பின்பற்றுங்கள். நீங்கள் மட்டும் கட்டுப்பாட்டுடன் இருந்துவிட்டால் வெற்றி நிச்சயம். குழந்தைகளும் நல்ல ஆரோக்கிய உணவுக்குப் பழகி விடுவார்கள். உங்கள் வாழ்க்கைத் துணை, அப்பா, அம்மா, தாத்தா, பாட்டி, அத்தை, மாமா எனப் பலருடைய உதவி இந்த விஷயத்தில் உங்களுக்குத் தேவைப்படும். நொறுக்குத் தீனியைக் குறைப்பதற்கு என்ன விதிமுறைகளை வகுத்துக் கொண்டிருக்கிறீர்கள் என்பதை குடும்பத்தினர் அனைவரிடமும் தெளிவாகச் சொல்லிவிடுங்கள். குழந்தைகள் கேட்கிறார்கள் என்று அவர்களாக எதையும் வாங்கிக்

கொடுத்துவிடாமல் பார்த்துக் கொள்ளுங்கள். சில வாரங்கள் கட்டுப் பாட்டுடன் இருந்துவிட்டுப் பிறகு கண்டதைச் சாப்பிடவிடாதீர்கள். இது தொடர்பாக இதோ சில யோசனைகள் சொல்கிறேன்.

பருப்புகளுக்கு மாறுங்கள்

பாதாம், அக்ரூட் (வால்நட்) ஆகியவை அதிகச் சத்து கொண்ட ஆரோக்கியமான உணவுப் பொருட்கள். உடனடியாக சக்தி கிடைக்கும். வைட்டமின் ஏ, சி, ஈ என மூளைக்கு மிகவும் அவசியமான அனைத்து சத்துகளும் அதில் உண்டு. பேரீச்சம்பழங்கள், கிஸ்மிஸ், அத்திப் பழம் போன்றவை இயற்கை சத்து மிகுந்தவை.

எல்லாக் குழந்தைகளுக்குமே உலர் பழங்களும், பருப்புகளும் ரொம்பவும் பிடித்திருப்பதைப் பார்த்திருக்கிறேன். ஆனால், அவர் களுக்குத் தேவைப்படும் நேரங்களில் அது கிடைப்பதில்லை. பல தரப்பட்ட பருப்பு வகைகள், உலர் பழங்களை வாங்கிக் குழந்தைகளின் சட்டைப் பையில் அல்லது புத்தகப் பையில் திணித்துவிடுங்கள். எப்போதெல்லாம் குழந்தைகளுக்கு பசிப்பது போல் தோன்றுகிறதோ அப்போது ஒன்றிரண்டை எடுத்து வாயில் போட்டுக் கொண்டாலே போதுமானது. இதன் மூலம் இயற்கையான வழியிலேயே குழந்தை களுக்கு அதிக சக்தி எளிதில் கிடைத்துவிடும். அவர்களுக்கு என்ன விதமான உலர் பழங்கள், பருப்புகள் எவ்வளவு தேவை என்பதை அவர்களையே தேர்ந்தெடுக்கச் சொல்லுங்கள். ஆனால், எதையுமே அளவுக்கு அதிகமாகச் சாப்பிடாமல் பார்த்துக் கொள்ளுங்கள். ஏனென் றால், இவற்றில் கலோரி மிகவும் அதிகம். பசிக்கும் போது ஒரு கை அளவு சாப்பிட்டாலே போதும்.

> **ஆலோசனை:** முதலில் உலர் பழங்களையும், பருப்புவகைகளையும் நீரில் நனைத்துக் கொள்ளுங்கள். இதனால் அவற்றைச் சாப்பிடுவது எளிதாக இருக்கும். எளிதில் ஜீரணமும் ஆகும். நீர்ச் சத்து குறையாமலும் பார்த்துக்கொள்ள முடியும்.

முன்கூட்டியே திட்டமிடுங்கள்

குழந்தைகள் என்னவிதமான உணவுகளைச் சாப்பிட வேண்டும் என்பதை நீங்கள்தான் முடிவு செய்ய வேண்டும். நிறைய பழங்கள், உலர் பழங்கள், பருப்புகள் போன்றவை அவர்களுக்குப் போதுமான அளவுக்குக் கிடைக்கும் வகையில் பார்த்துக் கொள்ளுங்கள். திரைப்படத்துக்கு அல்லது இன்பச் சுற்றுலாவுக்குப் போவதாக இருந்தால், இதுபோன்ற ஆரோக்கியமான நொறுக்குத் தீனிகளைக் கையோடு எடுத்துச் செல்வதைப் பழக்கமாக ஆக்கிக் கொள்ளுங்கள். அப்படி இல்லையென்றால், வெளியில் குழந்தைகளுக்குப் பசித்தால்

கொடுப்பதற்கு வெறும் ஜங் உணவுப் பொருட்கள்தான் கிடைக்கும். அது உங்கள் விதிமுறைகளை நீங்களே மீறவைத்துவிடும்.

மெனுக்களைத் தயாரியுங்கள்

குழந்தைகளுக்குத் தட்டின் முன்னால் வந்து விழும் உணவுப் பொருட்கள் மட்டும்தான் கண்ணுக்குத் தெரியும். அதற்கான தயாரிப்பு வேலைகள் பற்றி எதுவும் தெரியாது. 'இதுவா எனக்கு வேண்டவே வேண்டாம்' என்று எளிதில் கூச்சல் போட்டு ஊரைக் கூட்டிவிடுவார்கள். எனவே, உணவைத் தயாரிப்பதற்கு முன்பாக அவர்களையும் அந்தச் செயல் முறையில் பங்கெடுக்க வையுங்கள். அப்படிச் செய்வதால் அவர்களுடைய திட்டமிடும் திறமை அதிகரிப்ப தோடு குறிப்பிட்ட வகை உணவைச் சாப்பிட மாட்டேன் என்று அடம் பிடிப்பது குறையும். ஏனென்றால், அவர்களிடம் கேட்டுத்தானே அந்த உணவு தயாரிக்கப்பட்டிருக்கிறது. அதை வேண்டாம் என்று எப்படிச் சொல்ல முடியும்.

குழந்தைகளைக் கடைகளுக்கு அழைத்துச் செல்லுங்கள்

அடுத்தமுறை காய்கறி வாங்கவோ, மளிகைப் பொருட்கள் வாங்கவோ கடைக்குப் போகும்போது, குழந்தைகளையும் அழைத்துச் செல்லுங்கள். எதை வாங்கவேண்டும் என்று அவர்களிடம் கேளுங்கள். அது அவர்களுக்கு அதிக ஆர்வத்தைத் தருவதோடு, உணவுப் பொருட்களுடன் நல்ல பரிச்சயத்தையும் ஏற்படுத்தும். கூடுதலாக இன்னொன்றும் செய்யலாம். பணத்தை அவர்களிடம் கொடுத்து பில் கட்டச் சொல்லலாம். இதனால் அவர்களுடைய கணிதத் திறமையும் மேம்படும். சிக்கனமாக பட்ஜெட்டுக்குள் செலவழிக்கப் பழக்கலாம். கொஞ்சம் பெரிய குழந்தைகளாக இருந்தால் பொருட்களைச் சுமந்து வரும் பொறுப்பையும் அவர்களிடம் ஒப்படைக்கலாம். இப்படிச் செய்வதால் குழந்தைகளுக்கு புதுமையான அனுபவத்தைத் தருவதோடு பொறுப்பு உணர்வையும் அதிகரிக்க முடியும்.

குழந்தைகளுடன் சேர்ந்து சமையுங்கள்

வயதுக்கு ஏற்ப குழந்தைகளைச் சமையல் வேலையில் பயன்படுத்திக் கொள்ளுங்கள். காய்கறிகளைக் கழுவுதல், சாலட்கள் தயாரித்தல் எனச் சிறிய வேலைகளை முதலில் கொடுங்கள். அவர்களுடைய பங்களிப்பு அதிக நேரத்தை எடுத்துக் கொள்வதாகவும் சிரமமானதாகவும் இல்லாமல் பார்த்துக் கொள்ளுங்கள். காய்களை நறுக்குதல் போன்ற அபாயமான வேலைகளை அவர்களுக்குக் கொடுக்க வேண்டாம். சமையலில் அவர்களுக்கு ஆர்வம் வரவேண்டும் அவ்வளவுதான்.

அப்படி அவர்கள் பங்கெடுப்பதால் சமையல் பதார்த்தங்களுடன் நல்ல பரிச்சயம் ஏற்படும். நாம் ஏதாவது புதிதாக, வித்தியாசமாகச் செய்யும் போது அதை ஆர்வத்துடன் சாப்பிட முன்வருவார்கள்.

பரிமாறும் வேலையில் குழந்தைகள்

குழந்தைகளை எப்போதும் சொல்வதைச் செய்யும் எந்திரம் போல் நடத்திக் கொண்டிருக்கக்கூடாது. உணவு மேஜையை ஒழுங்கு படுத்துதல், சமையல் அறையில் இருந்து உணவுப் பொருட்களை எடுத்துக் கொண்டுவந்து வைத்தல், பரிமாறுதல் போன்ற வேலைகளில் குழந்தைகளையும் பங்குபெற வையுங்கள். பெண் குழந்தைகளை மட்டுமல்ல ஆண் குழந்தைகளையும் இந்த வேலைகளில் பங்குபெற வையுங்கள். கொடுப்பதில் இருக்கும் சந்தோஷத்தை அவர்கள் உணர்வதோடு ஒருவித உரிமையாளர் மனோபாவமும் குழந்தைகளுக்கு ஏற்படும். உணவுடனும் குடும்பத்தினருடனும் நெருக்கும் அதிகரிக்கும்.

சாப்பிடுவதற்கு முன்பாக ஒரு சிறிய பிரார்த்தனை

உணவுப் பொருட்கள் தட்டில் வைக்கப்பட்டதும் பாய்ந்து எடுத்துத் தின்பதற்குப் பதிலாகச் சிறிது நேரம் பிரார்த்தனை செய்யச் சொல்லிக் கொடுங்கள். இறை வணக்கமாகவோ, அந்த நேர உணவு கிடைத்த தற்கு நன்றி தெரிவிப்பதாகவோ அது இருக்கலாம். நொறுக்குத் தீனிகளைப் போல் சுவையாக இல்லாமல், உடல் ஆரோக்கியத்துக்குப் பெரிதும் உதவும் உணவைச் சாப்பிடுவதில் இருக்கும் சலிப்பைப் போக்க அந்தப் பிரார்த்தனை பெரிதும் உதவும்.

உணவுப் பொருட்களுக்கு புதுமையான பெயரிடுங்கள்

ஆரோக்கியமான உணவை விரும்பிச் சாப்பிட வேண்டுமா? அதற்குப் புதுமையான பெயரைச் சூட்டிவிடுங்கள். எக்ஸ் ரே பார்வை கேரட்கள், டைனஸர் காலிஃப்ளவர் என்றெல்லாம் விசித்திரமான பெயர்களைச் சூட்டுங்கள். ஆரம்பப்பள்ளி ஒன்றில் இதுபோல் சமீபத்தில் பரிசோதனை செய்து பார்த்தார்கள். சாதாரணமாக கேரட்டையும் காலிஃப்ளவரையும் சாப்பிடாமல் அடம் பிடித்த குழந்தைகள் இந்தப் புதிய பெயரைக் கேட்டதும் உற்சாகமாக அவற்றை விரும்பிச் சாப்பிட ஆரம்பித்துவிட்டார்கள். அந்த உணவும் வித்தியாசமாக இருக்கும் என்ற நம்பிக்கையை இப்படியான ஆர்வத்தைத் தூண்டும் பெயர்கள் குழந்தைகள் மனத்தில் உருவாக்கிவிடுகின்றன.

பணம் - சில விதிமுறைகள்

பொதுவாகக் குழந்தைகளுக்குக் கொடுக்கப்படும் கைக் காசு (பாக்கெட் மணி) ஆரோக்கியமான உணவுக்குப் பயன்படுத்தப்படுவதில்லை.

குழந்தைகள் கையில் கொஞ்சம் போலப் பணம் கொடுத்து அனுப்பும் பழக்கம் இருந்தால் அது தொடர்பாகத் தெளிவான விதிமுறைகளை வகுத்துக் கொடுங்கள். என்னென்ன பொருட்கள் வாங்கலாம், எவ்வளவு வாங்கலாம், எப்போது சாப்பிடலாம் என விதிகளைச் சொல்லிவிடுங்கள். அதை அவர்கள் முறையாகப் பின்பற்றினால் ஊக்கத் தொகை கொடுங்கள். தவறாகப் பயன்படுத்தினால் அடுத்த முறை பணத்தைக் குறைத்துக் கொடுத்துவிடுங்கள். (இது பற்றி ஆறாம் அத்தியாயத்தில் விரிவாகப் பார்க்கலாம்)

கேண்டீனைத் தவிருங்கள்

பள்ளிக்கூடத்தில் இருக்கும் உணவு விடுதிகள்தான் மிக மோசமான நொறுக்குத் தீனிகளுக்குக் குழந்தைகளைப் பழக்கிவிடுகின்றன. எனவே, பள்ளித் தலைமை ஆசிரியர், உணவு விடுதி உரிமையாளர் ஆகியோருடன் இது தொடர்பாகப் பேசுங்கள். பழங்கள், பழச்சாறுகள், பாப்கார்ன், உலர் பழங்கள், கடலைப் பருப்புகள், லஸ்ஸி, பால், இளநீர் போன்ற ஆரோக்கியமான உணவுப் பொருட்களையே பள்ளியில் விற்கும்படிச் செய்யுங்கள். இதை நாங்கள் ஜீவா பள்ளியில் நடைமுறைப்படுத்தினோம். நல்ல பலனைத் தந்தது.

நொறுக்குத் தீனிக்கு ஒரு கட்டுப்பாடு

நொறுக்குத் தீனியைக் குழந்தையின் உணவுப் பழக்கத்தில் இருந்து ஒரேயடியாக நீக்க முடியவில்லையா? சில வரையறைகளை அமல்படுத்துங்கள். ஒரு நாளைக்கு ஏதாவது ஒரு நொறுக்குத் தீனிதான் சாப்பிடலாம் என்று சொல்லுங்கள். குளிர் பானம் அருந்தினால் சாக்லேட் கிடையாது. சிப்ஸ் சாப்பிட்டால் அதேநாளில் பிஸ்கட்கள் கிடையாது.இது போன்ற விதிகளை வகுக்கும்போது குழந்தைகளையும் கலந்து பேசிக்கொள்ளுங்கள் (ஆறாம் அத்தியாயத்தில் இது பற்றி விரிவாகப் பார்ப்போம்)

நேரம் தவறாமல் சாப்பாடு

நமது உடலில் பல அமைப்புகள் இருக்கின்றன. ஒவ்வொன்றும் ஒருவித ஒத்திசைவுடன் இயங்கிவருகின்றன. அப்படி ஒருவித லயத்துடன் செயல்படும்போது மட்டுமே உடலுக்கு இதமாக இருக்கும். இந்த ஒத்திசைவு குலைந்தால், பல பிரச்னைகள் ஏற்படும். எனவே, குழந்தைகள் நேரம் தவறாமல் சாப்பிடப் பழகிக் கொள்ளவேண்டும்.

முதலாவதாக, வேளா வேளைக்குச் சாப்பிடவேண்டும். சில குழந்தைகள் காலை நேரத்தில் மிகவும் சோம்பலாக இருப்பார்கள். பசியே இருக்காது. ஆனால், ஓரிரு மணி நேரம் கழிந்த பிறகு நல்ல

பசி எடுக்கும். எதையாவது சாப்பிட வேண்டும் என்று துடிப்பார்கள். அப்போது பொதுவாக ஏதாவது நொறுக்குத் தீனிதான் கைக்குக் கிடைக்கும். சிலர் மதியம் சாப்பிட வேண்டிய உணவைப் பசி எடுக்கும்போது சாப்பிட்டுவிடுவார்கள். அப்படிச் சாப்பிட்டால் மதிய உணவு நேரத்தில் சாப்பிட உணவு இருக்காது. மறுபடியும் நொறுக்குத் தீனியையே தேடிப் போவார்கள். இது ஒரு மிக மோசமான வளையம். எனவே, குழந்தைகள் அந்தந்த நேரத்தில் சரியாக உண்கிறார்களா என்பதை நன்கு கவனியுங்கள். பள்ளிக்குப் போவதற்கு முன் காலையில் போதிய உணவு சாப்பிட வையுங்கள். மதிய உணவு நேரம் வரை அவர்களுக்கு சக்தி கிடைக்கும்படிப் பார்த்துக் கொள்ளுங்கள்.

தூங்குவதற்கு இரண்டுமணி நேரங்களுக்கு முன்பாகச் சாப்பிட்டுவிட வேண்டும். நேரம் தாழ்த்திச் சாப்பிடுவது, சாப்பிட்ட உடனேயே படுக்கப் போவது எல்லாம் மிகவும் தவறான பழக்கங்கள்.

ஒரு நாளைக்குக் குறிப்பிட்ட நேரம் சாப்பிட வேண்டும். இதனால் உடல் ஒரு ஒத்திசைவை அடையும். மலச் சிக்கல் போன்ற உபாதைகள் ஏற்படாமல் இருக்கும். மலச் சிக்கல் ஏற்பட்டால் அதிக மலம் உடலில் தங்கிவிடும். அதில் பல நச்சுப் பொருட்கள் இருக்கும். அது ரத்த ஓட்டத்தில் கலந்துவிடும். உடம்பின் பல பாகங்களுக்குச் சென்றுவிடும். இதனால் மூளையின் செயல்பாடுகள் பாதிக்கப்பட்டு, தலைவலி போன்றவை ஏற்படும். ஆயுர்வேதம் என்ன சொல்கிறதென்றால், நாம் தினமும் காலையில் மலம் கழித்துவிடவேண்டும். அப்போதுதான் நம் உடல் தூய்மைப்படுத்தப்பட்டு மனம் துடிப்புடன் செயல்படும்.

குழந்தைகளுக்குப் பால் பிடிக்கவில்லையா

குழந்தைகளின் வளர்ச்சிக்கு பால் மிகவும் அவசியம். அதில் இருக்கும் கால்சியம் சத்து, குழந்தைகளின் எலும்பு வளர்ச்சிக்குப் பெரிதும் உதவும். அதோடு அதில் இருக்கும் வைட்டமின் ஏ, வைட்டமின் டி, காலபின் எனப்படும் புரதம் போன்றவை சுறுசுறுப்புடன் குழந்தைகள் செயல்பட உதவும். ஆனால், எத்தனை குழந்தைகள் பாலை ஆர்வத்துடன் குடிக்கின்றன? நொறுக்குத் தீனிக்குப் பதிலாகப் பால் பொருட்களைக் குழந்தைகள் விரும்பிச் சாப்பிடச் சில யோசனைகள் :

- வெறும் பாலில் கொஞ்சம் போல் சாக்லேட் பானங்களைக் கலக்கிக் கொடுங்கள். கொஞ்சம் கொஞ்சமாக, சாக்லேட் பானத்தைக் குறைத்துவிடுங்கள்.

- லஸ்ஸி, மோர், பன்னீர், வெண்ணெய் போன்றவற்றைச் சாப்பிடக் கொடுங்கள்.

- பால் பானங்கள் தயாரித்துக் கொடுங்கள். குழந்தைகளுக்குப் பிடித்த வாழை, மா, ஸ்ட்ராபெர்ரி போன்ற பழங்களைப் பால், ஐஸ் சேர்த்துக் கொடுக்கலாம்.
- குழந்தைகளுக்குச் சாக்லேட் மிகவும் பிடிக்கும். எனவே, சர்க்கரை குறைவாக இருக்கும் சாக்லேட்களைக் கொடுங்கள்.
- ஓட்ஸ், பயறு, பருப்புகள் ஆகியவற்றைப் பாலில் ஊறவைத்து, காலை உணவாகக் கொடுக்கலாம். விலங்குகள், பொம்மைகள் போன்றவற்றின் வடிவில் கிடைக்கும் உணவுப் பொருட்களைக் குழந்தைகள் மிகவும் விரும்பிச் சாப்பிடுவார்கள்.
- பாயசம், ஐஸ்க்ரீம், பழச்சாறுகளில் பால் சேர்க்கப்பட்டு இருக்கும். இது போன்றவற்றை எப்போதாவதுதான் கொடுக்க வேண்டும்.
- பாலை எப்படியெல்லாம் மாற்றிப் பருகலாம் என்ற பொறுப்பைக் குழந்தைகளிடமே விட்டுவிடுங்கள். அவர்களே அதில் பங்கெடுப்பதால் மிகுந்த ஆர்வத்துடன் சாப்பிடுவார்கள்.

நொறுக்குத் தீனியைக் குறையுங்கள்

சாதாரணமாகப் பேசிக் கொண்டிருக்கும்போது, தொலைக்காட்சி பார்க்கும்போது நொறுக்குத் தீனி சாப்பிடும் பழக்கம் நிறையப் பேருக்கு இருக்கிறது. நம் கவனம் வேறு ஒன்றில் இருக்கும்போது சாப்பிடுவது ஜீரணப் பிரச்னைகளை ஏற்படுத்தும். இதனால் எந்தவொரு விஷயத்திலும் கவனத்தைக் குவிக்க முடியாமல் போய்விடும். உணவை ஜீரணிக்க உடம்புக்கு ரத்தம் தேவைப்படும். நீங்கள் அந்த நேரத்தில் டி.வி. பார்த்துக் கொண்டிருந்தாலோ ஏதாவது விவாதத்தில் ஈடுபட்டிருந்தாலோ ரத்தமானது மூளைக்குக் கொண்டு செல்லப்படும். இதனால் ஜீரணத்துக்குப் போதிய ரத்தம் கிடைக்காது. இப்படி உங்கள் கவனம் திசை திரும்பி இருப்பதால், அளவுக்கு அதிகமாகச் சாப்பிட்டு விடவும் வாய்ப்பு இருக்கிறது.

சாப்பிடும்போது கவனம் முழுவதும் உணவில்தான் இருக்க வேண்டும். இது ஒருவகையான தியானம். இப்படிச் செய்தால் உணவு நன்கு ஜீரணமாகும். உடம்புக்கு அதிக சக்தி கிடைக்கும். இதோ எப்படி உண்பது தொடர்பான 10 யோசனைகள்.

1. சாப்பிடுவதற்கு முன்பாகக் கைகளைக் கழுவிக் கொள்ளுங்கள்.
2. அமைதியான இடத்தில் அமர்ந்து சாப்பிடுங்கள்.
3. சாப்பிடுவதற்கு முன்பாகப் பிரார்த்தனை செய்யுங்கள்.
4. சாப்பிடும் போது பேசக்கூடாது. தொலைக்காட்சி பார்க்கக் கூடாது.

5. என்ன சாப்பிடுகிறீர்கள் என்பதில் மனத்தைக் குவியுங்கள். ஒவ்வொரு பருக்கையையும் ருசித்துச் சாப்பிடுங்கள்.

6. நன்கு மென்று சாப்பிடுங்கள்.

7. எவ்வளவு சாப்பிட முடியுமோ அந்த அளவுக்கு மட்டுமே எடுத்துக் கொள்ளுங்கள்.

8. வயிறு முட்டச் சாப்பிடாதீர்கள். பாதி வயிறு உணவு, கால் வயிறு நீர், கால் வயிறு காற்று இதுதான் சரியான வழி.

9. சாப்பிட்டு முடித்ததும் வாயை நன்கு கொப்பளியுங்கள்.

10. சாப்பிட்டு முடித்ததும் சுமார் 20 நிமிடம் ஓய்வெடுத்துக் கொள்ளுங்கள். படுக்க வேண்டாம். ஆனால், எந்தக் கடினமான வேலையும் செய்யாமல் உட்கார்ந்திருங்கள். சாப்பிட்ட உணவு அப்போதுதான் நன்கு ஜீரணமாகும்.

மனிதர்களுக்கும் தண்ணீர் பாய்ச்ச வேண்டும்

குழந்தையின் அனைத்து உடல் அமைப்புகளையும் நன்கு செயல்பட வைக்க நீர் மிகவும் அவசியம். குழந்தைகளுக்குச் சொல்லும் ஆலோசனைகளிலேயே மிகவும் முக்கியமானது 'அதிக நீர் பருகுங்கள்' என்பதுதான். மூளைக்குத் தேவையான ஆக்ஸிஜனை நீர் கொடுக்கிறது. கெட்ட பொருட்களை உடம்பில் இருந்து அகற்றிவிடுகிறது. எல்லா உடல் உறுப்புகளையும் நன்கு செயல்பட வைக்கிறது. தூக்கமாக வந்தால்கூட நீர் அருந்தினால் சுறுசுறுப்பு வந்துவிடும். ஜீரணத்துக்கும் இது உதவும். சாப்பிடும் பொருளில் இருந்து அதிக சக்தியை எடுத்துக் கொள்ளவும் உதவும்.

> **ஆலோசனை:** குழந்தைகளை நாளொன்றுக்கு 8-10 டம்ப்ளர் நீர் அருந்தச் செய்யுங்கள். கோடைக் காலங்களிலும் உடற் பயிற்சி செய்யும்போதும் அதிக நீர் தேவைப்படும்.

போதுமான நீர் பருகுவதில்லை என்பதைக் குழந்தைகள் பொதுவாகப் புரிந்துகொள்வதே இல்லை. வேறு பல வேலைகளில் ரொம்பவும் மும்முரமாக ஈடுபடுவார்கள். போதுமான நீர் அருந்தாமல் போவதால் உடம்பில் நீர்ச் சத்து குறைந்துவிடும். இதனால் ரத்தத்தின் அடர்த்தி அதிகரித்துவிடும். மூளைக்குக் குறைவான ஆக்ஸிஜன்தான் கிடைக்கும். இதனால் படிப்பில் கவனம் செலுத்த முடியாமல் போகும். நிறைய நீர் அருந்தாமல் இருந்தால் மலச்சிக்கலும் ஏற்படும்.

குழந்தைகளை நிறைய நீர் அருந்தவேண்டுமா? எப்போதுமே அவர்களுடைய கைக்கு அருகில் நீர் நிரம்பிய பாட்டில் இருக்கும்படிப் பார்த்துக் கொள்ளுங்கள். எவ்வளவு நீர் குடித்திருக்கிறாய் என்று

அடிக்கடிக் கேட்டு, குழந்தைக்கு நினைவுபடுத்தி வாருங்கள். 'நிறைய நீர் அருந்து' என்பதைப் பெரிதாக எழுதிக் கண்ணில் படும்படி ஒட்டி வையுங்கள்.

நீர் அதிகம் அருந்துவதால் குழந்தைகள் அதிகச் சிறுநீர் கழிப்பார்கள். இதனால், கழிவுப் பொருட்கள் எளிதில் வெளியேறிவிடும். சிறுநீர் நிறமற்றதாகத் தண்ணீர் போல் இருக்கும். ஒருவேளை அதன் நிறம் மஞ்சளாக இருந்தாலோ அதிக வாடை இருந்தாலோ ஒழுங்காக நீர் அருந்தவில்லை என்று அர்த்தம் என்று சொல்லிப் புரியவையுங்கள்.

சுவாசிப்பதுபோலவே மூச்சுவிடுதலும் முக்கியம்

எப்படி மூச்சு விட வேண்டும் என்பது உங்களுக்குத் தெரியுமா? சுவாசித்தல் மிகவும் முக்கியமான செயல். வெறுமனே மூச்சை உள்ளே இழுத்து வெளியேவிடும் வேலை அல்ல. சீராகச் சுவாசித்தல், தவறாகச் சுவாசித்தல் என்று இரண்டு வகை இருக்கின்றன. நாற்காலியில் உட்காரும் விதம், மேஜை மேல் கவிழ்தல், கம்ப்யூட்டர் முன் உட்கார்ந்து வேலை செய்தல் ஆகியவை எல்லாம் நம் உடலுக்குப் பொருத்தமில்லாதவையே. இதனால் நாம் சுவாசிக்கும்போது போதிய காற்று வந்து போவதில்லை. நுரையீரலுக்குப் போகும் ஆக்ஸிஜனின் அளவு குறைந்துவிடுகிறது. இதனால் மூளை உட்பட நம் உடலின் பிற பாகங்களுக்கும் ஆக்ஸிஜன் கிடைப்பது குறைந்துவிடும். சீராக மூச்சுவிடவில்லையென்றால், மன அழுத்தம் அதிகரிக்கும். நோய் எதிர்ப்பு சக்தியும் குறைந்துவிடும்.

சுவாசப் பயிற்சியில் முதல் பாடம் குழந்தைகளை மூக்கினால் சுவாசிக்கச் சொல்வதுதான். அடுத்ததாக மார்புப் பகுதியால் சுவாசிப்ப தற்குப் பதிலாக வயிற்றில் இருந்து காற்றை உள்ளிழுத்து விடச் சொல்லுங்கள். பச்சிளம் குழந்தைகளைப் பார்த்தால் உங்களுக்கு ஒரு விஷயம் புரிந்திருக்கும். அந்தக் குழந்தைகளின் வயிறு வேக வேகமாக மேலும் கீழுமாக ஏறி இறங்கும். யாரும் சொல்லிக் கொடுக்காமலேயே மிகச் சரியாகச் சுவாசிப்பது பச்சிளம் குழந்தைகள் மட்டும்தான்!

சுவாச விளையாட்டு

நான் சொல்வதைச் சோதித்துப் பார்க்கலாமா? இதோ ஒரு பரீட்சை... ஆழமாக மூச்சை இழுத்துவிடுங்கள். உங்கள் மார்புப் பகுதி விரிவடைகிறதா? அப்படியானால், தவறான சுவாசப் பயிற்சியையே நீங்கள் இதுவரை பின்பற்றி வந்திருக்கிறீர்கள் என்று அர்த்தம். மீண்டும் ஆழமாக மூச்சை இழுத்துவிடுங்கள். ஆனால், இந்தத் தடவை மார்பு விரியாமல் பார்த்துக் கொள்ளுங்கள். மூச்சை உள்ளிழுக்கும்போது

வயிறு விரிய வேண்டும். மூச்சை வெளியேவிடும்போது வயிறு சுருங்க வேண்டும். ஒரு பலூனானது காற்றை உள்ளே நிரப்பும்போது பெரிதாகும். காற்று வெளியேறினால் சுருங்கிவிடும். அதுபோல் வயிறும் செயல்படவேண்டும். இது சொல்வதற்குத்தான் எளிதுபோல் தோன்றும். உண்மையில் கடினமானதுதான். இந்தப் பயிற்சி செய்ய உதவி தேவையானால் அடி வயிற்றில் கையை அழுத்தி வைத்துக் கொள்ளுங்கள். மெதுவாகக் கையை எடுத்துக்கொண்டு செய்து பழகுங்கள்.

இப்படிச் சுவாசிப்பதால் குடல் பகுதியும் பிற உறுப்புகளும் சுவாசப் பாதையைத் தடுக்காத வகையில் தள்ளிவைக்கப்படும். நுரையீரலுக்குள் முழு அளவிலான காற்று சென்று சேரும். இதனால், ரத்தத்தில் அதிக ஆக்ஸிஜன் கலக்கும். மூளை உட்பட உடம்பின் அனைத்து பாகங்களுக்கும் அதிக ஆக்ஸிஜன் கிடைக்கும். இதனால், மூளையின் செயல்பாடு அதிகரிக்கும்.

ஆழமாக மூச்சை இழுத்துவிடுவதற்கும் கற்றலுக்கும் இடையில் நிறையத் தொடர்பு இருக்கிறது. முக்கியமாக இது பதற்றத்தைக் குறைக்கும். பரீட்சை எழுதுவது அல்லது கூட்டத்தில் பேசப் போவது போன்ற நேரங்களில் ஒருவருக்கு மிகவும் படபடப்பாக இருக்கும். மார்பில் இருந்து வேக வேகமாக மூச்சை இழுத்துவிடுவார்கள். ஏற்கெனவே இருக்கும் பதற்றத்தோடு குறைவான ஆக்ஸிஜன் என்பதும் சேர்ந்துகொண்டுவிடும், மனமானது செரிபரல் கார்டெக்ஸுடனான தொடர்பில் இருந்து துண்டிக்கப்பட்டுவிடும். இந்தப் பகுதியில்தான் நீண்டகால நினைவுகள் பொதிந்திருக்கும். பரீட்சைக்கு முன்பாக அல்லது கூட்டத்தில் பேசப் போவதற்கு முன்பாக மனம் மிகவும் வெறுமையாக இருப்பதை உணர்ந்திருப்பீர்கள். இதுதான் உள்ளுக்குள் நடக்கிறது.

உங்கள் குழந்தைகள் ஏதாவது முக்கியமான வேலையைச் செய்யும் போது மிகவும் பதற்றமாக இருந்தால், அந்த விஷயத்தில் இருந்து கவனத்தைத் திருப்பி சுவாசத்தில் கவனத்தைக் குவிக்கச் சொல்லுங்கள். அடி வயிற்றில் இருந்து நன்கு ஆழமாக நிதானமாகச் சுவாசிக்கச் சொல்லுங்கள். சில தடவை இப்படிச் செய்தாலே போதும். பதற்றம் குறைய ஆரம்பித்துவிடும். சிந்தனைத் தெளிவு பிறந்துவிடும். முயற்சி செய்து பாருங்கள். இது அப்படியொன்றும் கடினமானது இல்லை. எந்தக் குழந்தையும் எளிதில் செய்துவிட முடியும்.

உடற்பயிற்சி

உங்களுக்கும் உங்கள் குழந்தைகளுக்கும் உடற்பயிற்சி மிகவும் நல்லது. ஆனால், குழந்தைகளுக்கு அது எந்த அளவுக்குப் பலன் தரும் என்பதை உங்களால் யூகிக்கவே முடியாது. உடல் அளவிலும் படிப்பிலும் அது

பல நன்மைகளைத் தரும். குழந்தைகளை நோயில் இருந்து தடுக்க அம்மாக்கள் கடுமையாகப் போராடுவார்கள். உடற்பயிற்சி ஒழுங்காகச் செய்து வரும் குழந்தைகளுக்கு ஜலதோஷம், ஒவ்வாமை போன்றவை குறைவாகவே ஏற்படும். அவர்கள் பள்ளிக்கு விடுமுறை எடுப்பது மிகவும் குறைவாகவே இருக்கும். எடை கூடவும் செய்யாது. பிற்காலத்தில் சர்க்கரை நோய் போன்றவை ஏற்படாது. உடற்பயிற்சி செய்வதால் ரத்த ஓட்டம் அதிகரிக்கும். ஆக்ஸிஜனும் பிற சத்துகளும் உடம்பின் அனைத்து பாகங்களுக்கும், குறிப்பாக மூளைக்கு, எளிதில் பரவும். உடல் கழிவுகளும் நச்சுப் பொருட்களும் முழுவதுமாக வெளியேற்றப்பட்டுவிடும். இதனால் குழந்தைகள் மிகவும் புத்துணர்ச்சியுடன் உற்சாகத்துடன் இருப்பார்கள். இதனால் படிப்பு போன்றவற்றில் மனம் நன்கு ஒருமுகப்படும். ஞாபக சக்தி அதிகரிக்கும்.

தொடர்ந்து படிப்பிலேயே ஈடுபட்டு வருவதாலும் நாள் முழுவதும் பள்ளியிலும் வீட்டிலும் அடைபட்டுக் கிடப்பதாலும் குழந்தைகளுக்கு மன அழுத்தம் அதிகமாக இருக்கும். உடற் பயிற்சி என்ற இயல்பான ஒரு வடிகாலை இயற்கை நமக்குக் கொடுத்திருக்கிறது. அதன் மூலம் உடம்பில் எண்ட்ராபின்கள் சுரக்கும். இவை நல்ல உணர்வை நமக்குள் ஏற்படுத்தும் தன்மை கொண்ட ஹார்மோன்கள். பதற்றத்தையும் மனச் சோர்வையும் இது போக்கிவிடும். குழந்தைகள் ரொம்பவும் சோர்ந்து அல்லது எதிலும் ஆர்வமில்லாமல் இருந்தால் பெற்றோர்கள் உடனே மன நல மருத்துவர்களிடம் அழைத்துச் சென்றுவிடுகிறார்கள். குழந்தைகளைச் சுதந்திரமாக வெளியில் உலவவிட்டாலே எல்லாப் பிரச்னைகளும் தீர்ந்துவிடும். அது யாருக்கும் புரிவதில்லை.

தினமும் குழந்தைகள் ஒரு மணி நேரத்துக்காவது படிப்பில் இருந்து விலகி உடற் பயிற்சி அல்லது விளையாட்டுகளில் ஈடுபடவேண்டும். பள்ளியில் சேர்வதற்கு முன்னால் குழந்தைகள் தினமும் இரண்டு மணி நேரம் இது போன்ற விளையாட்டில் ஈடுபடவேண்டும். எட்டாம் அத்தியாயத்தில், உடற்பயிற்சியோடு நேரடித் தொடர்பு கொண்ட விளையாட்டின் வலிமை குறித்து விரிவாகப் பார்க்க இருக்கிறோம். இந்த இடத்தில் நுரையீரலையும் இதயத்தையும் நன்கு செயல்பட வைக்கும் எந்தவொரு செயலையும் உடற் பயிற்சி என்றே வகைப்படுத்திக் கொள்கிறேன். ஸ்கிப்பிங், கிரிக்கெட், பேட்மிண்டன், கால் பந்து, நடனம், நீச்சல், ஸ்கேட்டிங், ஓடுதல், டென்னிஸ் என முடிவற்று நீளும் அனைத்தையுமே உடற் பயிற்சியிலேயே வகைப்படுத்தியிருக்கிறேன். உங்கள் குழந்தைக்கு எதுவெல்லாம் பிடிக்கும் என்று பாருங்கள். அதில் அதிகம் ஈடுபடச் சொல்லுங்கள். அது செய்யும் மாயத்தை அப்புறம் பாருங்கள்.

ஆலோசனை: உடற்பயிற்சி குழந்தைக்கு மட்டுமல்ல. உங்களுக்கும் மிகவும் முக்கியம். அவர்களுடன் நீங்களும் உடற்பயிற்சியில்

ஈடுபட்டால் அது அவர்களுக்கு மிகுந்த உத்வேகத்தைத் தரும். பல் தேய்த்தல், குளித்தல் என நீங்கள் குழந்தைகளுக்குக் கற்றுத் தருவது போல் உடற்பயிற்சியையும் தினமும் செய்யும் ஒன்றாக ஆக்கிக் கொள்ள அது மிகவும் உதவும்.

ஜிம்மா... நடனமா?

டில்லியில் உடல் நலப் பயிற்சி மையம் ஒன்றை நடத்தும் ஒரு பெண்மணி தன் 15 வயதுப் பையன் விவேக்குடன் என்னை ஒருநாள் பார்க்க வந்தார். விவேக் பள்ளியில் நன்கு படிக்கவில்லை. படிப்பில் சுமாராக இருப்பதோடு டி.வி பார்ப்பது, இண்டர்நெட்டில் உலவுவது என நேரத்தை வீணடித்துக் கொண்டிருந்தான். இப்படி எப்போதும் உட்கார்ந்துகொண்டே இருந்ததால், மிகவும் குண்டாகிவிட்டான். முகங்கள் பூராவும் பருக்கள். இதனால் மிகவும் வருத்தப்பட்டு மற்றவர்களிடமிருந்து ஒடுங்கி ஒதுங்கி இருந்து வந்தான். மகனின் படிப்பு, உடல் நிலை, அழகு ஆகியவை மோசமாக இருப்பது குறித்து அம்மா மிகவும் வருத்தப்பட்டார். இது மட்டுமல்லாமல் உடல் பயிற்சி மையத்தை நடத்தும் ஒருவருக்கு இப்படி ஒரு மகனா என்று பலரும் கேவலமாகப் பேசி வந்தனர்.

விவேக்குடன் பேசிப் பார்த்தேன். அவனுக்குப் பலருடன் சேர்ந்து விளையாடுவதில் இயல்பாகவே விருப்பம் இல்லை. உடற்பயிற்சி மையத்தில் பயிற்சி செய்வதிலும் ஆர்வம் இல்லை. ஆனால், அவனுக்கு நடனத்தில் ஆர்வம் இருப்பதாகச் சொன்னான். எனவே, பள்ளி முடிந்த பிறகு அவனை நடனம் கற்றுக் கொள்ள அனுப்பும்படி அம்மாவிடம் சொன்னேன். அந்த நடன வகுப்புகள் விவேக்குக்கு மிகப் பெரிய வடிகாலாக அமைந்தன. நீண்ட நேரம் டி.வி முன் உட்கார்வது குறைந்தது. தினமும் இரண்டு மணி நேரம் நடன வகுப்பில் துடிப்புடன் கற்றுக் கொண்டான். உடல் எடை கணிசமாகக் குறைந்தது. பருக்கள் குறைந்துவிட்டன. தன்னம்பிக்கை வெகுவாக அதிகரித்தது. எல்லா வற்றுக்கும் மேலாகப் படிப்பிலும் சிறந்து விளங்க ஆரம்பித்துவிட்டான். இப்போதும் உடற்பயிற்சி செய்வதில் விவேக்குக்கு ஆர்வம் வந்திருக்க வில்லை. என்றாலும் அவனுடைய அம்மா அதைப் பற்றிக் கவலைப்படவில்லை. ஏனென்றால், வேறு வழியில் விவேக் இப்போது சந்தோஷமாக, ஆரோக்கியமாக இருக்கிறானே.

உடம்பை நீட்டிக் கொள்ளுதல்

நம்முடைய அசாதாரண வாழ்க்கை முறையின் காரணமாக, உடலானது சற்றும் பொருத்தமில்லாத நிலைகளில் நீண்ட நேரம் இருக்க வேண்டி வந்துவிட்டிருக்கிறது. இதனால் உடல் தசைகள் அதிகம்

இழுக்கப்படுகின்றன. ரத்த ஓட்டம் குறைகிறது. எரிபொருளை எதிர்பார்த்துக் காத்துக் கொண்டிருக்கும் லட்சக்கணக்கான செல்களுக்கு தேவையான ஆக்ஸிஜன் கிடைக்காமல் போய்விடுகிறது. உடம்பை அடிக்கடி நன்கு நீட்டி மடக்கிக் கொள்வது மிகவும் அவசியம். பள்ளிப் பருவத்தில் மட்டுமல்ல அதற்குப் பிந்தைய காலகட்டத்திலும் உடம்பை நன்கு பராமரிக்க வேண்டும். அப்போதுதான் சோம்பல் இல்லாமல், மனம் ஒரு விஷயத்தில் ஒருமுகப்படும். பதற்றமும் மனச் சோர்வும் இல்லாமல் இருக்கும்.

யோகாவின் வலிமை

எளிய சில பயிற்சிகள்

1. கைகளை வானத்தை நோக்கி உயர்த்துதல்
2. தலையை அசைத்துக் காதால் தோள்களைத் தொடுதல்
3. தலையைச் சுற்றுதல்
4. உடம்பை இட வலமாக முறுக்குதல்
5. கைகளைப் பின்பக்கமாகக் கட்டிக் கொண்டு நிமிர்ந்து பார்த்தல்
6. குனிந்து கால்களைத் தொடுதல்
7. குதி காலில் நிற்பது

உடலுக்கும் ஓய்வு தேவை

நல்ல தூக்கமும் ஓய்வும் ஒரு மனிதருக்கு அவசியம். பள்ளிப் பருவத்தில் அது மிகவும் அவசியம். இரவில் கண் விழித்து நீண்ட நேரம் படித்தால், அதிகம் முடித்துவிட முடியும் என்று பலர் நினைக்கிறார்கள். ஆனால், சில இடங்களில் அதிக முதலீடு செய்வதால் குறைவான லாபமே கிடைக்கும். ஓய்வு எடுக்காமல் படிப்பது அப்படியான ஒரு இடம்தான்.

படிக்கும்போது, மூளை புதிய தகவல்களைச் சேகரித்துக் கொள்ளும். பல்வேறு நரம்புகளை இயக்கும். மூளைக்குப் போதிய ஓய்வு கிடைத்தால், புதிய தகவல்களைச் சரியான முறையில் சேகரித்து, ஒருங்கிணைத்துக் கொள்ளும். நரம்புத்தூண்டல்களுக்கு சரியான முறையில் எதிர்வினை புரியும். உங்கள் பள்ளி நாட்களை நினைத்துப் பாருங்கள். ஒரு குறிப்பிட்ட அளவுக்கு மேல் என்னதான் விழுந்து விழுந்து படித்தாலும் எதுவுமே புரியாமல் போயிருக்கும். ஆனால், கொஞ்சம் ஓய்வு எடுத்துக் கொண்டதும் அல்லது சிறிது தூங்கியதும் புத்துணர்ச்சி வந்து நன்கு படிக்க ஆரம்பித்திருப்பீர்கள்.

எவ்வளவு தூக்கம்?

9 ஆம் வகுப்பில் படித்துக் கொண்டிருந்த ராகுல், படிப்பதையெல்லாம் எப்படி நினைவில் வைத்துக்கொள்வது என்று கேட்டான். பள்ளி நேரம் நீங்கலாகத் தினமும் எட்டு மணி நேரம் படிப்பதாகவும் 5-6 மணி நேரம் மட்டுமே தூங்குவதாகவும் சொன்னான்.

படிக்கும் நேரத்தை 2-3 மணி நேரமாகக் குறைத்துக் கொள்ளச் சொன்னேன். தூங்கும் நேரத்தை 2-3 மணி நேரம் அதிகரித்துக் கொள்ளச் சொன்னேன். சில நாட்களிலேயே மனத்தை ஒருமுகப்படுத்த முடிகிறது என்று சொன்னான். சில வாரங்கள் கழித்ததும் எல்லாம் நன்கு நினைவில் பதிவதாகச் சொன்னான்.

எவ்வளவு நேரம் தூங்கலாம்?

குழந்தை எவ்வளவு நேரம் தூங்க வேண்டும் என்பதற்காக இதோ ஒருபட்டியல்.

வயது	எவ்வளவு மணி நேரம் தூங்க வேண்டும்
12 மாதங்கள்	14.5 மணி நேரம்
2 வருடம்	13 மணி நேரம்
5 வயது	11 வருடங்கள்
10 வயது	10 மணி நேரம்
16 வயது	8.5 மணி நேரம்

ஆலோசனை: சின்னக் குழந்தைகள் பகலில் ஒரு மணி நேரத்துக்குக் கூடுதலான நேரம் தூங்குவது நல்லதுதான். ஆனால், ஆறு வயதுக்கு மேலான குழந்தைகள் பகலில் கூடுமானவரை தூங்காமல் இருப்பதே நல்லது

சீக்கிரம் வீடு திரும்புங்க சார்...

சமீபத்தில் ஒரு தம்பதி, தங்கள் ஆறு வயது குழந்தை ஆரியனுடன் என்னைப் பார்க்க வந்தார்கள். படிப்பில் கவனமே செலுத்தமாட்டேன் என்கிறான் என்று வருத்தப்பட்டார்கள். கடந்த சில மாதங்களாக ரொம்பவும் கோபப்படுகிறான். எது சொன்னாலும் எதிர்த்துப் பேசுகிறான். ஏன் இப்படி நடந்து கொள்கிறான் என்றே புரியவில்லை என்று சொன்னார்கள். பெற்றோரைச் சில கேள்விகள் கேட்டேன். அப்பாவுக்குச் சமீபத்தில் பதவி உயர்வு கிடைத்திருக்கிறது. வேலைச் சுமை அதிகரித்திருக்கிறது. இதனால் தினமும் இரவு 10.30க்குதான் வீட்டுக்கு வருகிறார். முன்பெல்லாம் மாலையில் சீக்கிரமே வீட்டுக்கு

வந்துவிடுவார். அப்பாவுடன் ஆரியன் மாலையில் நன்கு விளையாடுவான். இப்போது அப்பா தாமதமாக வீட்டுக்கு வருவதால், தினமும் அவனும் இரவு நிறைய நேரம் முழித்திருக்க வேண்டியிருக்கிறது. அப்பா வந்த பிறகு அவருடன் சாப்பிட்டுவிட்டுச் சிறிது நேரம் விளையாடிவிட்டுப் படுக்கும்போது மணி 12 ஆகிவிடுகிறது. மறு நாள் காலையில் ஆறு மணிக்கு எழுந்து பள்ளிக்குப் போக வேண்டியிருந்தது.

அவனுடைய நடத்தையில் ஏற்பட்ட மாற்றத்துக்கான காரணத்தை என்னால் தெளிவாகப் புரிந்துகொள்ள முடிந்தது. போதிய தூக்கம் இல்லை. அப்பாவைச் சீக்கிரம் வீட்டுக்கு வரும்படிச் சொன்னேன். ஆரியனைத் தினமும் 8.5-10 மணி நேரம் தூங்கச் சொன்னேன். அதைச் செய்ய ஆரம்பித்ததும் ஆரியனின் எல்லா பிரச்னைகளும் குறைய ஆரம்பித்தன.

குழந்தைகள் நன்கு தூங்கச் சில ஆலோசனைகள்

1. தூங்குவதற்குச் சற்று முன்பாக டி.வி. பார்க்க விடாதீர்கள்.
2. சாப்பிட்ட இரண்டு மணி நேரம் கழிந்த பிறகே தூங்க வேண்டும்.
3. நேரம் தவறாமல் தூங்கி எழுவதைப் பழக்கமாக ஆக்குங்கள்.
4. தூங்கும் இடம் நன்கு இருட்டாக இருக்க வேண்டும்.
5. தூங்கும்போது தளர்வான உடையை அணிந்து கொள்ளச் சொல்லுங்கள்.
6. தூக்கம் வரவில்லையென்றால், ஒரு கோப்பை சூடான பால் அருந்தச் சொல்லுங்கள்.
7. சர்க்கரை அல்லது மைதா போன்றவற்றைக் கொண்டு தயாரித்த உணவுப் பொருட்களைத் தூங்குவதற்கு முன்பாகச் சாப்பிட வேண்டாம். ஏனென்றால், அவை உடம்பில் குளுக்கோஸ் சத்தை அதிகரித்துவிடும். அது தூக்கத்தைத் தள்ளிப் போட்டுவிடும்.
8. காஃபின் போன்றவை கலந்த பானங்களை இரவில் அருந்த வேண்டாம். அவையும் தூக்கத்தைத் தள்ளிப் போட்டுவிடும்.
9. பகலில் தூங்காமல் பார்த்துக் கொள்ளுங்கள். அப்படியே ரொம்பவும் தூக்கம் வந்தால் 20 நிமிடங்களுக்கு மேலாகத் தூங்க விடாதீர்கள். பகலில் ஆழ்ந்து தூங்கிவிட்டால் எழுந்ததும் மிகவும் மந்தமாக உணர்வார்கள்.
10. தூங்குவதற்கு முன்பாக, உடம்பைத் தளர்த்தும் செயல்களைச் செய்யுங்கள். ஏதாவது கதை புத்தகத்தைப் படித்தல், இதமான வெந்நீரில் குளித்தல், மென்மையான இசையைக் கேட்டல் என எதையாவது செய்யலாம்.

சுகாதாரம்

சில பள்ளிகளில் வகுப்பறைகளுக்குப் போனபோது கிட்டத்தட்ட மயக்கம் வரும் அளவுக்கு அங்கு துர்நாற்றம் சூழ்ந்திருப்பதைப் பார்த்திருக்கிறேன். பெற்றோர்கள் குழந்தைகளுக்கு சுகதாரம் பற்றி என்னதான் சொல்லித் தருகிறார்கள் என்று எனக்கு ஆச்சரியமாக இருக்கும். துர் நாற்றம் வீசும் ஒருவருக்கு அருகில் இருக்க யாருமே விரும்புவது கிடையாது. குழந்தைகளுக்கு சுகாதாரம் தொடர்பாகக் கீழே தரப்பட்டுள்ள ஆலோசனைகளைச் சொல்லிக் கொடுங்கள்.

1. உடைகளைத் தினமும் மாற்றுங்கள்

குழந்தைகள் மிகவும் சுறுசுறுப்பாக இருப்பார்கள். எனவே, நிறைய வேர்க்கும். மேலாடை, உள்ளாடைகளை அடிக்கடி மாற்றுவது மிகவும் அவசியம். சாக்ஸ்களை தினமும் மாற்றியாக வேண்டும். குழந்தைகள் பள்ளியில் இருந்து திரும்பி வந்ததும் உடனே சீருடையைக் கழட்டி விடுங்கள். இரண்டு மூன்று சீருடைகளைக் கட்டாயம் வைத்திருங்கள். ஒரு முறை அணிந்த உடையை நன்கு துவைத்த பிறகே அடுத்த முறை அணிய வேண்டும்.

2. ஷூக்கள்

குழந்தைகள் பள்ளியில் இருந்து திரும்பியதும் ஷூக்களைக் கழட்டிவிடுங்கள். அப்போதுதான் வேர்வையினால் வரும் துர்நாற்றம் மறு நாள் காலைக்குள் மறைந்து போகும். ஷூவையும் சாக்ஸையும் நன்கு கழுவ வேண்டும். குழந்தைகள் வெளியில் போய்விட்டு வந்ததும் கால்களைத் தினமும் கழுவ வேண்டும். விரல், நக இடுக்குகளில் அழுக்கு சேராமல் பார்த்துக் கொள்ளவேண்டும். அங்குதான் பாக்டீரியாக்கள் சேரும். துர்நாற்றம் அதிகமாக உருவாகும். ஷூக்களுக்குள் வாசனை பவுடரை போட்டு வையுங்கள்.

3. தினமும் குளிக்க வேண்டும் - குறிப்பாகக் கோடையில்

12-13 வயதுக் குழந்தைகளுக்கு வரும் வேர்வை துர்நாற்றம் மிகுந்ததாக இருக்கும். எனவே, தினமும் கட்டாயம் இரண்டு நேரம் குளிப்பதைப் பழக்கமாக்கிக் கொள்ளச் சொல்லுங்கள். ஆன்டி பாக்டீரியா பவுடர்கள், டியோடரண்ட்களை அக்குள் பகுதிகளில் பயன்படுத்தலாம்.

4. தலை முடி பராமரிப்பு

இறந்த செல்களையும் அழுக்கு, தூசி போன்றவற்றையும் நன்கு ஷாம்பூ போட்டுக் கழுவுகிறார்களா என்று கவனித்துக் கொள்ளுங்கள். இயற்கை எண்ணெய் வைத்து அடிக்கடி தலைக்கு நன்கு மசாஜ் செய்து கொள்ளச் செய்யங்கள்.

5. இரண்டு நேரம் பல் தேய்க்கவும்

தினமும் காலையில் எழுந்ததும் ஒரு முறையும் இரவில் படுக்கப் போவதற்கு முன்பாகவும் பல் தேய்ப்பதைக் குழந்தைகளுக்குப் பழக்கிக் கொடுங்கள். பல்லிடுக்கில் சிக்கிக் கொண்டிருக்கும் துகள்களை அதற்குரிய கருவி கொண்டு அகற்றுவதற்குக் கற்றுக் கொடுங்கள். எந்த உணவுப் பொருளைச் சாப்பிட்டாலும் வாயை நன்கு கொப்பளிக்கச் சொல்லுங்கள்.

> **ஆலோசனை:** சுகாதாரம் என்பது சலிப்பூட்டும் செயலாக இருக்கத் தேவையில்லை. சுகாதாரத்துக்கான ஆங்கிலச் சொல்லான ஹைஜீன் என்பதைப் பிரித்து ஹை - ஜீனி என்றொரு கார்ட்டூன் கதாபாத்திரத்தை உருவாக்கினேன். இந்தக் கதாபாத்திரத்தை உங்கள் குழந்தைகளுக்கு அறிமுகப்படுத்தி சுகாதாரத்தை உற்சாகமான அனுபவமாக ஆக்குங்கள். கூடுதல் தகவலுக்கு www.jiva.com/hi-genie.

ஆயுர்வேத வழிமுறை

வெறுமனே காலையில் எழுந்ததும் தூக்கக் கலக்கத்தில் பல்லைத் தேய்த்து, குளித்துவிட்டுப் போவதையும் தாண்டிச் சில விஷயங்களைச் செய்ய இது கற்றுத் தருகிறது. ஆயுர்வேத வழிமுறையில் காலை நேரச் செயல்பாடுகளுக்கு ஒருவித ஆழமான அர்த்தம் தரப்படுகிறது. குழந்தைகளுக்கு இதைக் கற்றுக் கொடுங்கள். இந்த உலகுடன் நாம் ஐந்து புலன்கள் வழியாகத் தொடர்பு கொள்கிறோம். அவற்றை முறையாகப் பராமரித்தால்தான் உயர்ந்த நிலையை எட்ட முடியும் என்பதை அவர்களுக்குக் கற்றுக் கொடுங்கள்.

1. கண்கள்

எழுந்ததும் கண்களை நன்கு நீரால் கழுவச் சொல்லுங்கள்.

2. மூக்கு

மூக்கு வழியாக வேகமாக மூச்சை வெளியேற்றச் சொல்லுங்கள். தூங்குவதற்கு முன்பாக ஓரிரு துளி எண்ணெயை மூக்கில் விட்டு நன்கு உறிஞ்சிக் கொள்ளச் சொல்லுங்கள். இது சுவாசப் பாதையை மென்மையாக்கும். அந்தப் பகுதியில் இருக்கும் நரம்புகளுக்கு இதமளிக்கும்.

3. நாக்கு

பல்லைச் சுத்தம் செய்த பிறகு நாக்கை அதற்குரிய கருவியைப் பயன்படுத்திச் சுத்தம் செய்யச் சொல்லிக் கொடுங்கள். ருசி மொட்டுகளின் மீது படர்ந்திருக்கும் நஞ்சுப் படலத்தை நீக்குவது மிகவும் அவசியம்.

4. காதுகள்

இரவில், கடுகு எண்ணெய் அல்லது நல்லெண்ணெயைப் பஞ்சில் தோய்த்துக் காதில் வைத்துக் கொண்டு படுக்க வையுங்கள். காலையில் எழுந்ததும் பஞ்சை எடுத்துவிட்டு பட்ஸ் மூலம் காதை சுத்தம் செய்து கொள்ளச் சொல்லுங்கள்.

5. தோல்

அதிகச் சூடும் இல்லாமல் குளிர்ச்சியாகவும் இல்லாமல் மிதமாக இருக்கும் நீரால் உடம்பைத் தினமும் கழுவிக் கொள்ளச் சொல்லுங்கள். இயற்கையான, ஹெர்பல் பொருட்களையே உடலைச் சுத்தம் செய்யப் பயன்படுத்தக் கொடுங்கள். வேதிப் பொருட்கள் கலந்த பொருட்கள் தேவையில்லை.

குழந்தைகளுக்கு ஓர் ஒத்திசைவு

இந்த முதல் விதியின் முக்கியமான நோக்கம், குழந்தைகள் தங்களைத் தாங்களே கவனித்துக் கொள்ளக் கற்றுக் கொடுப்பதுதான். பெற்றோர்கள் அடிப்படை விஷயங்களைக் குழந்தைகளுக்குக் கற்றுக் கொடுக்க வேண்டும். அவர்களாகவே செய்ய ஆரம்பிப்பது வரை தொடர்ந்து கண்காணித்து வரவேண்டும்.

சுதந்தரமாக குழந்தைகள் செயல்பட வைக்கவேண்டுமா? இதோ ஓர் எளிய வழி. செல்ஃப் - ஓ - மீட்டர் என்பதைக் குழந்தைகளுக்கு அறிமுகப்படுத்துங்கள். இதைக் கண்டுபிடித்ததும் நான் இதை ஜீவா பள்ளியில் நடைமுறைப்படுத்தினேன். நல்ல பலன் கிடைத்தது. நான் குழந்தைகளிடம் சொன்னேன். இதோ பாருங்கள், நாம் வெப்பத்தை அளவிட தெர்மா மீட்டரைப் பயன்படுத்துகிறோம். வேகத்தை அளவிட வேகமானியைப் பயன்படுத்துகிறோம். ஆனால், நாம் எப்படி உணர்கிறோம் என்பதை அளக்கக் கருவிகளே இல்லை. சரி... இப்போது நீங்கள் கற்பனைசெய்து பாருங்கள். செல்ஃப் - ஓ - மீட்டர் என்ற ஒன்று கண்டுபிடிக்கப்பட்டுவிட்டது. அதை வைத்து ஒருவருடைய உடல் வெப்பநிலை என்ன? குளிராக இருக்கிறதா? பசிக்கிறதா? சோர்வா, கவலையா, அசவுகரியமா? எப்படி உணர்கிறோம் என்பதையும் அதற்கு என்ன செய்ய வேண்டும் என்பதையும் அது காட்டிவிடும். தாகமாக இருக்கிறதா? நீர் அருந்துங்கள் என்று சொல்லும். தூக்கமாக வருகிறதா? சிறிது காலாற நடங்கள். அசௌகரியமாக இருக்கிறதா? உடம்பை நீட்டி, எழுந்து பொசிஷனை மாற்றிக் கொள்ளுங்கள்.

ஜீவா பள்ளியில் இதை நடைமுறைப்படுத்தும்படிக் குழந்தைகளிடம் கேட்டுக் கொண்டேன். சீட்டுக் கட்டு போல் சிறிய காகிதத்தில்

ஓவியமாக வரைந்து மேஜையில் வைத்துக்கொண்டார்கள். புத்தகம் அல்லது நோட் என எதையாவது எடுக்கும் போது இந்தக் காகிதத்தைப் பார்ப்பார்கள். என்ன மனநிலையில் இருக்கிறார்கள் என்பதைக் குறித்துக்கொண்டு அதன்படி நடந்துகொள்வார்கள். ஒருவர் தன்னைத் தானே கவனித்துக் கொள்ள நல்ல வழி. உங்கள் குழந்தைக்கும் கற்றுக் கொடுங்கள்.

சாராம்சம்

★ சாப்பிடுதல், சுவாசம், உடற் பயிற்சி, ஓய்வு, சுகாதாரம் போன்ற முக்கியமான அம்சங்களைக் குழந்தைகளுக்குக் கற்றுக் கொடுங்கள். அவர்கள் உற்சாகமாகவும், நேர்மறையான எண்ணத்துடனும் இருக்க அது உதவும்.

★ நொறுக்குத் தீனிக்கு ஒரேயடியாகத் தடைவிதிக்காதீர்கள். சர்க்கரை, மைதா, எண்ணெயில் பொரித்தவை, குளிர்பானங்கள் போன்ற வற்றின் கெட்ட அம்சங்களைக் குழந்தைகள் தாமாகவே புரிந்து கொண்டு அவர்களாகவே அதைத் தவிர்க்க வையுங்கள்.

★ குழந்தைகளுக்கு அருமையான மாற்று உணவுகளை அறிமுகப் படுத்துங்கள். அதன் பலன்களைப் புரியவையுங்கள். உணவு தயாரித்தலிலும் பரிமாறுவதிலும் அவர்களைப் பங்கெடுக்க வையுங்கள்.

★ போதிய உடற்பயிற்சி, ஓய்வு ஆகியவற்றைச் சரியான விகிதத்தில் கலந்து கொடுத்தல், சரியான சுவாசப் பயிற்சி, சுகாதாரம் ஆகிய வற்றைப் பற்றிய விழிப்பு உணர்வை அதிகரியுங்கள். இதன் மூலம் உங்கள் குழந்தைகள் பள்ளி வாழ்க்கையைச் சம நிலையோடு உற்சாகத்தோடு வாழ வழி செய்து கொடுங்கள்.

2

நம்பிக்கை வரவையுங்கள்

பெற்றோர்கள் தங்கள் குழந்தைகளை அழைத்துக்கொண்டு பல்வேறு புகார்களைச் சொல்லியபடி என்னை வந்து சந்திப்பார்கள். மூன்று வயது குழந்தை தன் பொம்மையைப் பிறருடன் பகிர்ந்து கொள்வதில்லை என்று ஒரு பெற்றோர் புகார் சொல்வார்கள். 19 வயது பையன் இரண்டு முறை தேர்வில் தோற்றுவிட்டான் என்று ஒரு பெற்றோர் குறை சொல்வார்கள். இப்படி வரும் பெற்றோர் அனைவரும் சொல்லும் ஒரு விஷயம் என்ன தெரியுமா?: தங்களின் எதிர்பார்ப்புகளுக்கு ஏற்ப குழந்தைகள் நடந்துகொள்வதில்லை.

குழந்தைகளிடம் இருந்து பெற்றோர் அதிகப்படியாக எதிர்பார்ப்பதில் தவறில்லை. ஆனால், குழந்தைகளைப் பற்றி அவர்கள் தவறாகவே புரிந்து கொண்டிருக்கிறார்கள். அல்லது குழந்தைகள் தங்களுடைய முழுத் திறமையை வெளிப்படுத்துவதற்கு எப்படி உதவுவது என்பது தெரியாமல் இருக்கிறார்கள்.

உங்கள் குழந்தைகள் உண்மையில் எப்படிப்பட்டவர்கள்? அவர்களுக்குத் தன்னம்பிக்கையை ஊட்டுவது எப்படி... என்பது தொடர்பாக, இந்த அத்தியாயத்தில், மூன்று முக்கியமான அம்சங்களைப் பார்க்கப் போகிறோம்.

குழந்தையின் இயல்பைப் புரிந்து கொள்ளுதல்

முன்பொரு காலத்தில் மூன்று சகோதரர்கள் இருந்தனர். அவர்கள் விவசாயத்தில் ஈடுபட்டு வந்தனர். ஒரு நாள் அவர்களுக்கு அருமையான விதை ஒன்று கிடைத்தது. அதை வயலில் நடுவதற்குப் போனார்கள். முதல் சகோதரர் விதையை நிலத்தில் நன்கு ஊன்றினார். ஆனால், அதை முளைக்கவே இல்லை. இரண்டாவது சகோதரர் சத்தம் போட்டார். வெறுமனே நட்டால் மட்டும் போதாது. நீரும் பாய்ச்ச

வேண்டும். அப்போதுதான் செடி முளைக்கும் என்று சொல்லி ஒரு கோப்பையில் நீர் எடுத்து வந்து விதை நட்ட இடத்தில் ஊற்றினார். மூன்று சகோதரர்களும் சிறிது நாட்கள் காத்துக் கொண்டிருந்தார்கள். செடி முளைத்த பாடில்லை. மூன்றாவது சகோதரர் சொன்னார், நீங்கள் இன்னும் விவசாயம் செய்யவே கற்றுக் கொள்ளவில்லை. உரம் போடாமல் எதுவும் முளைக்காது என்று சொல்லிச் சாணி உரத்தைப் போட்டார். மேலும் சில நாட்கள் கழிந்தது. அதன் பிறகும் செடி முளைக்கவில்லை.

இவர்கள் செய்ததையெல்லாம் ஒரு முதியவர் ஓர் ஓரத்தில் அமர்ந்தபடி வேடிக்கை பார்த்துக் கொண்டிருந்தார். என்னப்பா செய்கிறீர்கள் என்று கேட்டார். இந்த விதையை முளைக்க வைக்க முயற்சி செய்கிறோம் என்று மூன்று சகோதரர்களும் சொன்னார்கள். அப்படியா? என்ன விதமான விதையை விதைத்தீர்கள் என்று முதியவர் கேட்டார். மூவரும் ஒருவரை ஒருவர் பார்த்தபடி முழித்தனர். தெரியவில்லையே என்று சொன்னார்கள். அப்படியானால், அந்த விதை முளைக்கவே செய்யாது. முதலில் அது என்ன விதை என்று கண்டுபிடியுங்கள். ஒவ்வொரு விதைக்கும் ஒவ்வொரு பக்குவம் தேவை. அது தெரிந்தால்தான் முளைக்க வைத்து அழகான மரமாக ஆக்க முடியும் என்று முதியவர் சொன்னார்.

நான் சந்திக்கும் பெரும்பாலான பெற்றோர் இந்தச் சகோதரர்களைப் போன்றவர்கள்தான். குழந்தைகள் எல்லா விஷயங்களிலும் சிறந்து விளங்க வேண்டும் என்று அளவுக்கு அதிகமான ஆர்வத்துடன் இருப்பார்கள். ஆனால், குழந்தைகளின் சிறப்பியல்புகள் என்ன என்பதைப் பற்றி எதுவுமே யோசிக்க மாட்டார்கள். பெரும்பாலான வர்கள் குழந்தைக்கு எது நன்றாக வரும் என்பதைத் தெரிந்து கொள்வது எப்படி? அதை வளர்த்தெடுப்பது எப்படி என்றெல்லாம் தெரியாமல் தவிப்பார்கள்.

பன்முக அறிவு

ஹோவர்டு கார்டனர் என்பவரால் இந்த மல்ட்டி இண்டலிஜென்ஸ் என்ற பன்முக அறிவுக் கோட்பாடு முன்வைக்கப்பட்டது. அமெரிக்க கல்வியாளரான இவர் ஹார்வர்டு பல்கலைக்கழகத்தில் ஆசிரியராக இருந்தார். ஒருவருக்கு, மொத்தம் எட்டு அறிவுகள் இருப்பதாகச் சொல்கிறார்.

1. **உடல் அறிவு:** இதமாக உடம்பை நகர்த்துதல், உடல் மொழியை நன்கு பயன்படுத்துதல், விளையாடுதல், உடல் அசைவுகள் மூலம் விஷயங்களைப் புரிந்து கொள்ளுதல் ஆகியவை இதில் அடங்கும்.

2. சக மனித உறவு சார்ந்த அறிவு: பிறருடன் நல்ல முறையில் தகவல்களைப் பரிமாறுதல், சமூக விழாக்களில் பங்கெடுத்தல், பொறுமையாக மற்றவர் பேசுவதைக் கவனித்தல், பிறருடைய கோணத்தைப் புரிந்து கொள்ளுதல், மற்றவர்களின் உணர்வை மதித்தல் ஆகியவை இதில் அடங்கும்.

3. தர்க்க அறிவு: எண்கள், குறியீடுகளில் சிந்திக்கும் திறமை, தர்க்க ரீதியாகக் கேள்விகள் கேட்பது, விஷயங்களை வரிசைப்படுத்துதல் ஆகியவை இதில் அடங்கும்.

4. மொழி அறிவு: நன்கு எழுதவும் படிக்கவும் செய்தல், வார்த்தைகளைச் சரியாக உச்சரித்தல், கலந்துரையாடல், விவாதங்களில் திறம்படச் செயல்படுதல், மேற்கோள்கள் அல்லது பழமொழிகள் பயன்படுத்திப் பேசுதல், எழுதுதல் ஆகியவை இதில் அடங்கும்.

5. காட்சி அறிவு: படங்கள், படிமங்கள் மூலமாகச் சிந்தித்தல், ஓவியம் வரைதல், காட்சிபூர்வமாக விஷயங்களைப் புரிந்து கொள்ளுதல், கற்பனை செய்தல் ஆகியவை இதில் அடங்கும்.

6. இசை அறிவு: வெவ்வேறு இசைக்கருவிகளை இசைக்கும் திறமை, ஸ்வரம், தொனி, பாவம் ஆகியவற்றை எளிதில் அடையாளம் காணும் திறமை, பாடலில் இசைக்கப்படும் இசைக்கருவி எது என்று எளிதில் இனம் காணுதல் ஆகியவை இதில் அடங்கும்.

7. சுயம் சார்ந்த அறிவு: தனியாக நேரத்தைச் செலவிடும் குணம், இது பிடிக்கும் இது பிடிக்காது என்று உறுதியாக உணர்ச்சியை வெளிப்படுத்துவது, வாழ்க்கையின் சிக்கல்கள் பற்றிப் பேசுதல், ஒருவருடைய பலம், பலவீனத்தைப் புரிந்து கொள்ளும் திறமை ஆகியவை இதில் அடங்கும்.

8. இயற்கைக் காட்சிகள் சார்ந்த அறிவு: செல்லப் பிராணிகள், மிருகங்கள் மீது அதிக ஆர்வத்துடன் இருத்தல், ஸ்டாம்ப், பழைய நாணயம் போல் சேகரித்தல், இயற்கையுடன் நேரத்தைச் செலவிடுதல் ஆகியவை இதில் அடங்கும்.

இதில் முக்கியமான ஒரு விஷயம் என்னவென்றால், எல்லாக் குழந்தைகளுக்கும் இந்த எட்டு அறிவுகளும் இருக்கத்தான் செய்கின்றன. என்ன... வெவ்வேறு அளவுகளில் இருக்கும். சில குழந்தைகளிடம் இசை அறிவு அதிகமாக இருக்கும். காட்சி அறிவு குறைவாக இருக்கும். சிலருக்கு மொழி அறிவு அதிகமாக இருக்கும். கணித அறிவு குறைவாக இருக்கும். சிலருக்கு ஓட்டப் பந்தயத்தில் நல்ல திறமை இருக்கும். ஆனால், சகஜமாகப் பிறருடன் பழகும் குணம் இருக்காது.

பெரும்பாலான நேரங்களில், குழந்தைகளுக்கு எந்த அறிவு குறைவாக இருக்கிறதோ அதிலேயே பெற்றோர் அதிக அளவுக்குக் கவலைப்படு வார்கள். அதை அதிகரிப்பதற்காகவே கடுமையான முயற்சிகள் எடுப்பார்கள். ஆனால், உண்மையில் அந்தக் குழந்தைகளுக்கு எதில் திறமை இருக்கிறதோ அதைக் கவனிக்கத் தவறிவிடுவார்கள். ஒவ்வொரு அறிவுக்குமே பள்ளியிலும் பணியிடத்திலும் அபாரமான முக்கியத்துவம் இருக்கிறது என்பதை மறந்துவிடாதீர்கள். ஆங்கிலம் ஏன் என் குழந்தைக்கு வரமாட்டேன் என்கிறது? அவன் ஏன் கணிதத்தில் அதி மேதையாக ஆகவில்லை என்றெல்லாம் நீங்களாகவே ஒரு முன்முடிவுகளின் அடிப்படையில் அவர்களை நெருக்குதலுக்கு ஆளாக்காதீர்கள். குழந்தைகளிடம் எந்தத் திறமைகள் இருக் கின்றனவோ அதை வளர்த்தெடுங்கள். நீங்கள் உங்கள் குழந்தைக்கு வாழ்நாள் முழுவதுமான பயிற்சியாளர். எனவே, உங்கள் குழந்தையிடம் இருக்கும் திறமையை வெளிக்கொண்டுவருவது உங்கள் கடமைதான். குழந்தையிடம் ஏதாவது திறமை இருப்பது தெரியவந்தால் அதைச் செழுமைப்படுத்த ஆரம்பியுங்கள். அதே நேரத்தில் குழந்தையிடம் ஏதாவது அறிவு குறைவாக இருந்தால், அது சார்ந்து உங்கள் எதிர்பார்ப்புகள் மிகவும் நியாயமான ஒன்றாக இருக்க வேண்டும்.

ஆலோசனை: தாரே ஜமீன் பர் படத்தில் குழந்தைகளின் பன்முக அறிவு மிகவும் அழகாகப் படம்பிடிக்கப்பட்டுள்ளது. உங்கள் குழந்தை களுடன் இந்தப் படத்தைப் பாருங்கள். இஷான் கதாபாத்திரத்தில் இருக்கும் பலமான, பலவீனமான அம்சங்களைப் பற்றி விவாதியுங்கள்.

உங்கள் குழந்தைக்கு எதில் அறிவு அதிகம்?

இப்போது பன்முக அறிவு பற்றி உங்களுக்குக் கொஞ்சம் புரிந்திருக்கும் என்று நினைக்கிறேன். இப்போது உங்கள் குழந்தைக்கு இந்தப் பன்முக அறிவுகளில் எது அதிகமாக இருக்கிறது என்று பார்ப்போம். பள்ளிகள், ஆலோசகர்கள்... ஏன் வலைதளங்களில் கூட இதற்கான வழிமுறைகள் சொல்லித் தரப்படுகின்றன. www.jiva.com/mitest என்பது அப்படியான ஒரு வலைதளம்தான். இந்தத் தேர்வுகள் முழுமையானவை அல்லதான். ஆனால், உங்கள் குழந்தைக்கு எதில் திறமை அதிகம் என்று லேசாகக் கோடிட்டுக் காட்ட முடியும். உங்கள் குழந்தையின் மனநிலையை நீங்கள் புரிந்து கொள்ள இது உதவும். குழந்தைகள் தொடர்ச்சியாக வளர்ந்துகொண்டே இருப்பார்கள். சில திறமைகள் காலப்போக்கில் தான் வலுப்படும். எனவே, ஓரிரு வருடங்களுக்கு ஒரு முறை இந்தச் சோதனைகளைச் செய்து வரவேண்டும்.

புத்திசாலித்தனமான தொடர்பு

குழந்தையின் பன்முக அறிவுத் திறமையைத் தெரிந்து கொள்வது குழந்தையின் கற்றலுக்குப் பெரிதும் உதவும். அவர்களுடைய திறமைகளை, அவர்கள் கற்றுக் கொள்ளும் பாடத்துடன் தொடர்புபடுத்திப் பார்ப்பதன் மூலம் பாடங்களில் குழந்தைகளின் ஆர்வத்தை அதிகரிக்க முடியும். நினைவாற்றலை வளர்க்க முடியும். உதாரணமாக, உங்கள் குழந்தைக்கு காட்சிபூர்வ அறிவும் ஓவியத் திறமையும் அதிகமாக இருப்பதாக வைத்துக் கொள்வோம். அப்படியானால், வரலாற்றுப் பாடத்தைப் படங்களாக வரைந்து, அல்லது கலர் கலர் பென்சில்கள், ஸ்கெட்ச்கள் மூலம் எழுதிச் சொல்லிக் கொடுத்தால் மிகச் சிறப்பாகப் புரிந்துகொண்டுவிடுவார். உங்கள் குழந்தைக்கு மொழி அறிவு சிறப்பாக இருந்தால், இயற்பியல் பாடத்தில் புரிந்துகொண்டதைக் கவிதையாக அல்லது டைரிக் குறிப்பாக எழுதச் சொல்லுங்கள். கணித அறிவு அதிகமாக இருக்கும் குழந்தைகள் சமூக அறிவியலை அவர்களுக்கு உகந்த வகையில் எழுதிக்கொண்டால் நன்கு புரியும்.

இரண்டாம் உலகப் போர்க் கூட்டணி குறித்து இப்படி எழுதிக் கொள்வார்கள்: அமெரிக்கா + பிரிட்டன் + ரஷ்யா > ஜெர்மனி + இத்தாலி + ஜப்பான்.

சிம்ரனுக்கு எது பிடிக்கும்?

சிம்ரனுக்கு வயது 13. அவருடைய அப்பா ஒரு நாள் என் உதவியைக் கேட்டு வந்தார். சிம்ரன் எவ்வளவு கஷ்டப்பட்டுப் படித்தாலும் கணக்குப் பாடத்தில் நல்ல மதிப்பெண்கள் பெறவே முடியவில்லை என்று வருத்தப்பட்டார். அதனால் சிம்ரனின் ரேங்க் குறைவாகிவிடுவதோடு, தன்னம்பிக்கையும் வெகுவாகக் குறைந்துவிடுவதாகச் சொன்னார். பெற்றோருக்கு என்ன செய்வதென்றே தெரியவில்லை.

சிம்ரனின் தர்க்க அறிவு குறைவாக இருக்கலாம். எனவே, எவ்வளவு தான் முட்டி மோதினாலும் கணிதத்தில் நல்ல மதிப்பெண் பெறுவது சிரமம்தான். நீங்கள் மேலும் மேலும் நெருக்குதலைக் கொடுத்தால் பிரச்னை அதிகரிக்கவே செய்யும். எனவே, கணிதத்தில் மதிப்பெண் குறைவாக இருந்தாலும் பரவாயில்லை. சிம்ரனுக்கு வேறு எதில் எல்லாம் திறமை இருக்கிறதோ (உதாரணமாக மொழி அறிவு, காட்சி அறிவு) அதில் சிறப்பாகச் செயல்பட வையுங்கள். அதில் அதிகமாக எதிர்பாருங்கள் என்று ஆலோசனை சொன்னேன். சிம்ரனின் பெற்றோரும் அப்படியே செய்தார்கள். ஆங்கிலத்திலும் ஓவியத்திலும் சிம்ரனுக்கு அதிக ஆர்வம் இருந்தது. அதில் ஈடுபட உற்சாகம் கொடுத்தார்கள். அந்தச் சாதனைகளைப் பார்த்து மகிழ்ந்தார்கள்.

பன்முக இயல்பு (மல்டிபிள் நேச்சர்)

குழந்தைகளின் மனத்தைப் புரிந்துகொள்வது சம்பந்தமாக, நான் இன்னொரு விஷயத்தை உருவாக்கியிருக்கிறேன். அதாவது பன்முக இயல்பு என்ற ஒன்றை வடிவமைத்திருக்கிறேன். ஒருவர் தன் அறிவின் மூலம் என்னவெல்லாம் செய்கிறார்கள் என்பது பற்றி இதில் ஓர் அட்டவணை கொடுத்திருக்கிறேன். ஒவ்வொரு மனிதருக்குள்ளும் இருக்கும் ஒன்பது குணங்கள் பற்றி இதில் விவரித்திருக்கிறேன். பன்முக அறிவைப் போலவே இந்தப் பன்முக இயல்புகளிலும் சில அம்சங்கள் சிலரிடம் வலிமையாக இருக்கும். சிலரிடம் குறைவாக இருக்கும்.

1. பாதுகாப்பு இயல்பு: பாதுகாக்கும் குணம் (சக மனிதர்கள், விலங்குகள், சூழல், கலாசாரம் போன்றவற்றைப் பாதுகாக்கும் குணம்)
2. கற்பிக்கும் இயல்பு: பிறருக்குக் கற்றுக் கொடுக்கும் குணம்
3. நிர்வாக இயல்பு: எடுத்த காரியத்தைச் சரியாக முடிக்கும் திறமை
4. படைப்பூக்கம்: புதுமையான யோசனைகளை உருவாக்கும் திறமை
5. குணப்படுத்துதல்: சக மனிதர்கள் சமநிலையை, ஆரோக்கியத்தை அடைய உதவுதல்
6. மகிழ்வித்தல்: பிறரைச் சந்தோஷப்படுத்தும் குணம்.
7. சேவை: பிறருக்கு உதவும் குணம்
8. தொழில் முனைவு ஆர்வம்: மதிப்பீடுகள், சொத்துச் சேர்க்கும் குணம்
9. சாகச மனோபாவம்: எல்லைகளை மீறிச் செயல்படும் துடிப்பு

பன்முக இயல்பு, உங்கள் குழந்தைகளுக்கு எந்தத் தொழில் வாழ்க்கை சரியாக இருக்கும் என்பதைத் தீர்மானிக்க உதவியாக இருக்கும். பிறரைக் குணப்படுத்தும் மனம் அதிகமாக இருக்கும் குழந்தைகள் நல்ல மருத்துவராக, நர்ஸாக ஆக முடியும். பிறருடைய உடல் நலனில் அவ்வளவு அக்கறை இல்லாத ஒருவரை மருத்துவத்துறையில் தள்ளுவது வாழ்நாள் முழுவதும் அவருக்கு மிகுந்த மனச் சோர்வையே தரும். அடுத்தவர்களுக்கு உதவும் குணம் அதிகமாக இருக்கும் குழந்தைகளை வாடிக்கையாளர் நலன் தொடர்பான சேவைத்துறைகளில் ஈடுபடுத்துவது நல்ல பலன்தரும். உதா ; விமான உதவியாளர்கள், ஹோட்டல் மேனேஜர்கள், சமையல் கலை நிபுணர்கள், மனித வள மேம்பாட்டு நிர்வாகிகள் போன்ற வேலைகளை அவர்களால் நன்கு

செய்ய முடியும். பாதுகாப்பு இயல்பு தேவைப்படக்கூடிய குற்றவியல் வழக்கறிஞர் தொழிலுக்கு, சேவை மனப்பான்மை கொண்டவர்களைத் துரத்தினால் அவர்களால் அதில் சிறப்பாகப் பரிணமிக்க முடியாது.

ஆலோசனை: எல்லாக் குழந்தைகளிடமும் இந்த எட்டு பன்முக அறிவுகளும் ஒன்பது பன் முக இயல்புகளும் இருக்கும். எது அதிகமாக இருக்கிறதோ அதன் அடிப்படையிலேயே குழந்தையின் ஆளுமை தீர்மானமாகும். ஜீவா பரீட்சை (www.jiva.com/careertest) மூலம் குழந்தைகள் எந்தத் தொழிலில் பிரகாசிக்க முடியும் என்பதைத் தீர்மானிக்க முடியும்.

பெரும்பாலான பெற்றோர்கள் தங்கள் குழந்தைகள் டாக்டர், வழக்கறிஞர், பொறியியலாளர், அக்கவுண்டண்ட்கள் போன்ற பாரம் பரியமான, பாதுகாப்பான தொழில் துறைகளில் ஈடுபடவேண்டும் என்றே விரும்புகிறார்கள். ஆனால், குழந்தைகள் அபாரமான வித்தியாச மான எண்ணங்கள் கொண்டவர்களாக இருப்பார்கள். ஃபேஷன் டிசைனிங், அனிமேஷன், ஊடகத் துறை, நடிப்பு, இசை எனப் பல துறைகளில் ஆர்வம் கொண்டவர்களாக இருப்பார்கள். பெற்றோர்களோ குழந்தைகளுக்கு 'எடுத்துச் சொல்லிப் புரிய வைக்கும்படி' என்னிடம் கேட்பார்கள்.

நான் குழந்தைக்குச் சாதகமாகவோ பெற்றோருக்குச் சாதகமாகவோ எதையும் சொல்லமாட்டேன். பன்முக அறிவு, பன்முக இயல்பு இரண்டையும் சோதித்துப் பார்ப்பேன். பல தொழில்துறைகளைச் சொல்லிக் குழந்தையின் இயல்புக்கு அவை பொருத்தமாக இருக்குமா என்று அவர்களிடமே கேட்பேன். சில நேரங்களில் பொருத்தமாக இருக்கும், சில நேரங்களில் இருக்காது. இசை அறிவு இருப்பது வேறு... மகிழ்விக்கும் திறமை இருப்பது வேறு என்று குழந்தைகளுக்குச் சொல்லிப் புரியவைப்பேன். நடிகர் அல்லது பாடகராக ஆவதென்றால், வெறும் நடிப்புத் திறமையும் இசை அறிவும் இருந்தால் மட்டும் போதாது. தினமும் மேடை ஏறி ஒவ்வொருவரையும் சந்தோஷப் படுத்தும் மனநிலை இருக்க வேண்டும். அது இல்லையென்றால், உடனே, அந்தக் குழந்தை பொறியியலாளராக ஆவதுதான் நல்லது என்று சொல்ல வருவதாக அர்த்தம் இல்லை. தீர்மானம் எடுப்பதில் இருக்கும் ஈகோவை நீக்கிவிட இந்த வழிமுறை உதவும். எடுக்கும் தீர்மானத்தைப் பாரபட்சமின்றி, விஞ்ஞானபூர்வமாக எடுக்க உதவும். குழந்தையின் பன்முக அறிவும் பன்முக ஆளுமையும் குழந்தை தேர்ந்தெடுக்கப் போகிற தொழில் துறைக்கு உகந்ததா என்பதைப் பார்ப்பதே இதன் முக்கிய நோக்கம்.

உங்கள் கனவு உங்களுக்கே

மூன்று வருடங்களுக்கு முன்பாக, சென்னையில் தகவல் தொழில்நுட்ப நிறுவனம் ஒன்றில் நிதிக் கட்டுப்பாட்டாளராக இருந்த ஒருவர் தன் மகன் கார்த்திக்குடன் என்னைச் சந்திக்க வந்தார். தன் பையனை சார்ட்டர்ட் அக்கவுண்டண்ட் ஆக ஆக்க விரும்பினார். கார்த்திக்குக்கோ கணக்கு சுத்தமாக வரவே இல்லை. ஃபேஷன் டிசைனிங் துறையில் ஆர்வம் இருப்பதாக வேறு சொன்னான். இதெல்லாம் அப்பாவுக்குப் பெரும் கோபத்தைக் கொடுத்தது.

கார்த்திக்கைப் பன்முக அறிவு பரிசோதனைக்கு உட்படுத்தினேன். அவனுக்குத் தர்க்கபூர்வ அறிவு குறைவாகவே இருந்தது. ஆனால், காட்சி அறிவும் படைப்பூக்க இயல்பும் அதிகமாக இருப்பது தெரிய வந்தது. அவனுடைய அப்பா, கார்த்திக்கை அவனுடைய திறமைக்கு ஏற்ப வளரவிடாமல், தன்னுடைய விருப்பத்தை மகன் மேல் திணிக்க விரும்புவது புரிந்தது. தன்னுடைய எதிர்பார்ப்புகளை மறுபரிசீலனை செய்யும்படி கார்த்திக்கின் அப்பாவிடம் கேட்டுக் கொண்டேன். கிராஃபிக் டிசைனிங்கில் அவனைச் சேர்த்துவிடும்படிச் சொன்னேன். அவரும் ஒப்புக்கொண்டார். இன்று கார்த்தி, இந்தியாவில் இருப்ப வற்றிலேயே மிகச் சிறந்த கிராஃபிக் டிஸைனிங் பள்ளியில் மகிழ்ச்சி யுடன் படித்து வருகிறார். இப்போதே சில நிறுவனங்களுக்கு கிராஃபிக்ஸ் வடிவமைத்துக் கொடுத்தும் வருகிறார்.

ஆப்பிள்கள் எப்படி ஆரஞ்சு ஆக முடியும்?

கேரளாவில் ஆப்பிள்களை வளரவைக்க முடியுமா? இமயமலையில் தென்னை மரங்களை வளர்க்க முடியுமா? என்று யாராவது உங்களிடம் கேட்டால் முடியவே முடியாது என்று எளிதில் சொல்லிவிடுவீர்கள். பள்ளிகளில் இன்று கொடுக்கப்படும் நெருக்கடிகள், மாணவர் தற்கொலைகள் இவற்றுக்கெல்லாம் என்ன காரணம் தெரியுமா? என்று கேட்டால் பதில் தெரியாமல் முழிப்பீர்கள். விஷயம் ஒன்றுமே இல்லை. முதல் கேள்விக்கான பதிலில்தான் இரண்டாவது கேள்விக் கான பதிலும் பொதிந்திருக்கிறது. குழந்தைகளுக்கு எது இயல்பாக வருமோ அதை வளர்த்தெடுக்க முயற்சி செய்யாமல் பெற்றோர்கள் தங்கள் விருப்பத்தைத் திணிப்பது என்பது இமயமலையில் தென்னை மரத்தை வளர்க்க முயல்வது போன்றதுதான். குழந்தைகளின் இயல்பைப் புரிந்து கொண்டுவிட்டால் அதற்கேற்ற துறையில் சிறந்து விளங்க வைக்கமுடியும்.

ஆப்பிள் வேறு... ஆரஞ்சு வேறு!

11 வயது நிரம்பிய அங்கிதா மீரட்டில் வசித்து வந்தார். அவளுடைய அம்மா ஒருநாள் என்னிடம் ஆலோசனை கேட்டு வந்தார். இல்லத்தரசி யான அவர் தன் வாழ்க்கை முழுவதும் குடும்ப நலனுக்காகவே செலவிட்டு வந்திருக்கிறார். நேரடியாக விஷயத்துக்கு வந்தார்: 'அங்கிதா நன்றாகப் படிப்பதில்லை. அவளுடைய சகோதரி எல்லாப் பாடங்களிலும் நன்றாக மார்க் வாங்குகிறாள்' என்று குற்றஞ்சாட்டினார்.

'முதலில் இப்படி ஒப்பிட்டுப் பேசுவதை நிறுத்துங்கள். ஆப்பிளும் ஆரஞ்சும் ஒரே மாதிரி இருக்காது. நிச்சயமாக அங்கிதாவிடம் வேறு ஏதாவது திறமை இருக்கும். அதைக் கண்டுபிடியுங்கள்' என்று சொன்னேன். அந்தப் பெண்மணியும் அதற்கு ஒப்புக்கொண்டார். பிறருக்கு உதவும் குணம் அங்கிதாவுக்கு அதிகமாக இருக்கிறது. உணவு பரிமாறுதல், பாத்திரங்கள் கழுவுதல், வீட்டு வேலைகள் செய்தல் ஆகியவற்றில் அவளுக்கு மிகுந்த ஆர்வம் இருப்பதைக் கண்டு கொண்டதாக அங்கிதாவின் அம்மா சில நாட்கள் கழித்துச் சொன்னார். நடனம், பாட்டு, நகைச்சுவைகள் சொல்லுதல், பிறருடன் எளிதில் நட்பாகிவிடுதல் எனப் பல நல்ல குணங்கள் இருப்பதையும் சொன்னார். அந்த நிமிடமே அவருக்கு உண்மை புரிந்துவிட்டது. இரண்டு மகள்களுமே ஒவ்வொரு வகையில் திறமைசாலிகள். எனவே, அவர்களை அவர்களுடைய போக்கில் வளர்ப்பதே நல்லது என்று எளிதில் உணர்ந்துகொண்டுவிட்டார். திரியை லேசாகத் தூண்டினாலே விளக்கு பிரகாசமாக எரிய ஆரம்பித்துவிடும் அல்லவா?

ஆலோசனை: ஒரு விஷயத்தை மனத்தில் வைத்துக் கொள்ளுங்கள். இரு குழந்தைகளை ஒப்பிட்டுப் பேசும்போது, அவர்கள் இருவருக்கும் இடையில் பகைமை உணர்ச்சியை உங்களை அறியாமல் தூண்டிவிடுகிறீர்கள். ஒப்பிட்டுப் பேசுவதற்குப் பதிலாக, ஒவ்வொருவருடைய சிறப்பு அம்சங்களையும் பாராட்டுங்கள்.

பன்முக அறிவு, பன்முக இயல்பு ஆகியவை பற்றித் தெரிந்து கொள்வதால் என்னென்ன நன்மைகள் கிடைக்கும்?

1. எந்தப் பாடத்தில் குழந்தைகள் சிறந்து விளங்க முடியும்? பாடம் சாராத விஷயங்களில் எதில் ஆர்வத்துடன் இருக்கிறார்கள்? என்பதைத் தெரிந்து கொள்ள முடியும்.

2. வலிமையாக இருக்கும் அறிவுகளைப் பயன்படுத்தி கற்றல் திறமையை மேம்படுத்த முடியும்.

3. குழந்தைகளுக்கு மிகவும் பொருத்தமான பிரிவைக் கண்டுபிடிக்க முடியும்.

4. குழந்தைகளுக்கு உகந்த தொழில் துறை தொடர்பாக ஆலோசனை வழங்க முடியும்.

பிறப்பா? வளர்ப்பா?

பிறப்பிலேயே மேதைகளாகப் பிறக்கிறார்களா? அல்லது அந்த விஷயங்களைக் கற்றுக்கொண்டு மேதை ஆக முடியுமா? என்னைப் பார்க்கும் எல்லா பெற்றோரும் கேட்கும் கேள்வி இது. இரண்டுமே சரி என்பதுதான் என் பதில். விஞ்ஞான ஆராய்ச்சிகளும் பாரம்பரிய சித்தாந்தங்களும் குழந்தைகள் சில குறிப்பிட்ட சிறப்பு அம்சங்களுடனே (சமஸ்கிருதத்தில் 'குண') பிறக்கிறார்கள் என்று சொல்லப்படுகிறது. அதே நேரத்தில் சுற்றுச் சூழலும் இந்தக் குணங்களை வளர்க்கப் பெரிதும் உதவுகின்றன. உதாரணமாக, ஒரு குழந்தைக்கு இசை அறிவு பிறப்பிலேயே அதிகம் இருப்பதாக வைத்துக் கொள்வோம். அந்தக் குழந்தைக்கு நல்ல பயிற்சியும் கொடுக்கப்பட்டால் அந்தக் குழந்தை இசையில் மிகப் பெரிய மேதையாக ஆக முடியும். மனோபாவமும் மிகவும் முக்கியம்தான். வறுமை குறித்து அழுத்தமான கவிதைகளை எழுதி அதன் மூலம் மக்கள் மத்தியில் வறுமையை ஒழிக்கும் எண்ணத்தை உருவாக்க ஒரு குழந்தை மிகவும் விரும்புவதாக வைத்துக் கொள்வோம். அந்தக் குழந்தைக்கு இசையிலோ மொழியிலோ போதிய அறிவு இல்லை என்றும் வைத்துக் கொள்வோம். என்றாலும் அந்தக் குழந்தை தன்னுடைய ஆர்வத்தினாலும் அர்ப்பண உணர்வினாலும் தன் இலக்கில் வெற்றி பெற்றுவிடமுடியும். இது குறித்து 3-ம் அத்தியாயத்தில் பார்ப்போம்.

குழந்தைகள் தங்களுடைய தன்னம்பிக்கையை வளர்த்துக் கொள்ள நாம் செய்ய வேண்டிய இரண்டாவது விஷயம்: தேர்ந்தெடுக்கும் உரிமையைக் குழந்தைகளுக்குக் கொடுக்க வேண்டும். குழந்தைகள் சிறுபிராயத்தில் தம்மைச் சார்ந்து இருப்பதை எல்லாப் பெற்றோர்களும் விரும்புவதுண்டு. அதே பெற்றோர், குழந்தைகள் வளர்ந்து பெரியவர்களானதும் தாங்களாகவே சொந்தக் காலில் நிற்கும் வகையில் வளர வேண்டும் என்றும் விரும்புவார்கள். எந்தத்துறைப் படிப்பில் சேர வேண்டும். என்ன உணவு உண்ண வேண்டும். எதை எப்படிச் செய்ய வேண்டும் என்று குழந்தைகள் தாங்களாகவே முடிவெடுக்க வேண்டும். எப்போதும் யாராவது பக்கத்தில் இருந்து கண்காணித்த படியே, சொல்லிக் கொடுத்தபடியே இருக்கக்கூடாது என்றுதான் பெற்றோர் விரும்புவார்கள். குழந்தைகளுக்குமே கூடத் தங்கள்

வாழ்க்கையைத் தாங்களே தீர்மானித்துக் கொள்ள வேண்டும் என்ற ஆர்வமே இருக்கும். தானாகவே ஒரு விஷயத்தைச் செய்யும்போது மிகுந்த மனநிறைவையும் பெருமிதத்தையும் அனுபவிப்பார்கள்.

இருந்தபோதிலும் நிஜ வாழ்க்கையில், பெற்றோர்களும் ஆசிரியர்களுமே எல்லாவற்றையும் தீர்மானிக்கிறார்கள். எழுந்திரு... சீருடையை அணிந்துகொள்... இந்த உணவைச் சாப்பிடு... இந்தப் பாடத்தைப் படி... என்று குழந்தைகளுக்கு உத்தரவுக்கு மேல் உத்தரவாகப் பறந்துகொண்டே இருக்கும். இதனால், குழந்தைகளுக்கு தாங்களாகவே உருப்படியாக எந்தத் தீர்மானமும் எடுக்க முடிவதே இல்லை. தொடர்ந்து பிறருடைய விருப்பங்களுக்கு ஏற்பவே நடந்து வந்தால் குழந்தைகளுக்கு அடுத்தவரைச் சாராமல் ஒன்றைச் செய்யும் வலிமை ஒருபோதும் வராது. வளர்ந்த பிறகும், எந்த 'டை'யை அணிய வேண்டும்... எந்த சோப் வாங்கவேண்டும்... இரவு உணவுக்கு என்ன தயாரிக்க வேண்டும்... என்று சிறு சிறு விஷயங்களுக்குக் கூடப் பிறரது தயவை எதிர்பார்த்துக் காத்திருக்க வேண்டியிருக்கும். தானாக எந்தத் தீர்மானமாவது எடுக்க வேண்டிய நிலை வந்தால் சிலர் பயந்து நடுங்கிவிடுவார்கள்.

எனவே, குழந்தைகளுக்குத் தேர்ந்தெடுக்கும் வாய்ப்புகளை உருவாக்கிக் கொடுங்கள். அட்டவணை போட்டுக் கொள்வதானாலும், உடைகள் தேர்ந்தெடுப்பதானாலும், பொழுதுபோக்கைத் தீர்மானிப்பதானாலும் எல்லா உரிமையையும் குழந்தைகளிடமே கொடுத்து விடுங்கள். இதோ, அன்றாடக் கடமைகளில் குழந்தைகளுக்குக் கீழே சொல்லப்பட்டிருக்கும் விஷயங்களில் எல்லாம் சுதந்திரம் தரவேண்டும்:

1. குழந்தைகள் விரும்பும் பொம்மைகள், விளையாட்டுகள்
2. இரவு உணவுக்கு என்ன சமைக்கலாம்.
3. பள்ளி இடைவேளையில் அவர்கள் சாப்பிட வேண்டிய சத்தான நொறுக்குத் தீனி
4. அவர்கள் எந்தத் தட்டில் சாப்பிட விரும்புகிறார்கள்... எந்தக் கோப்பையில் பானம் அருந்த விரும்புகிறார்கள்.
5. அணிய விரும்பும் ஆடைகள்
6. படிக்க விரும்பும் புத்தகங்கள்
7. செய்ய விரும்பும் வேலைகள்
8. பார்க்க விரும்பும் தொலைகாட்சித் தொடர்கள்
9. வீட்டை எப்படி அலங்கரிக்க விரும்புகிறார்கள்.
10. பிறருக்கு என்ன பரிசுப் பொருள் வாங்குவது?

படிப்பா... விளையாட்டா?

சில வாரங்களுக்கு முன்பாக, குஜராத்தில் இருந்து ஒரு தம்பதி என்னைச் சந்திக்க வந்தனர். அவர்களுடைய ஐந்து வயதுக் குழந்தை தேவும் உடன் வந்திருந்தான். தேவ் மிகவும் கோபப்படுவதாகவும் பிடிவாதம் பிடிப்பதாகவும் புகார் சொன்னார்கள். நாங்கள் பாட்டுக்குப் பேசிக் கொண்டேயிருந்தோம். அவனுக்கு வெறுமனே உட்கார்ந்து கொண்டிருக்கப் பிடிக்கவில்லை. அறைக்குள்ளேயே ஓடி விளையாட ஆரம்பித்தான். அலமாரியில் இருந்த புத்தகங்களையெல்லாம் இழுத்துப் போட்டான். அவனுடைய அம்மா அவனைப் பிடிக்கப் பின்னாலேயே ஓடிக் கொண்டிருந்தார். வந்த இடத்தில் இப்படிப் பொறுப்பில்லாமல் நடந்து கொள்வதைப் பெரிய தவறாக நினைத்தார். எனவே, அவனைக் கட்டுப்படுத்த மிகவும் சிரமப்பட்டார். அந்தச் சிறுவனோ அப்படி யானால் வெளியில் விளையாட விடுங்கள் என்று அடம்பிடித்தான். நேரமாக ஆக அவனுடைய குரல் உயர்ந்துகொண்டே போனது. பெற்றோர் இருவருக்கும் வேதனை கூடிக் கொண்டே போனது. ஏதாவது செய்தாக வேண்டும் என்பது எனக்குப் புரிந்தது. 'இதோ பார் தேவ்... வெளியில் போய் விளையாடவும் உனக்கு விருப்பம் இருக் கிறது. படிக்கவும் விருப்பம் இருக்கிறது என்று நினைக்கிறேன். உனக்கு இரண்டு வாய்ப்புகள் தருகிறேன். வெளியில் போய் அம்மாவுடன் ஐந்து நிமிடம் விளையாடலாம். அதன் பிறகு படிக்கலாம். அல்லது முதலில் படி. அதன் பிறகு விளையாடப் போகலாம். இரண்டில் எது வேண்டும் என்பதை நீயே தேர்ந்தெடுத்துக்கொள்' என்று சொன்னேன். தேவ் உடனே சமாதானமானான். எதைத் தேர்ந்தெடுப்பது என்று சிறிது நேரம் யோசித்தான். முதலில் விளையாடுகிறேன். அதன் பிறகு படிக்கிறேன் என்று தன் தீர்மானத்தைச் சொன்னான். அதன் படியே அம்மாவுடன் வெளியே சென்று 5-10 நிமிடம் விளையாடினான். அதன் பிறகு மனத்தில் ஒருவித நிம்மதியுடன் அறைக்குள் நுழைந்தான். முன்பு பார்த்த ஒரு புத்தகத்தைக் கையில் எடுத்துக்கொண்டு படிக்க ஆரம்பித்தான். பெற்றோர் இந்தத் தீர்மானத்தை எடுத்திருக்க முடியும். பேசாமல் உட்கார்ந்து படி என்று சொல்லியிருக்கலாம். அல்லது சரி... வா விளையாடப் போகலாம் என்று சொல்லியிருக்கலாம். ஆனால், இரண்டுமே பெற்றோர் எடுக்கும் தீர்மானமாகவே இருந்திருக்கும். ஆனால், தேர்ந்தெடுக்கும் உரிமையைக் குழந்தையிடம் கொடுத்ததும் அவனுடைய மனத்தில் மிகப் பெரிய மாற்றம் உருவாகிவிட்டது. ஒருவகையில் அந்தக் குழந்தையே நிலைமையை எங்கள் அனை வருக்கும் சேர்த்து அருமையாகக் கையாண்டுவிட்டது. நான் வாய்ப்புகளை உருவாக்கி மட்டுமே கொடுத்தேன். தீர்மானம் எடுத்தது குழந்தைதான்.

இதுபோல் தினமும் வாய்ப்புகளை உருவாக்கிக் கொடுத்தால், குழந்தையின் தீர்மானம் எடுக்கும் திறமை அதிகரிக்கும். தன்னம்பிக்கையும் அதிகரிக்கும். ஆனால், இது நீங்கள் புதிதாகக் கற்றுக்கொள்ள வேண்டிய ஓர் அம்சம்.

பொறுப்புகளை அவர்களிடம் ஒப்படைப்பதன் மூலம், குழந்தைகள் எதைச் செய்ய வேண்டும் என்று நினைக்கிறீர்களோ அதையே அவர்களைச் செய்யவைக்க முடியும். தாங்கள் சொல்வது கேட்கப்படுவதாகக் குழந்தைகளுக்கும் ஒரு மன நிறைவு கிடைக்கும். தங்கள் விருப்பம் நிறைவேறியது என்ற சந்தோஷமும் கிடைக்கும். குழந்தைகள் நிச்சயம் தங்களுடைய விருப்பம் என்று வேறு ஒன்றைச் சொல்வார்கள். ஒரு விஷயத்தை மனத்தில் வைத்துக் கொள்ளுங்கள். நீங்கள் என்ன நினைக்கிறீர்களோ அதுதான் நடந்தாக வேண்டும் என்பது அல்ல இலக்கு. நீங்கள் இருவரும் விரும்பும் ஒன்று நடக்க வேண்டும் என்பதுதான் இலக்காக இருக்க வேண்டும்.

ஆலோசனை: தேர்ந்தெடுக்க வாய்ப்புகள் எதுவும் கொடுக்காமல், ஒற்றைப்படையாக ஒன்றை மட்டுமே தேர்ந்தெடுக்கும்படியான சூழ்நிலைகளைக் குழந்தைகளுக்குக் கொடுக்காதீர்கள். நடைமுறை சாத்தியமான, ஆர்வத்தைத் தூண்டக்கூடிய பல்வேறு வாய்ப்புகளை முன்வையுங்கள்.

வாழ்க்கை என்பது உறவுகள்தானே?

குடும்ப உறுப்பினர்கள், நண்பர்கள், சமூகத்தின் பிற நபர்கள் ஆகியோருடன் உணர்வுபூர்வமான உறவை உருவாக்கிக் கொள்ளக் கற்றுக் கொடுங்கள். தங்களைப் பற்றியும் பிறருடனான தங்கள் நட்புறவைப் பற்றியும் நேர்மறையாகக் குழந்தைகள் நினைக்க முடிந்தால், அவர்களுடைய வெற்றி வாய்ப்புகள் வெகுவாக அதிகரிக்கும். குழந்தைகளுக்கும் பெற்றோருக்கும் இடையிலான உறவே இதில் பிரதானமானது. அதில் பெற்றோர் தங்கள் குழந்தை மீது அளவற்ற அன்பை எந்த நிபந்தனையும் இல்லாமல் பொழியவேண்டும்.

நான் என் குழந்தையை அளவுக்கு அதிகமாக நேசிக்கிறேன். இருந்தாலும் அந்த அளவு கடந்த அன்பு அவனைக் கெடுத்து விடக்கூடாது என்றும் நினைக்கிறேன். எனவே, என் குழந்தையை எந்த அளவுக்கு நேசிக்கலாம் என்று சொல்லுங்கள் என்று ஒரு குழந்தையின் அம்மா சமீபத்தில் என்னிடம் கேட்டனர்.

அன்பை வெளிப்படுத்த எந்தவிதத் தடையும் கிடையாது. உங்களால் எவ்வளவு முடியுமோ அந்த அளவுக்கு நேசியுங்கள் என்று சொன்னேன்.

அதேநேரம் அன்பை வெளிப்படுத்தப் பல்வேறு வழிகள் இருக்கின்றன என்றும் சொன்னேன்.

கட்டி அணைத்தல், அன்பு முத்தமிடுதல், கைகளைப் பற்றிக் கொள்ளுதல் போன்ற உடல்ரீதியிலான செயல்கள் அன்பை வெளிப் படுத்தும் அடிப்படையான வகையாகும். இந்தச் செய்கைகள் குழந்தை களின் மனத்தில் அழுத்தமான தாக்கத்தை ஏற்படுத்தும். சிறு பிராயத்தில் அதிக அன்பும் அரவணைப்பு கிடைக்கும் குழந்தைகள் எதிர் காலத்தில் உணர்வுபூர்வமாக நிதானமாகவும் சரியாகவும் நடந்துகொள் கிறார்கள். வாழ்க்கைத் துணை, குழந்தைகளுடன் ஆத்மார்த்தமான உறவு கொண்டிருப்பார்கள் என்று ஆய்வுகள் தெரிவிக்கின்றன.

பாராட்டிப் பேசுங்கள்

உடல் மூலமாக வெளிப்படுத்துவதற்கு அடுத்தபடியாகப் புகழ்ச்சி மூலமாகவும் அன்பை வெளிப்படுத்த முடியும். அருமையாகப் பாடினாய்... பிரமாதமாக அந்த கேட்சைப் பிடித்தாய்... வெரிகுட்... அந்தப் புத்தகத்தைப் படித்து முடித்துவிட்டாயா? என்று குழந்தைகள் செய்யும் ஒவ்வொரு சிறு சிறு சாதனைக்கும் பாராட்டை அள்ளித் தெளிக்கலாம். ஆனால், தொடர்ந்து பாராட்டினால் எதிர்மறையான விளைவு ஏற்பட்டுவிடலாம்.

என்ன அதிர்ச்சியாக இருக்கிறதா? நீங்கள் அளவுக்கு அதிகமாகப் புகழ்ந்தால், உங்களைப் புகழ வைக்க வேண்டும் என்ற நோக்கம் மட்டுமே இருக்கும். செயலில் கவனம் போய்விடும். அதுமட்டு மல்லாமல், புகழ்வதற்கு நீங்கள் யாரும் பக்கத்தில் இல்லையென்றால், எந்தச் செயலையும் செய்யவே மாட்டார்கள். புதிர்களை அவிழ்த்தல், வீட்டுப் பாடம் எழுதுதல், சமூக சேவை என எதை எடுத்துக் கொண்டாலும் இந்த மனோபாவமே நீடிக்கும். புகழ்ச்சிக்கு அடிமையாகிவிடுவார்கள். பாராட்டைப் பெற என்ன செய்ய வேண்டுமோ அதை மட்டுமே செய்வார்கள். சில நேரங்களில் அதற்காகப் பொய்கூடச் சொல்ல ஆரம்பிப்பார்கள்.

சில நேரங்களில் பெற்றோர், பொய்யான பாராட்டுகளைத் தெரி விப்பதுண்டு. மும்மரமாக செய்தித்தாள் படித்துக் கொண்டிருக்கும் போது, குழந்தை தான் வரைந்த ஓவியம் ஒன்றைக் காட்ட ஆர்வத்துடன் வரும். அப்பாவோ செய்தித்தாளில் இருந்து கவனத்தைத் திருப்பாம லேயே, மிகவும் அருமையாக இருக்கிறது என்று சொல்லுவார். உண்மையில் அவர் அந்த இடத்தில் பாராட்டின் மூலம் சொல்ல விரும்புவது என்னவென்றால், கொஞ்ச நேரம் என்னைத் தொந்தரவு செய்யாமல் இரு. நான் பேப்பர் படித்துக் கொண்டிருக்கிறேன்.

குழந்தைகளுடன் நேரம் செலவழிக்க விரும்பாதபோது இப்படியாகப் பொய்யாகப் பாராட்டித் தங்களை அந்நியப்படுத்திக் கொள்வது பல பெற்றோரின் பழக்கம். ஆனால், குழந்தைகள் இது போன்ற பொய்யான பாராட்டுகளை எளிதில் அடையாளம் கண்டுபிடித்து விடுவார்கள். ஜாக்கிரதை!

குழந்தைகளுடன் இருங்கள்

வெறுமனே புகழ்ந்துகொண்டிருக்காதீர்கள். குழந்தைகளுக்கு அவர்களுடைய முக்கியத்துவத்தைப் புரியவையுங்கள். முக்கியமான நேரங்களில் குழந்தைகளுடன் இருங்கள். குழந்தைகளுடன் அர்த்தபூர்வமான வழியில் கலந்துரையாடுங்கள். குழந்தைகளுடன் நீங்கள் இருக்கிறீர்கள் என்பதே அவர்களை மதிக்கிறீர்கள் என்பதை உணர்த்திவிடும். வாயைத் திறந்து எதுவும் சொல்லாமலேயே பாராட்டியதுபோல் இருக்கும். அபாரம்... பிரமாதம்... என்று வெறுமனே சொல்லப்படும் பாராட்டுகளைவிட இது மிகவும் வலிமையாக இருக்கும். இதோ குழந்தைகளுடன் நேரம் செலவிடச் சில வழிகள்:

1. **கவனம் செலுத்துங்கள்:** குழந்தை ஓவியம் வரைந்திருக்கிறது. உங்களிடம் காட்ட விரும்புகிறது. நீங்கள் செய்து கொண்டிருக்கும் வேலை எதுவாக இருந்தாலும் அதை நிறுத்திவிட்டுக் குழந்தையின் ஓவியத்தின் மீது கவனம் செலுத்துங்கள். அப்படிச் செய்ய முடியவில்லையென்றால், இதோ பார்... இப்போது என்னால் உனக்கு நேரம் ஒதுக்க முடியவில்லை. என் வேலை முடிந்ததும் பார்க்கிறேன் என்று சொல்லுங்கள். சொன்னபடியே செய்யுங்கள்.

2. **குறிப்பிட்டுப் பாராட்டுங்கள்:** குழந்தைகள் செய்யும் வேலையில் குறிப்பிட்டு எதையாவது சொல்லிப் பாராட்டுங்கள். நீ பள்ளி மைதானத்தை வரைந்திருக்கிறாய். பள்ளிக்கூடப் பேருந்தையும் வரைந்திருக்கிறாயே நன்றாக இருக்கிறது என்று சொல்லுங்கள். அல்லது பேருந்துக்குக் கொடுத்திருக்கும் நிறம் நன்றாக இருக்கிறது என்று சொல்லிப் பாராட்டுங்கள்.

3. **கேள்வி கேளுங்கள்:** இந்த ஓவியத்தில் நீரூற்றுக்குப் பக்கத்தில் இருக்கும் குழந்தைகள் என்ன செய்கிறார்கள் என்று கேளுங்கள். அல்லது இந்த ஓவியத்தை வரைந்த பிறகு நீ எப்படி உணர்கிறாய் என்று கேளுங்கள்.

4. **செழுமைப்படுத்த ஆலோசனை சொல்லுங்கள்:** இதோ இந்தக் கோடுகள் நேராக இல்லை அல்லவா? கொஞ்சம் சரியாக்கு, பார்க்கலாம்.

5. **ஆலோசனை சொல்லுங்கள்:** *பள்ளிக்கூட மைதானத்தில் கொடிக் கம்பத்தையும் வரைந்தால் இன்னும் நன்றாக இருக்கும் இல்லையா?*

ஆலோசனை: குழந்தை செய்ததைச் சொல்லிப் பாராட்டுங்கள். மருத்துவருடன் நான் பேசிக் கொண்டிருந்த நேரத்தில் நீ சமத்தாக இருந்தாயே... ரொம்பவும் நல்லது என்று சொல்லுங்கள். மாடிப் படிகளை நீயாகவே ஏறிவிட்டாயே... வெரிகுட் என்று பாராட்டுங்கள். இப்படிப் பாராட்டுவதால் அது போன்ற நல்ல விஷயங்களைத் தொடர்ந்து செய்ய அவர்களுக்கு உற்சாகம் பிறக்கும். ஒரு தனி நபராகத் தங்களை உணர்ந்துகொள்ள இது பெரிதும் உதவும்.

நீங்கள்தான் முக்கியம்... நீங்கள் தருபவை அல்ல

பெற்றோர் உடன் இருக்கும்போது குழந்தைகளின் உடம்பில் சில ஹார்மோன்கள் சுரக்கும். அது அவர்களுக்கு ஒருவிதப் பாதுகாப்பு உணர்வையும் இதமான மனநிலையையும் உருவாக்கும். நீங்கள் அருகில் இருந்தால் அவர்களுக்கு யானை பலம் கிடைத்ததுபோல் இருக்கும். எல்லா விஷயங்கலையும் சிறப்பாகச் செய்வார்கள். தன்னம்பிக்கையும் அதிகரிக்கும்.

அதிகப் பணம் சேர்ப்பவரைவிட வலுவான உறவை உருவாக்கிக் கொள்பவரே மிகவும் சந்தோஷமானவர் என்று ஆய்வுகள் தெரிவிக்கின்றன. ஆனால், பெரும்பாலான பெற்றோர் இதைப் புரிந்துகொள்வதில்லை. இன்னும் கொஞ்சம் பணம் இருந்தால் நன்றாக இருக்குமே... சொந்தமாக ஒரு வீடு இருந்தால் நன்றாக இருக்குமே... கார் இருந்தால் வசதியாக இருக்குமே. குழந்தைகள் நல்ல பள்ளியில் படித்தால் சிறப்பாக இருக்குமே என்றுதான் நினைக்கிறார்கள். இந்தக் கனவுகளை நிறைவேற்ற வாரத்தில் ஏழு நாட்களும் கடினமாக உழைப்பார்கள். இரவெல்லாம் கண் முழித்து வேலை செய்வார்கள். பெரும்பாலான குடும்பங்களில் குழந்தைகள் தூங்கிய பிறகே அப்பா அலுவலகத்தில் இருந்து திரும்புவார். காலையில் குழந்தைகள் அரக்கப் பரக்க பள்ளிக்குப் போய்விடுவார்கள். அப்பாவும் வேலைக்குப் போய் விடுவார். குழந்தையும் அப்பாவும் சேர்ந்து செலவிட நேரமே இருக்காது. இதனால் அப்பா என்ன செய்வார். நிறைய பரிசுப் பொருட்கள் வாங்கிக் குழந்தையின் மனத்தைச் சந்தோஷப்படுத்த விரும்புவார். அது எதிர்மறையான விளைவையே ஏற்படுத்தும். பெற்றோருடன் வலுவான பிணைப்பு இல்லாததால் அந்தக் குழந்தைகள் பாதுகாப்பு உணர்வு அற்றவர்களாக உணர்வார்கள். இதனால் மனித உறவுகளுக்குப் பதிலாகப் பணம், பொருட்களின் மீது ஆசை கொள்ள ஆரம்பிப்பார்கள். எனவே, உங்கள் குழந்தைகளுக்கு மிகச் சிறந்த வழியில் அன்பை வெளிப்படுத்த விரும்புகிறீர்களா... என்

ஆலோசனை இதுதான். சம்பளம் குறைந்தாலும் பரவாயில்லை. குழந்தையுடன் அதிக நேரம் செலவிடும் வகையில் வேலையை ஆக்கிக் கொள்ளுங்கள். இப்போது குழந்தைகளுடன் நேரத்தைச் செலவிட்டால், பிற்காலத்தில் குழந்தைகள் வளர்ந்ததும் நல்ல 'வட்டி' கிடைக்கும். குழந்தைகள் உங்கள் மீது பாசம் மிகுந்தவர்களாக இருப்பார்கள்.

குழந்தைகளும் பெரியவர்கள்தான். அவர்களுக்கும் மரியாதை தேவை

குழந்தைகளை வேலைக்காரர்கள்போல், குற்றவாளிகள் போல் சில பெற்றோர்கள் அதட்டி மிரட்டுவார்கள். ஒழுங்கா மரியாதையா நான் சொல்றதைச் செய்... வாயை மூடு... நீ ஒரு உதவாக்கரை. உன்னால ஒரு பிரயோஜனமும் இல்லை... என்று திட்டுவார்கள். இன்னும் சில பெற்றோர் குழந்தைகளை15-16 வயதிலும் கூட அடிப்பதுண்டு. ஏன் இப்படி நடந்து கொள்கிறீர்கள் நாம் ஏதாவது கேட்டால், எல்லாம் அந்தக் குழந்தைகளின் நல்லதுக்குத்தானே என்று நியாயப்படுத்துவார்கள். ஒரு செடியின் மீது நீருக்குப் பதிலாக அமிலத்தை ஊற்றுவதைப் போன்றது இது. குழந்தைகளிடத்தில் இது எந்த நல்ல விளைவையும் ஏற்படுத்தாது.

குழந்தைகளை மதித்து அவர்களுடைய கருத்துகளைக் கேட்டு நடந்து கொண்டால் அவர்களுடைய சுய கவுரவம் அதிகரிக்கும். ஏதோ பெரியவர்களுக்கு, அதிகாரத்தில் இருப்பவர்களுக்கு மட்டும்தான் மரியாதை கொடுக்கவேண்டும் என்று பலர் நினைக்கிறார்கள். குழந்தைகளை மதிக்காமல் அலட்சியமாகவே நடத்துகிறார்கள். அது தவறு. இதன் விளைவுகள் மிகவும் மோசமாக இருக்கும்.

குழந்தைகள் தவறு செய்வது சகஜம்தான். பெற்றோர் பொறுமை யிழப்பதும் சாதாரணமாக நடக்கும் விஷயம்தான். அறையை விட்டு வெளியே வரும்போது விளக்குகளை அணைத்துவிடு என்று குழந்தை களிடம் நீங்கள் 100 தடவை சொல்லியிருக்கக்கூடும். எதையும் அடித்து உடைக்காமல் விளையாடு என்று ஆயிரம் தடவை சொல்லியிருக்கக் கூடும். அவர்கள் அதன் பிறகும் அந்தத் தவறைச் செய்தால் பொறுமை யாகவே நடந்துகொள்ளவேண்டும். தறுதலை... உதவாக்கரை... முரடன் என்றெல்லாம் திட்டினால் குழந்தைகள் அதுபோலவே நடந்து கொள்ள ஆரம்பித்துவிடுவார்கள். திட்டி அடித்து ஏதாவது செய்தால், அப்படி நடத்தத்தான் தகுதியானவர்கள் என்று அவர்கள் தங்களைப் பற்றி நினைத்துக் கொண்டுவிடுவார்கள். இப்படித் தரக்குறைவாக நடத்தினால் குழந்தையின் மனது தானாகவே சில விஷயங்களை நினைத்துக் கொள்ளும். பெற்றோர் என் மீது கவனம் செலுத்தும் போதெல்லாம் திட்டவே செய்கிறார்கள். அதுபோல், நானும் யார் மீதாவது கவனம் செலுத்தும்போது திட்டத்தான் வேண்டும். உங்கள்

குழந்தைகள் பிற குழந்தைகளுடன் தரக்குறைவாக நடந்து கொள்வதைப் பார்த்திருக்கிறீர்களா? குழந்தைகள் உங்களிடம் இருந்துதான் அதைக் கற்றுக் கொண்டிருக்கிறார்கள்.

குழந்தைகள் மனத்தில் பிறர் மீதான மரியாதையை விதைக்க இதோ சில வழிகள்

குழந்தைகளுடன் பணிவாகப் பேசுங்கள். அவர்கள் செய்தது ஏதாவது உங்களுக்குப் பிடிக்கவில்லையென்றால் இதமாகச் சொல்லுங்கள். (உதா: நீ கோபமாக இருப்பது தெரிகிறது. ஆனால், கோபத்தை வெளிக்காட்டப் பொருட்களை அடித்து நொறுக்குவது சரியில்லை)

பெரியவர்களுடன் பேசுவதுபோலவே குழந்தைகளையும் மதித்துப் பேசுங்கள். அலட்சியப்படுத்தியோ இழிவாகவே பேசவேண்டாம்.

நீங்கள் எதிர்பார்ப்பதுபோல் நடந்துகொள்ளவில்லையென்றால், உறுதியான தொனியில் மரியாதையுடன் அதை எடுத்துச் சொல்லுங்கள். உதா: நீ உன் தம்பியை மிகவும் சீண்டுகிறாய். அது அவனுக்கு ரொம்பவும் வேதனையைத் தருகிறது. நீ அவனிடம் கொஞ்சம் இதமாக நடந்து கொள்ளவேண்டும்.

முத்திரை குத்தாதீர்கள். உதா: நீ ஒரு முட்டாள்... சோம்பேறி... என்றெல்லாம் சொல்லாதீர்கள்.

தவறு எதையாவது சுட்டிக்காட்ட விரும்பினால், அந்த நடத்தையை விமர்சியுங்கள். குழந்தையை எதுவும் சொல்லாதீர்கள். உதா: வெளியே போகும்போது என்னிடம் சொல்லாமல் போவது நல்ல குணம் அல்ல என்று சொல்லுங்கள்.

ஒரு விஷயத்தைச் சரியாகச் செய்யும்போது அதைப் பாராட்டிச் சொல்லுங்கள். உதா: நீ உன் நண்பர்களுடன் பொம்மையைப் பகிர்ந்து கொண்டு விளையாடினாயே. அது எனக்கு மிகுந்த சந்தோஷத்தைத் தந்தது.

உறவுகளை உருவாக்குதல் என்பது விதிகள், தண்டனைகள், பரிசுகள் ஆகியவற்றோடும் தொடர்புடையது. இது பற்றி ஆறாம் அத்தியாயத்தில் பார்ப்போம்.

முத்திரை குத்தப்படுவது யாருக்குத்தான் பிடிக்கும்?

அமிர்தசரஸில் ஒரு பள்ளியில் புதிய மாணவர்கள் சேர்க்கையைத் தொடர்ந்து பெற்றோரிடையே சில வார்த்தைகள் பேசினேன். என் பேச்சு முடிந்ததும் ஒரு இள வயது அப்பா என் அருகில் வந்தார். அவருடைய மகன் ஒன்றாம் வகுப்பில் படித்துக் கொண்டிருந்தான். அவனைப் பற்றிச் சில ஆலோசனை பெற விரும்பினார். என் மகன்

மிகவும் மெதுவாக எழுதுகிறான். இதனால் தேர்வுகளையும் பிற அசைன்மெண்ட்களையும் குறிப்பிட்ட நேரத்துக்குள் முடிக்க முடிவதில்லை. அவனை வேகமாக எழுத வைக்க நான் என்ன செய்யவேண்டும் என்று கேட்டார். அப்போது நான் டில்லி டிரெய்னைப் பிடிக்க அவசரமாக ரயில்வே ஸ்டேஷனுக்கு புறப்பட்டுக் கொண்டிருந்தேன். நின்று பேச நேரமில்லை. என் கார் நிறுத்தி வைக்கப்பட்ட இடத்துக்கு நடந்து சென்றபடியே அவரிடம் பேசினேன். பிரதான வாசலை அடைந்தபோது அவருடைய மகன் துள்ளிக் குதித்தபடி அப்பாவைப் பார்க்க ஓடி வந்தான். 'இதோ என் மகன். மெதுவாக எழுதக்கூடியவன்' என்று அறிமுகப்படுத்தினார். அதைக் கேட்டதுமே குழந்தையின் முகம் வாடிவிட்டது. குழந்தையின் சுய கவுரவம் காயப்படுத்தப்பட்டது. அவமானத்தால் கூனிக் குறுகி நிற்பதைப் பார்த்து எனக்கு மிகவும் வேதனையாகிவிட்டது. குழந்தையிடம் சில வார்த்தைகள் ஆறுதலாகப் பேசி முகத்தில் புன்னகையை மறுபடியும் வரவைத்தேன். அப்பாவைக் கொஞ்சம் தனியாக அழைத்துப் போய், 'மெதுவாக எழுதுபவன்' என்று அவனை முத்திரை குத்தி இப்படியே அழைத்துக் கொண்டிருந்தால் அவன் அப்படியே ஆகிவிடுவான். இப்படி அழைப்பதை முதலில் நிறுத்துங்கள் என்று சொன்னேன்.

சாராம்சம்

★ குழந்தைகளின் சுய கவுரவமும் தன்னம்பிக்கையும் அதிகரிக்க உதவுங்கள். அப்போதுதான் குழந்தைகளின் ஆரோக்கியம் மேம்படும். அவர்கள் சந்தோஷமாக இருப்பார்கள். செய்யும் எல்லா வேலைகளையும் மிகவும் உற்சாகமாகச் செய்வார்கள்.

★ குழந்தைகளுக்கு எந்தவகை பன்முக அறிவும் பன்முக இயல்பும் வலிமையாக இருக்கிறது என்று கண்டுபிடியுங்கள். அதன் மூலம் குழந்தைகள் எந்தத் துறையில் படித்தால் சிறந்துவிளங்குவார்கள்... பாடம் சாராத விஷயங்களில் எதில் குழந்தைகள் ஆர்வத்துடன் இருக்கிறார்கள் என்பதைத் தீர்மானித்து அதற்கு ஏற்ப நடந்து கொள்ளுங்கள். அவர்களுக்குப் பிடிக்காத ஒன்றைத் திணிக்காமல் விருப்பமுள்ள துறையில் சிறந்து விளங்க வழி செய்துகொடுங்கள்.

★ தன்னம்பிக்கையும் சுய மரியாதையும் அதிகரிக்கும்வகையில் விமர்சனத்தையும் பாராட்டையும் சம விகிதத்தில் கொடுங்கள். குழந்தைகள் மனத்தில் தன்னம்பிக்கை உருவாகவேண்டுமென்றால், தாங்கள் முக்கியமானவர்கள் என்ற என்ற எண்ணம் உருவாக வேண்டும். தங்களிடம் சில விசேஷமான குணங்கள் இருக்கின்றன என்பது குழந்தைகளுக்குத் தெரியவந்தால், அவர்களுக்கு நேர்மறையான எண்ணம் உருவாகும். வாழ்க்கைக்கு நல்ல நோக்கத்தையும் அர்த்தத்தையும் அது கொடுக்கும்.

3

ஆர்வத்தை அதிகப்படுத்துங்கள்

சில வருடங்களுக்கு முன்பாக, ஒரு முக்கியமான கல்வி நிறுவனத்தில் கல்லூரி மாணவர்களுக்கு ஆங்கில இலக்கியம் குறித்து வகுப்பெடுக்க வாய்ப்புக் கிடைத்தது. நான் எடுக்கும் பாடத்தை என் மாணவர்கள் அனைவரும் ஆர்வத்துடன் படிக்க வேண்டும் என்று தீவிரமாக விரும்புவேன். ஆனால், அந்த வகுப்பில் ஒரு பெண் முற்றிலும் வித்தியாசமாக நடந்துகொண்டாள். ஒருவகையில் நான் எது சொன்னாலும் எதிர்த்தாள். கரடு முரடாக உடை அணிந்து கொண்டு வருவாள். காலிலும் கைகளிலும் விதவிதமான பச்சை குத்திக்கொண்டு வருவாள். இருக்கையில் ஒழுங்காக உட்காரமாட்டாள். சேரின் இரண்டு முன்னங்கால்கள் அந்தரத்தில் தூக்கிக் கொண்டு நிற்கும். பின்பக்கச் சுவரில் நாற்காலியை முட்டுக் கொடுத்தபடி உட்காருவாள். சூயிங்கம் மென்று கொண்டே இருப்பாள். எந்த அசைன்மெண்ட் கொடுத்தாலும் செய்யமாட்டாள். அன்பாகச் சொல்லிப் பார்த்தேன். திட்டிப் பார்த்தேன். எதுவும் பலன் தரவில்லை. எனக்கு என்ன செய்வதென்றே தெரியாமல் போய்விட்டது.

ஒருநாள், மனம் வெறுத்துப் போய் அவளுக்கு அருகில் போனேன். ஒரு கத்தை வெள்ளைக் காகிதத்தை டேபிள் மேல் போட்டேன். இதோ பார்... நீ என்ன எழுதுவாயோ எப்படி எழுதுவாயோ தெரியாது. இந்தக் காகிதக் கட்டு முழுவதும் எதையாவது எழுது. ஆனால், ஒரே ஒரு நிபந்தனை. அது ஆங்கிலத்தில் இருக்கவேண்டும் என்று சொல்லி விட்டுப் போய்விட்டேன். ஒரு சில நாட்களிலேயே அந்தக் கத்தை காகிதத்தை எடுத்துக்கொண்டு என்னைப் பார்க்க வந்தாள். என் மேஜையில் அந்தக் காகிதக் கட்டை வைத்தாள். அவள் முகத்தில் மிகுந்த மனநிறைவும் கர்வமும் தெரிந்தது. காகிதங்கள் முழுவதும் எழுதி நிரப்பி இருந்தாள். அனைத்துமே ஆங்கிலத்தில். எல்லா வாக்கியங்களும் சரியாகவே எழுதப்பட்டிருந்தன. ஆனால், என்ன

விஷயம் என்றால் அது ஆங்கில இலக்கியம் சம்பந்தப்பட்டதாக இல்லை. முழுவதும் ஃபேஷன், ஸ்டைல், டிசைன், கலக இசை, டாட்டூஸ் சம்பந்தமானதாக இருந்தது. படங்கள், ஓவியங்கள் எனக் கலந்து கட்டி எழுதியிருந்தாள். அதில் இருந்து ஒரு முக்கியமான பாடத்தைக் கற்றுக்கொண்டேன்: தனக்குப் பிடித்தமான விஷயம் என்றால் ஒருவர் மிகவும் கடுமையாக எந்தத் தூண்டுதலும் இல்லாமல் ஈடுபடுவார். பெற்றோரும் ஆசிரியர்களும் மாணவரின் விருப்பத்தைத் தெரிந்துகொண்டு அதற்கேற்ப அவர்களை வழிநடத்தவேண்டும்.

வேதங்களைப் பொறுத்தவரையில் ஒவ்வொரு மனிதருக்கும் தன்னைச் சுற்றி உள்ள உலகத்தைப் புரிந்து கொள்ள வேண்டும் என்ற துடிப்பு, கட்டாயம் இருக்கும். ஆனால், துரதிர்ஷ்டவசமாக, கற்றுக் கொள்வது தொடர்பான குழந்தைகளின் இந்தத் துடிப்பைப் பெரியவர்கள் சரியாகப் புரிந்து கொள்வதில்லை. நகர்ப்புறங்களில் தனிக்குடித்தனமாக வாழும் தம்பதிகளின் குழந்தைகளுக்கு அவர்களுடைய ஆர்வத்தை வெளிப் படுத்தப் போதிய நேரமோ வசதிகளோ கிடைப்பதில்லை. குழந்தை களுக்குத் தாங்கள் பார்க்கும் எல்லாவற்றையும் தொட்டுப் பார்த்து அக்குவேறாக ஆணிவேறாகப் பிரித்துப் போட்டுப் பார்க்கும் ஆர்வம் இருக்கும். ஆனால், பெற்றோரோ தொடாதே... உடைக்காதே... பிரிக்காதே என்று எப்போது பார்த்தாலும் திட்டிக் கொண்டே இருப்பார்கள். குழந்தைகள் சிறிது வளர்ந்து கேள்விகள் கேட்க ஆரம்பித்ததும், வாயை மூடிக் கொண்டிரு என்று அதட்டுவார்கள். பள்ளியிலும் இதே நிலைதான் நிலவுகிறது. பள்ளிகள் என்பவை தொழிற்சாலைகள்போல் இயங்குகின்றன. பரீட்சைகளில் தேர்ச்சி பெறவேண்டும் என்ற ஒரே இலக்கு மட்டும்தான் அங்கு வைக்கப் படுகிறது. மூட்டை மூட்டையாகப் பாடங்களை வெறுமனே மனப் பாடம் செய்து ஒப்பித்தல், பரீட்சை எழுதுதல் மட்டுமே எதிர்பார்க்கப் படுகிறது. கேள்வி கேட்கவோ, புரிந்து படிக்கவோ முக்கியத்துவம் தரப்படுவதில்லை.

இருபது வருடப் படிப்பு என்பது குழந்தைகளை முழு வளர்ச்சி அடைந்த தன்னம்பிக்கை மிகுந்த தனிநபராக ஆக்குவதற்குப் பதிலாக அவர்களை முடக்கிப் போடும் ஒன்றாகவே இருக்கிறது. குழந்தைகள் பள்ளியிலும் வீட்டிலும் நிலவும் இறுக்கமான சூழலுக்கு அடிபணிந்து போகிறார்கள். அவர்களுடைய ஆர்வம் முளையிலேயே கிள்ளப்படு கிறது. கூண்டுக்குள் அடைபட்ட மிருகம் தன் இயல்பான வீரியத்தை இழந்துவிடுவதைப் போல் பள்ளியில் பல வருடங்கள் படிக்கும் குழந்தைகள் தங்கள் துடிப்பை இழந்துவிடுகிறார்கள். அதிகபட்சமாக ஏதாவது ஒரு வேலையில் தொற்றிக் கொண்டு அரைகுறையாக ஒரு வாழ்க்கையை வாழ்ந்து முடிப்பார்கள். கலகக் குணம் கொண்ட

குழந்தைகள், சமூக அமைப்பில் இருந்து வெளியேறுகிறார்கள். அவர்களுக்கு இறுக்கமான சட்ட திட்டங்கள் பிடிப்பதில்லை. அதேநேரம் அவர்கள் சமூகத்தில் இருந்து அந்நியப்படுத்தப்படுவதால் குழம்பிப் போய் மன விரக்தி அடைந்துவிடுகிறார்கள். தங்கள் இலக்கை அடைய முடியாமல் முடங்கிவிடுகிறார்கள். இந்த இரண்டும் அல்லாமல் மூன்றாவதாக ஒரு பிரிவும் இருக்கிறது. வெகு அரிதாகவே பூட்டப்படும் விலங்குகளை உடைத்துக் கொண்டு தங்களுக்குப் பிடித்த துறையில் உச்சியை எட்டுகிறார்கள்.

ஆலோசனை: ஆல்பர்ட் ஐன்ஸ்டீன் ஒருமுறை சொன்னார்: என் கல்வியை, பள்ளிப் படிப்பு பாதிக்க நான் விட்டதே இல்லை.

எனவே, பள்ளிகள் மட்டுமே கற்றலுக்கான மையமென்று நினைக்காதீர்கள்.

என்னைப் பொறுத்தவரையில் மூன்றாவது பிரிவு விதிவிலக்காக இருப்பதற்குப் பதிலாக அதுவே பெரும்பான்மையாக இருக்க வேண்டும். அது நடக்க வேண்டுமானால், கல்வி என்பது (பள்ளியிலும் வீட்டிலும்) வெறுமனே தகவல்களைச் சேகரிக்கும் வறட்டுப் பயிற்சியாக இருக்கக்கூடாது. நம்மைத் தொந்தரவு செய்யாமல் இருப்பதற்காகக் குழந்தைகளை நாம் தள்ளிவிடும் சிறையாக அது இருக்கக் கூடாது. கல்வி என்பது குழந்தைகளின் ஆர்வம், அபிப்ராயம், திறமை களைத் தூண்டுவதாக இருக்க வேண்டும். அவர்களுடைய விசேஷ மான திறமைகளை வளர்த்தெடுப்பதாக இருக்க வேண்டும். ஏனென்றால், ஈடுபடும் துறையில் திறமை இருக்கவேண்டும். அதில் ஆர்வமும் இருக்கவேண்டும். அப்போதுதான் அவர்களால் அசாதாரண மான வெற்றிகளை அடைய முடியும்.

குழந்தைகள் சிறந்து விளங்க எப்படி உதவுவது?

ராகுலுக்கு ஐந்து வயது. அவன் எப்போதும் எதையாவது ஆராய்ச்சி செய்துகொண்டே இருக்கிறான். புதிது புதிதாக எதையாவது செய்து கொண்டிருக்கிறான். அவனை எப்படி கட்டுப்படுத்துவது என்று தெரிய வில்லை என்று அவன் அம்மா என்னிடம் சொன்னார். எதையாவது செய்து அடிபட்டுக் கொண்டுவிடுவான் என்று பயந்து கண் பார்வையில் இருந்து விலகிப் போக அவர் விடுவதில்லையாம்.

குழந்தையின் பாதுகாப்புக் குறித்து அக்கறையோடு இருப்பது சரிதான். ஆனால், வாழ்க்கையில் அவன் எதிர்கொள்ளவிருக்கும் எல்லா அபாயங்களில் இருந்தும் அம்மாவே காப்பாற்றிக் கொண்டிருக்க முடியாது. எனவே, அளவுக்கு அதிகமாகப் பயப்படுவதற்குப் பதிலாக,

ராகுலுக்கு போதிய சுதந்திரம் கொடுங்கள். அவன் விரும்பும் விஷயங் களைச் செய்யவிடுங்கள். குழந்தைகள் தாமாகவே தங்கள் பாதுகாப்பு தொடர்பாகக் கற்றுக் கொள்வார்கள் என்று சொன்னேன்.

தவறுகள் சகஜம்தான்

கற்றலின் ஓர் அங்கம்தான் தவறு செய்வது. நீங்கள் எந்தத் தப்புமே செய்யவில்லையென்றால், எதுவுமே கற்றுக் கொள்ளவில்லை என்று தான் அர்த்தம். எனவே, குழந்தைகள் தவறு செய்தால், திட்டவோ அடிக்கவோ செய்யாதீர்கள். குறிப்பாக அவர்களுடைய உலகம் ஒன்றை அவர்கள் ஆராயும்போது அதற்குத் தடைபோடாதீர்கள். உங்கள் குழந்தை சைக்கிளில் ஏதாவது ஒரு வித்தை செய்ய முற்பட்டுக் கை, காலில் அடிபட்டுக் கொண்டால் திட்டாதீர்கள். அந்த வித்தையைக் காயம் படாமல் செய்வது எப்படி என்று கற்றுக் கொடுங்கள். அது மிகவும் அபாயகரமானதாக இருந்தால் அதை எடுத்துச் சொல்லித் தவிர்க்கச் சொல்லுங்கள். வெறுமனே திட்டினால், அவன் அது போன்ற சாகசங்களைத் தொடர்ந்து வீம்புக்காகச் செய்யவே விரும்புவான். வேண்டுமானால், உங்கள் முன்னால் அதைச் செய்து பார்க்காமல் இருக்கலாம் (தவறுகள் குறித்து எட்டாம் அத்தியாயத்திலும் தண்டனைகள் குறித்து ஏழாம் அத்தியாயத்திலும் பார்க்கலாம்).

விசித்திரமானதைக் கண்டு விசித்திரமடையாதீர்கள்.

குழந்தைகள் தங்கள் உலகத்தைப் பற்றி ஆர்வமாக ஏதாவது சொல்லும் போது, உங்களுக்கு மிகவும் மடத்தனமாகத் தோன்றலாம். ஏனென்றால் நாம் சில வருடங்கள் முன்பாகவே பிறந்துவிட்டிருக் கிறோம். குழந்தைகளைவிட அதிக அனுபவம் பெற்றிருக்கிறோம். அதைக் குழந்தைகளிடம் காட்டக்கூடாது. குழந்தைகள் அவர் களுடைய மூளையின் வளர்ச்சிக்கு ஏற்ப விஷயங்களைப் புரிந்து கொண்டு கேள்விகள் கேட்பார்கள். அவர்களுடைய புரிதலை அதிகப்படுத்தி மூளையைத் துரிதமாக வளர வைக்க வேண்டிய பொறுப்பு உங்களுக்கு இருக்கிறது.

எனவே, குழந்தைகள் ஏதாவது சொன்னால், மடத்தனமாகப் பேசாதே... இது கூடத் தெரியாதா? என்றெல்லாம் கடிந்து கொள்ளக் கூடாது. நமக்கு ஒன்றுமே தெரியவில்லை போலிருக்கிறது என்று குழந்தைகள் குற்ற உணர்ச்சியில் வேதனைப்பட ஆரம்பித்துவிடு வார்கள். நியாயமான சந்தேகத்தைக் கூடக் கேட்காமல் இருந்துவிடு வார்கள். கற்றுக் கொள்ளும் ஆர்வமே போய்விடும். எல்லாக் கற்றலுக்கும் கொஞ்சம் போலச் சாகசம் தேவைப்படுகிறது. அதைத் தடுத்தால், கேள்வி கேட்காமலேயே இருப்பதுதான் நல்லது... கேள்வி

கேட்டால் முட்டாள் என்று திட்டுவார்கள் என்றெல்லாம் நினைத்துக் கொண்டு முடங்கிப் போய்விடுவார்கள். குழந்தைகளுக்கு ஒரு விஷயம் புரியவில்லையென்றால், அது தொடர்பாகப் போதுமான அறிமுகம் கிடைக்கவில்லை என்று அர்த்தம். எனவே, அந்த நேரங் களில் திட்டுவதற்குப் பதிலாக என்னவெல்லாம் புரிந்திருக்கிறது என்று கேளுங்கள். எதுவெல்லாம் புரியவில்லை என்று பாருங்கள். நன்கு புரிந்துகொள்ள என்னவெல்லாம் தேவையோ அதைக் கற்றுக் கொடுங்கள்.

ஆலோசனை: குழந்தைகள் கேட்ட கேள்விக்குப் பதில் தெரிய வில்லையென்றால் அதை வெளிப்படையாக ஒப்புக்கொள்ளுங்கள். அருமையான கேள்வி. எனக்கு இதன் பதில் தெரியவில்லை என்று சொல்லுங்கள். பதிலைக் கண்டுபிடிக்கும் சவாலைக் குழந்தையிடமே விடுங்கள். அப்படிச் செய்தால், ஒரு விஷயம் தெரியாமல் இருப்பது தவறு இல்லை. தெரியாத விஷயங்களைத் தெரிந்துகொள்ளக் கிடைத்த வாய்ப்பாகவே புத்திசாலிகள் அதை எடுத்துக் கொள்வார்கள் என்று குழந்தைகள் புரிந்துகொள்வார்கள்.

அர்த்தம் கண்டுபிடிக்க வையுங்கள்

இன்றைய காலகட்டத்துக் குழந்தைகள் உண்மையிலேயே புத்தி சாலிகள்தான். டி.வி, டி.வி.டி பிளேயர், கம்ப்யூட்டர் என எதையாவது இயக்குவதானால், பெரியவர்கள் அவர்களுடைய உதவியைத்தான் நாடவேண்டியிருக்கிறது. டி.வி, இணையதளம் போன்றவற்றின் மூலமாக இன்றைய குழந்தைகள் பெற்றோரையும் ஆசிரியர்களையும் விட அதிக அளவுக்குத் தெரிந்துகொள்ளமுடிகிறது. சில பெற்றோர்கள் குழந்தைகள் தங்களைவிடப் புத்திசாலியாக ஆகிவிட்டால் அவர்களைக் கட்டுக்குள் வைக்க முடியாமல் போய்விடுமோ என்று பயப்படக்கூடச் செய்கிறார்கள்.

ஒரு விஷயத்தை மறக்கவேண்டாம். குழந்தைகள் என்னதான் உங்களை விட அதிகம் கற்றுக் கொண்டாலும் உங்கள் அளவுக்கு அனுபவம் அவர் களுக்கு இருக்காது. எஸ்.எம்.எஸில் உங்களைவிட அதிவேகமாகச் செய்தியை அனுப்ப அவர்களால் முடியலாம். செல்போனில் எண்களை வெகு எளிதில் கண்டுபிடிக்க அவர்களால் முடியலாம். ஆனால், சமூக விஷயங்களில், வாழ்க்கைப் பிரச்னைகளில் அவர்களைவிட நீங்களே சிறப்பான தீர்வுகளைச் சொல்லமுடியும். அவர்கள் மனத்தை ஆக்கிர மிக்கும் அன்றாடத் தகவல்கள் களஞ்சியத்தில் இருந்து அர்த்தமுள்ள விஷயங்களை எடுத்துக் கொள்ள உங்களுடைய ஞானமும் அனுபவமும் அவர்களுக்குத் தேவை.

குழந்தைகளை உற்சாகப்படுத்துவதில் சில நேரங்களில் பெற்றோர் என்ன செய்வதென்று தெரியாமல் ஆகிவிடுவார்கள். குழந்தைகள் தங்களுடைய முழு சக்தியும் வெளிப்படுத்தவேண்டும் என்று பெற்றோர் விரும்புபவர்கள். அதே நேரத்தில் பாவம் இவர்கள் குழந்தைகள்தானே... கொஞ்சம் சந்தோஷமாக, சுதந்தரமாக இருந்து கொள்ளட்டுமே என்றும் நினைப்பார்கள்.

குழந்தைகளை உற்சாகப்படுத்துதல் என்றால் அவர்களைச் சவாலுக்கு உட்படுத்துதல் என்று அர்த்தம். ஒரு செயல் மிகவும் எளிதாக இருந்தால் குழந்தைகளுக்கு அதில் ஆர்வம் குறைந்துவிடும். அதே நேரத்தில், மிகவும் கடினமான வேலையாக இருந்தால் அவர்கள் சோர்ந்துபோய் விட்டுவிடுவார்கள். தற்போதைய நிலையை விட மேலான ஒன்றைச் செய்துவரும்படியாக அவர்களைத் தொடர்ந்து வழிநடத்தி வரவேண்டும்.

எனக்குப் போரடிக்கிறது

பெரும்பாலான பெற்றோரைக் கலவரப்படுத்தும் வாக்கியம் இது. குழந்தைகள் ஏன் ஒரு விஷயத்தில் சீக்கிரமே ஆர்வத்தை இழந்து விடுகிறார்கள். இதற்குப் பெற்றோர் என்ன செய்ய முடியும்? மூளை எப்போதுமே புதுமையைத் தேடிக் கொண்டே இருக்கும். அதனால் தான் டி.வியைக் குழந்தைகளுக்குப் பிடித்திருக்கிறது. உறைந்த சுற்றுச் சூழல், மாற்றமே இல்லாத அன்றாடப் பணிகள் ஆகியவற்றால் குழந்தைகளுக்கு வாழ்க்கை மந்தமானதாகிவிடுகிறது. எனவே, படங்கள், சத்தங்கள், அனிமேஷன் எனப் புதிது புதிதாக மாறிக் கொண்டே இருக்கும் தொலைக்காட்சி நிகழ்ச்சிகள் குழந்தைகளுக்கு மிகவும் பிடிக்கின்றன. நாளடைவில் ஒரே மாதிரியான டி.வி நிகழ்ச்சிகளும் குழந்தைகளுக்கு அலுத்துவிடும். குழந்தைகளை சந்தோஷமாக வைக்க இதோ பத்து வழிகள்:

1. கதை புத்தகங்கள் படிக்கப் பழக்குங்கள்.
2. உங்களுடன் சேர்ந்து சமைக்கப் பழக்குங்கள்.
3. கற்றல் சார்ந்த விளையாட்டுகள், புதிர்கள் போடப் பழக்குங்கள்.
4. இசைக்கருவிகளை இசைக்கக் கற்றுக் கொடுங்கள்.
5. சுவாரசியமான இடங்களுக்கு அழைத்துச் செல்லுங்கள். (திரைப்படங்கள், பொருட்காட்சிகள், அருங்காட்சியகம், இசை நிகழ்ச்சிகள், மிருக காட்சி சாலை)
6. கதை, கவிதைகள் எழுதச் சொல்லுங்கள்.

7. தோட்ட வேலைகளில் ஈடுபட வையுங்கள்.
8. ஓவியம், வண்ணம் தீட்டுதல் அல்லது கைவினைப் பொருட்கள் தயாரித்தல் ஆகியவற்றில் ஈடுபடுத்துங்கள்.
9. கராத்தே, ஸ்கேட்டிங், டென்னிஸ், நடனம், நாடகம் போன்ற பாடம் சாராத விஷயங்களில் ஈடுபடச் சொல்லுங்கள்.
10. பறவைகள், விலங்குகள் என இயற்கையை ரசிக்கக் கற்றுக் கொடுங்கள்.

போர் அடிக்கிறதா... திருப்பி அடியுங்க!

சுஷ்மிதா (9 வயது) நம்ருதா (11 வயது) இருவருமே எப்போதுமே போரடிக்கிறது என்று சொல்வதாக அவர்களுடைய பெற்றோர் என்னிடம் சொன்னார்கள். குழந்தைகளுக்கு கம்ப்யூட்டரோ, விலை உயர்ந்த பொம்மைகளோ வாங்கித் தரத் தேவையான பண வசதி தங்களிடம் இல்லை என்று வருந்தினார்கள். நாடகம், கராத்தே கற்றுக் கொள்ள அனுப்பக்கூடக் காசு இல்லை என்று சொன்னார்கள்.

பணம் ஒரு பிரச்னையே இல்லை. தோட்ட வேலை, ஓவியம் வரைதல், கதை எழுதுதல் என அதிகச் செலவு வைக்காமலேயே சந்தோஷமாகப் பொழுதைப் போக்க உதவும் எத்தனையோ வேலைகள் இருக்கின்றன. நண்பர்களிடமிருந்து அல்லது நூலகங்களில் இருந்து புத்தகங்களை வாங்கிக் கொண்டுவந்து படிக்கலாம். குழந்தைகளை இது போல் எதில் ஈடுபடுத்தலாம் என்று தீர்மானித்து ஊக்கப்படுத்தினாலே போதும்.

குழந்தைகள் ஆர்வத்துடன் செயல்பட என்ன செய்யவேண்டும்?

ஐம்புலன்களுக்கும் வேலை கொடுங்கள்:

பண்டைய குருகுல வழி முறையில் குழந்தைகள் இயற்கைச் சூழலில் கல்வி கற்றார்கள். பாடத்தின் ஓர் அங்கமாக அவர்கள் இயற்கையோடு இணைந்து வாழவும் ஐம்புலன்கள் மூலமாகக் கற்கவும் சொல்லித் தரப்பட்டது. தொழிற்சாலைமயமாகிவிட்ட இன்றைய காலகட்டத்தில் பசுமையே இல்லாத இடுங்கிய கட்டடங்களில் இன்றைய பள்ளிகள் நடக்கின்றன. செடிகொடிகள், விலங்குகளுடனான நேரடிப் பரிச்சயம் இன்றைய குழந்தைகளுக்குக் கிடைப்பதில்லை. வெறுமனே அவற்றைப் பாடப் புத்தகத்தில் மட்டுமே பார்க்க முடிகிறது. அதுவும் ஆசிரியரின் மூலமாகவே எல்லாம் புகட்டப்படுகிறது. மிகவும் 'முன்னேறிய' கல்வி நிறுவனங்கள் கூட இந்த இடைவெளியை நிரப்ப எதுவும் செய்யவில்லை. அவை, குழந்தைகளுக்கும் இயற்கைக்கும்

இடையில் விசைப்பலகைகள், கம்ப்யூட்டர் ஸ்க்ரீன்கள் என்று நவீன இடைச்செருகல்களை வேறு திணிக்கின்றன.

இப்படியெல்லாம் சொல்வதால், தொழில்நுட்பத்துக்கு நான் விரோதி என்று அர்த்தமில்லை. மாறாக, முழுமையான கல்வி தேவை என்று சொல்கிறேன். எந்த அளவுக்கு நம் புலன்களைக் கற்றலுக்கு அதிகம் பயன்படுத்துகிறோமோ அந்த அளவுக்கு அதிகம் கற்றுக் கொள்ளவும் முடியும். கற்பவை நினைவில் நிற்கவும் செய்யும் என்று ஆய்வுகள் தெரிவிக்கின்றன. பள்ளியில் உங்களால் பெரிதாக எந்த மாற்றத்தையும் கொண்டுவரமுடியாது. ஆனால், உங்கள் வீட்டிலும் சுற்றுப்புறத்திலும் தேவையான மாற்றத்தை நிச்சயம் உங்களால் கொண்டுவரமுடியும். அதன் மூலம் குழந்தைகளின் ஐம்புலன்களுக்கும் நல்ல பயிற்சி கொடுக்க முடியும்.

- பூங்கா அல்லது இயற்கை அழகு மிகுந்த இடங்களில் தினமும் சிறிது நேரத்தைக் கழிக்கச் செய்யுங்கள்.
- தாவரங்கள், விலங்குகள் ஆகியவற்றுடன் நல்ல பரிச்சயம் ஏற்பட வழிசெய்துகொடுங்கள். செல்லப் பிராணிகள் வளருங்கள். தொட்டி யில் மீன் வளருங்கள். தோட்டவேலையில் ஈடுபடுத்துங்கள்.
- பறவை, பூச்சிகள், மனிதர்கள், வாகனங்கள் என எல்லாவற்றையும் அதிக நேரம் கூர்ந்து கவனிக்கச் சொல்லுங்கள். பிறகு அவை குறித்து எழுதவோ வரையவோ சொல்லுங்கள்.
- ஓவியம், நீர் வண்ணங்கள் பயன்படுத்தி வரைதல், களிமண், மரம், கண்ணாடித் துண்டுகளைப் பயன்படுத்திக் கலைப் பொருட்கள் செய்யச் சொல்லுங்கள்
- ரூபிக் க்யூப், அட்டைகள் கொண்டு விளையாடுதல், ஜிக்ஸா புதிர்கள் என விளையாடச் சொல்லுங்கள்.
- வகுப்பில் படிப்பவற்றை வாழ்க்கையில் அமல்படுத்தச் சொல்லுங்கள்.

உணர்வுகளை மதியுங்கள்.

நாம் கற்கும் எல்லாமே உணர்வுகள் மூலமாகவே நுழைகின்றன. அதன் பிறகு நினைவறையில் அந்த உணர்வுகளோடு தங்கிவிடுகின்றன. நம் கற்றல் அனுபவத்துக்கு உணர்வுகளே சாயம் பூசுகின்றன. எனவே கற்கும்போது நேர்மறையான உணர்வுடன் இருந்தால் அதிக விஷயங் களை எளிதில் உட்கிரகிக்க முடியும். அந்தத் தகவலையும் சூழலையும் அந்த நினைவுகளோடு சேர்த்துப் பதியவைத்துக் கொள்ள முடியும்.

பள்ளியில் இருந்து திரும்பி வரும் குழந்தைகளிடம் என்ன கேட்க வேண்டும் என்று பெரும்பாலான பெற்றோருக்குத் தெரிவதில்லை.

அவர்கள் எப்போதும் இரண்டே கேள்விகள்தான் கேட்பார்கள். இன்று பள்ளிக்கூடம் எப்படி நடந்தது? இன்று என்ன கற்றுக் கொண்டாய்? குழந்தைகளும் சளைக்காமல் ஒரே பதிலையே சொல்லும். பள்ளிக் கூடம் நன்றாக நடந்தது. விசேஷமாக ஒன்றும் கற்றுக் கொள்ள வில்லை. இதுபோன்ற பதில்கள் கிடைத்தால் அதற்கு நீங்கள் உங்களைத்தான் பழிக்க வேண்டும். ஏனென்றால் உங்கள் கேள்விகள் குழந்தையின் உணர்வுகளைத் தட்டி எழுப்புபவையாக இல்லை. அவர்களுடைய நண்பர்களைப் பற்றிக் கேளுங்கள். பாடம் சாராமல் குழந்தைகள் ஈடுபட்ட வேறு விஷயங்கள் பற்றிக் கேளுங்கள். நடந்து கொண்டிருக்கும் முக்கியமான விஷயங்கள் பற்றிக் கேளுங்கள். அவர்களை நேரடியகவும் உணர்வுபூர்வமாகவும் பாதிக்கும் விஷயங்கள் பற்றிக் கேளுங்கள். இதோ சில கேள்விகள்

- இன்றைய நாளின் மிக முக்கியமான பகுதி எது?
- இன்றைய தேர்வில் எப்படி எழுதியிருக்கிறாய்?
- இன்று நடந்த வேடிக்கையான சம்பவம் எது?
- விளையாட்டு, விவாதம், போட்டியில் வெற்றி பெற்றாயா? (அவர்களுடைய ஆர்வத்துக்கு ஏற்ப)
- இன்று சந்தோஷமாக அல்லது சோகமாக ஏதாவது நடந்ததா?
- இன்றைய மதிய உணவு பிடித்திருந்ததா?
- இன்று யாராவது உனக்கு உதவி செய்தார்களா?
- இன்று நீ எடுத்த மிக முக்கியமான முடிவு எது

இதுபோன்ற கேள்விகளைக் கேட்க அவர்களுக்கும் நீங்கள் வாய்ப்புக் கொடுக்கவேண்டும். உங்கள் பதிலைக் கேட்கவும் அவர்கள் ஆர்வத்துடன் இருப்பார்கள். அப்படி நீங்கள் உற்சாகத்துடன் பதில் சொன்னால் அவர்களும் உங்களுடைய கேள்விகளுக்கு ஆர்வத்துடன் பதில் சொல்வார்கள். இதுபோன்ற இருபது முப்பது கேள்விகளை எழுதி ஒரு பெட்டியில் போட்டு வையுங்கள். குழந்தைகள் பள்ளியில் இருந்து திரும்பி வந்ததும் எப்போதெல்லாம் நேரம் கிடைக்கிறதோ அப்போது ஓரிரு கேள்விகளைக் குத்து மதிப்பாக எடுத்துப் பதில் சொல்லச் சொல்லுங்கள். என்ன கேள்வி வரும் என்று தெரியாத நிலையில் ஒருவித எதிர்பார்ப்பும் வேடிக்கையும் இருக்கும்.

ஆலோசனை: நண்பர்கள் பற்றியும் பள்ளிக்கூடம் பற்றியும் எப்போது கேட்க வேண்டும் என்பதில் கவனமாக இருங்கள். உணவு பரிமாறும்போது, குளிப்பாட்டும்போது (சிறுகுழந்தைகளாக இருந்தால்) உடை மாற்றிக் கொள்ளும்போது என மிகவும்

இயல்பாகக் கேட்கவேண்டும். கண்காணிப்பதுபோலவோ, கறாராகவோ இந்தக் கேள்விகளைக் கேட்காதீர்கள்.

முடியாததைக் கற்பனை செய்யுங்கள்

அறிவை விடக் கற்பனையே மேலானது என்று ஐன்ஸ்டீன் ஒருமுறை சொன்னார். சிக்கலான பிரச்னைகளுக்கான தீர்வுகளைத் தேடி மண்டையைப் போட்டு உடைத்துக் கொண்டிருக்கும்போது, ஒரு ஒளிக்கதிரைத் துரத்திப் பிடிப்பதுபோல் கற்பனை செய்துகொள்வாராம். எந்த ஆசிரியரும் சொல்லித் தராத வழிமுறை இது!

கண் முன் இல்லாத ஒன்றை மனத்திரையில் பார்ப்பதே கற்பனை. அது நிஜத்தில் இருக்கும் ஒன்றாக இருக்கலாம். முன்பு எப்போதோ போய் வந்த சுற்றுலாத்தலமாக இருக்கலாம். நேற்றுச் சாப்பிட்ட இட்லியாக இருக்கலாம். அல்லது முதலை ஒன்று கிடார் வாசிப்பதுபோல் நிஜத்தில் இல்லாத ஒன்றாகவும் இருக்கலாம். கற்பனை வளம் அதிகமாக இருந்தால் குழந்தைகளுக்கு விஷயத்தை காட்சிபூர்வமாகப் புரிந்து கொள்ள உதவியாக இருக்கும். தெளிவாக, மனதில் ஆழமாகப் பதியும் வகையில் விஷயங்களைப் புரிந்து கொள்ளமுடியும். இயற்பியல் பாடக் கேள்விகளுக்குத் தீர்வுகாண முடியும். நொறுக்குத் தீனி உடம்புக்குள் என்னவெல்லாம் செய்யும் என்று நினைத்துப் பார்க்க முடியும். சக மாணவருடன் இருக்கும் பிரச்னையை எப்படித் தீர்ப்பது என்று யோசிக்க முடியும்.

துரதிர்ஷ்டவசமாக, இன்றைய காலகட்டத்துக் குழந்தைகளின் கற்பனை வளம் முன்னெப்போதையும்விட மிகவும் குறைவாகவே இருக்கிறது. தொலைகாட்சி அதிகம் பார்ப்பதுதான் அதற்கு முக்கிய காரணம். தொலைக்காட்சி நிகழ்ச்சிகளும் திரைப்படங்களும் குழந்தைகளுக்கு மிகுந்த சந்தோஷத்தைத் தருகின்றன. ஆனால், அவை கற்பனைத் திறனை முழுவதுமாக முடக்கிவிடுகின்றன. காட்சி பிம்பங்கள், வார்த்தைகள், ஒலி, இசை என எல்லாமே வாழைப்பழத்தை உரித்து வாயில் ஊட்டுவதுபோல் கொடுக்கப்பட்டுவிடுகின்றன. கற்பனைக்கு இடமே இல்லை. குழந்தைகளின் கற்பனைத் திறன் அதிகரிக்க நீங்கள் செய்ய வேண்டியவை:

1. கதை புத்தகம் படிக்கச் சொல்லுங்கள். நீங்களும் படித்துக் காட்டுங்கள்

2. கதை அல்லது நகைச்சுவைத் துணுக்குகள் சொல்லச் சொல்லுங்கள். (நிறைய நுட்பமான தகவல்கள் இருக்க வேண்டும் என்று சொல்லுங்கள்)

3. கண்களை மூடிக் கொள்ளச் சொல்லுங்கள். நிஜத்தில் இருக்கும் அல்லது கற்பனையான ஒரு நபர், இடம், பொருள் பற்றிச் சொல்லச் சொல்லுங்கள்.

4. நினைவில் இருந்து எதையாவது வரையச் சொல்லுங்கள்.

5. கண்ணை மூடிக்கொண்டு வீட்டுக்குள் ஓரிடத்தில் இருந்து இன்னொரு இடத்துக்கு நடந்து போகச் சொல்லுங்கள்.

6. அவர்களுக்குப் பிடித்த உணவின் சுவையை வருணிக்கச் சொல்லுங்கள். அதை ஏன் அவ்வளவு பிடிக்கிறது என்று சொல்லச் சொல்லுங்கள்.

7. கண்களை மூடிக் கொண்டு பாட்டைக் கேட்டு ரசிக்கச் சொல்லுங்கள்.

8. ஆப்டிக்கல் இல்யூஷன்களை புத்தகங்கள் அல்லது வெப் சைட்களில் சரிபார்க்கச் சொல்லுங்கள்.

9. புவியீர்ப்பு விசையே இல்லாமல் போனால் என்ன ஆகும்? ஒரு லிட்டர் நீரின் விலை 200 ஆகிவிட்டால் என்ன ஆகும்? உங்களுக்கு ஆறு கைகள் இருந்தால் எப்படி இருக்கும்? என்பது போல் கேள்விகள் கேளுங்கள்.

10. உங்கள் குழந்தைகளைப் பிற படைப்பூக்கம் மிகுந்த நபர்களுடன் அதிக நேரம் செலவழிக்கச் சொல்லுங்கள். அவர்கள் செய்வதைப் பார்த்தால் உங்கள் குழந்தைகளுக்கு உத்வேகம் பிறக்கும்.

கொஞ்ச நேரம்... நிறைய பலன்!

பதினொண்ணு, ஒன்பது, ஐந்து வயதான மூன்று குழந்தைகளின் தந்தை என்னைப் பார்க்க வந்தார். அவர் ஒரு தகவல் தொடர்பு நிறுவனத்தின் நிர்வாகியாக இருந்தார். பரபரப்பான வேலைப் பளு காரணமாகக் குழந்தைகளுடன் செலவிட அவருக்குப் போதிய நேரம் கிடைப்பதில்லை. ஆனால், குழந்தைகளின் கற்பனைத் திறனை அதிகரிக்க உதவ வேண்டும் என்று அவருக்கு ஆர்வம் இருந்தது. எப்படி அதைச் செய்வது என்று என்னிடம் ஆலோசனை கேட்டார்.

குழந்தைகளுடன் செலவிடும் நேரம் பயனுள்ளதாக இருக்க வேண்டும். நீண்ட நேரம் தொடர்ச்சியாக இருக்க முடியாவிட்டாலும் பரவாயில்லை. கிடைக்கும் துண்டு துண்டு நேரத்தை நல்ல முறையில் செலவிடவேண்டும் என்று சொன்னேன். வண்டியில் குழந்தைகளை எங்காவது அழைத்துச் செல்லும்போது அல்லது ஏதாவது வரிசையில் காத்து நிற்கும்போது குழந்தைகளுடன் பேச்சுக் கொடுக்க வேண்டும். அவர்களின் எண்ணங்கள், ஆசைகள், கற்பனைகள் எல்லாவற்றையும் நிதானமாகக் கேட்கவேண்டும். உதாரணத்துக்கு லிஃப்டில்

போகும்போது, எஸ்கலேட்டர்களைவிட லிஃப்ட்கள் 20 மடங்கு பாதுகாப்பானவை என்பது உனக்குத் தெரியுமா? என்று ஒரு கேள்வி கேட்டால் போதும். மிகப் பெரிய அணையைத் திறந்துவிட்டதுபோல் குழந்தைகள் மடமடவெனப் பேச ஆரம்பிப்பார்கள். இதுபோல் செய்தால், குறைவான நேரம் செலவிட்டாலும் நிறைவான பலன் கிடைக்கும் என்று சொல்லி அனுப்பினேன்.

குழந்தையின் மனத்தில் படைப்பூக்கத்தை (க்ரியேட்டிவிட்டி) விதையுங்கள்

மதிப்பு மிகுந்த யோசனைகளைச் சுயமாகச் சிந்தித்து உருவாக்கும் செயல்முறையே படைப்பாக்கம் என்று பிரிட்டிஷ் கல்வியாளர் சர் கென் ராபின்ஸன் சொல்கிறார். சுத்தியல் கைவசம் இல்லாத போது சுவரில் ஆணியை அடிக்க வேறு எந்தப் பொருளைப் பயன்படுத்தலாம் என்று தீர்வு சொல்லும் சிந்தனையே க்ரியேட்டிவிட்டி. அல்லது நண்பர் ஒருவர் கிராமத்தில் இருந்துகொண்டு வந்த மாம்பழக்கூடையில் நமக்குப் போக எஞ்சுவதை என்ன செய்ய என்று புதுமையாக யோசிப்பதுதான் படைப்பூக்கம்.

பிரச்னைகளுக்குத் தீர்வு காணும் முயற்சியில் நாம் தினமும் பல்வேறு சவால்களை அன்றாடம் சந்தித்து வருகிறோம். ஒரு நன்றியுணர்வு மிகுந்த சமூகம் என்ற வகையில் புதிதாகக் கண்டுபிடித்தவர்களைப் பாராட்டி மரியாதை செய்கிறோம். கல்வி, ஊடகம், வியாபாரம், மருத்துவம், ஃபேஷன் என எல்லாத்துறைகளிலும் படைப்பூக்கம் மிகுந்த நபர்களுக்கு என்றுமே கிராக்கி இருந்துகொண்டேதான் இருக்கும். படைப்பூக்கத்தின் அடிப்படையில் பார்க்கும்போது எல்லா மனிதர்களும் சமமாகப் படைக்கப்படவில்லை என்றே பெரும்பாலான வர்கள் நம்புகிறார்கள். படைப்பூக்கம் என்பது பிறப்பிலேயே சிலருக்குக் குறிப்பிட்ட விகிதத்தில் கிடைத்துவிடுகிறது. அத்தகைய மனிதர்கள் பிறரைவிட இயல்பாகவே அதிகக் கற்பனை வளம் கொண்டவர்களாக இருப்பார்கள். மனிதர்களிடையே படைப் பூக்கத்தின் அளவு மாறுபட்ட வகையில் இருப்பதைப் பார்க்க முடிகிறது. ஆனால், மரபணுக்கள் மூலமாகவே அது பரம்பரை பரம்பரையாகக் கைமாறி வருவதாகச் சொல்வது தவறுதான்.

படைப்பூக்கம் என்பது உண்மையில் கற்றுக் கொண்டு விட முடிந்த ஒன்றுதான். குழந்தைகளின் படைப்பூக்கத்தை அதிகரிப்பதில் பெற்றோரின் பங்கு மிகவும் முக்கியமானது. அதனால், குழந்தைகளின் கற்கும் ஆர்வம் அதிகரிக்கும். தங்களுடைய முழுத் திறமையும் வெளிப் படும் வகையில் செயல்பட முடியும். ஒவ்வொரு யோசனைகளுக்கும்

இடையில் இருக்கும் தொடர்புகளைப் புரிந்து கொள்வதன் மூலம் இது சாத்தியமாகும்.

தொடர்புபடுத்துதல்

குழந்தைகளின் மனம் ஒரு காலி பாத்திரம். கற்றுக் கொள்ளும் விஷயங்களால்தான் அது நிரம்புகிறது என்று பலர் நினைக்கிறார்கள். இது உண்மை இல்லை. புதிதாக எதையாவது கற்றுக் கொண்டதும் பழைய தகவலோடு மூளை உடனே தொடர்புபடுத்திப் பார்க்கும். உதாரணமாக, புதிதாக ஒரு கோள் கண்டுபிடிக்கப்பட்டிருப்பதாக நான் சொல்லி அதை விவரிக்கத் தொடங்கினால், உங்கள் மூளை ஏற்கெனவே உங்களுக்கு அது தொடர்பாக முன்பே தெரிந்திருக்கும் தகவல்களோடு அதைப் பொருத்திப் பார்க்கும். இந்த முந்தைய அறிவுதான் ஸ்கீமா எனப்படுகிறது. மனத்தில் ஏற்கெனவே பதிந்த தகவல் தடம். நான் புதிய கோளைப் பற்றிச் சொல்லச் சொல்ல உங்கள் மனத்தில் ஏற்கெனவே இருந்த பிம்பத்தின் அடிப்படையில் புதிய கோளை உருவாக்கிக் கொள்வீர்கள். சூரிய குடும்பம் பற்றிய உங்கள் பழைய தகவலை மாற்றி அமைத்துக் கொள்வீர்கள். இப்போது உங்கள் மனத்தில் இந்தப் புதிய தகவல் பதிந்துவிடும் இனி புதிதாக வேறு ஏதேனும் வந்தால் இதன் அடிப்படையில் அதைப் பரிசீலித்துக் கொள்வீர்கள்.

ஆலோசனை: விருந்து உண்ண ஆரம்பிப்பதற்கு முன்பாக, பசியையும் ருசியையும் அதிகரிக்க சூப் குடிப்பீர்களே அது போன்றதுதான் இந்த ஸ்கீமாக்களும். முக்கியமான ஒன்றைப் புரிந்து கொள்ளவேண்டுமானால், இதுபோன்ற க்ரியா ஊக்கிகள் மனிதர்களுக்குத் தேவை. அதுபோலவே, குழந்தைகளின் மனத்தில் புதிய எண்ணத்தைப் பதிய வைக்கவும் இதைப் பயன்படுத்த முடியும்.

புதிதாகக் குழந்தைகள் எதையாவது கற்றுக் கொள்ளவேண்டுமானால், அதற்குப் பொருத்தமான ஸ்கீமாவைத் தூண்டுவதன் மூலம் குழந்தை களின் மூளையைத் தயார்ப்படுத்த முடியும். உதாரணமாக, உங்கள் குழந்தை ஆரம்பப் பள்ளியில் படிப்பதாக வைத்துக் கொள்வோம். செல்லப் பிராணிகள், காட்டு விலங்குகள் பற்றிப் படிக்கவிருக்கிறார். நேரடியாகப் பாடத்துக்குள் போய்விடாமல், குழந்தையிடம் சில கேள்விகள் கேளுங்கள். எந்த விலங்குகளின் பெயர் தெரியும்? சில விலங்குகளுக்கிடையில் இருக்கும் ஒற்றுமைகள் அல்லது வேற்றுமைகள் பற்றிச் சொல்லச் சொல்லுங்கள். குழந்தை அது பற்றி யோசிக்கும்போது 'விலங்குகள் ஸ்கீமா' நன்கு தூண்டப்பட்டுவிட்டது. புதிய தகவலை எளிதில் பகுத்து உணர்ந்துகொள்ளமுடியும். அதாவது

விலங்குகளை மனிதர்களுக்குப் பயன்படும் அடிப்படையில் பிரித்துக்கொள்ளமுடியும். மூளையில் ஏற்கெனவே பதிந்திருக்கும் தகவலுடன் இந்தப் புதிய தகவல் இணைத்துக் கொள்ளப்படும். ஒவ்வொரு தகவலையும் பொதிந்து கொண்டிருக்கும் மூளை செல்கள் ஸ்வெட்டர் பின்னப்படுவதுபோல் ஒன்றுடன் ஒன்று பிணைக்கப்படும்.

ஆலோசனை: புதிய பாடங்களை ஆரம்பிப்பதற்கு முன்பாக அது தொடர்பாகச் சிறிது நேரம் ஏதாவது பேசுங்கள். அது தொடர்பாக அவர்களுக்கு என்ன தெரியும் என்பதைச் சொல்லச் சொல்லுங்கள்.

ஒப்பிடு - வேறுபடுத்து

தகவல்களுக்கிடையே உள்ள தொடர்பைப் புரியவைக்க இன்னொரு எளிய வழியும் இருக்கிறது. ஒவ்வொரு விஷயத்தையும் நன்கு புரிந்துகொள்ள வேண்டுமானால், பல்வேறு அறிவுத் துணுக்குகளை ஒப்புமைப்படுத்தியும் வேற்றுமைப்படுத்தியும் பார்க்க வேண்டும். உதாரணமாக, உங்கள் குழந்தை மின்னஞ்சல் பற்றி இப்போதுதான் தெரிந்துகொள்ள ஆரம்பித்திருக்கிறார். தபால் அஞ்சலையும் மின் அஞ்சலையும் ஒப்பிட்டுப் பார்க்கச் சொல்லுங்கள். இரண்டுமே ஒரே மாதிரியானவைதான். ஒரு தகவலை இன்னொருவருக்கு எழுத்து மூலம் பகிர்ந்து கொள்ள இரண்டும் உதவுகின்றன. உலகின் எந்த மூலைக்கும் இரண்டையும் அனுப்பி வைக்க முடியும். அடுத்ததாக என்ன வித்தியாசங்கள் என்று கேளுங்கள். தபால் அஞ்சல் காகிதத்தில் எழுதப் படுகிறது. கைப்பட எழுதித் தபால் பெட்டியில் போட வேண்டியிருக்கிறது. சென்று சேரக் கணிசமான காலம் எடுத்துக் கொள்கிறது. ஆனால், மின் அஞ்சல் அப்படியில்லை. அவை டிஜிட்டல் வடிவில் இருக்கின்றன. கம்ப்யூட்டர் மூலமாக மட்டுமே அனுப்ப முடியும். ஒரு சில விநாடிகளிலேயே சென்று சேர்ந்துவிடும்.

இதுபோல் ஐந்து உதாரணங்கள் சொல்கிறேன். உங்கள் குழந்தையிடம் ஒப்பிட்டும் வேறுபடுத்தியும் எழுதச் சொல்லுங்கள்.

1. நடிகர்கள், நடிகைகள், பிரபலமானவர்கள்
2. கதையில் இடம் பெறும் பாத்திரங்கள்
3. திரைப்படம், புத்தகங்கள்
4. பார்த்த இடங்கள்
5. விலங்குகள், தாவரங்கள், மரங்கள்

இந்தப் பயிற்சியை ஒரு விளையாட்டு போலவும் ஆக்கிக் கொள்ள முடியும். ஒவ்வொரு பதிலுக்கும் ஒரு மதிப்பெண் கொடுக்கலாம்.

வேற்றுமை விளையாட்டு

குழந்தைகளிடம் ....க்கும் ....க்கும் என்ன வித்தியாசம் என்று கேளுங்கள். யார் மிகவும் வித்தியாசமான வேடிக்கையான பதிலைச் சொல்கிறார்கள் என்று பாருங்கள்.

உதா :

ஒரு கோப்பை தேநீருக்கும் செங்கல்லுக்கும் என்ன வித்தியாசம்?

தேநீர், மனிதரைச் சுறுசுறுப்பாக எழுந்து நிற்கச் செய்கிறது. செங்கல், கட்டடத்தை எழுந்து நிற்கச் செய்கிறது.

இரண்டு விஷயங்களுக்கு இடையே என்ன ஒற்றுமை என்றும் கேள்வி கேளுங்கள்.

................க்கும் ....க்கும் என்ன ஒற்றுமை?

உதா: பாலுக்கும் செல்போனுக்கும் இடையில் என்ன ஒற்றுமை?

இரண்டையும் கீழே போட்டால் வீணாகிவிடும்.

துண்டுகளை ஒன்று சேர்த்தல்

மூன்று கண் தெரியாதவர்கள் யானையைப் பார்த்த கதையைக் கேட்டிருப்பீர்கள். கால்களைத் தொட்டுப் பார்த்தவர், யானை தூண் போன்றது என்று சொல்கிறார். வாலைத் தொட்டுப் பார்த்தவர் யானை கயிறு போன்றது என்கிறார். காதைத் தொட்டுப் பார்த்தவர் யானை முறம் போன்றது என்கிறார். குழந்தைகளும் இதுபோலவேதான் ஒவ்வொரு விஷயத்தையும் துண்டு துண்டாகவே புரிந்துகொள்கிறார்கள். ஆனால், அவற்றை ஒன்று சேர்த்துத் தொடர்புபடுத்திப் புரிந்துகொள்ள அவர்களுக்குத் தெரிவதில்லை.

எனவே, குழந்தைகள் எதைக் கற்றுக் கொள்வதாக இருந்தாலும் அதன் முழுச் சித்திரத்தை அளியுங்கள். அந்த விஷயத்தின் அடிப்படையான அம்சம் என்ன? உதாரணமாக உங்கள் குழந்தை 1857 முதல் இந்திய சுதந்திரப் போர் பற்றிப் படிப்பதாக வைத்துக் கொள்வோம். அது சுதந்திரம், சுய கவுரவம் சம்பந்தமான ஒன்று என்று சொல்லிப் புரிய வைக்கவேண்டும். இந்த விரிந்த அர்த்தத்தைப் புரிந்துகொண்டு விட்டால் வெறுமனே தகவல்களை உள்ளே திணிப்பதாக இருக்காமல், உலகில் என்னென்ன நடக்கின்றன... ஏன், எப்படி என்பதெல்லாம் புரிந்துகொண்டுவிடுவார்கள்.

விஷயங்களுக்கு இடையில் உள்ள தொடர்பைப் புரிந்துகொண்டு விட்டால், வெளிப்படையாக சம்பந்தம் இல்லாத விஷயங்களுக்கு இடையில் இருக்கும் தொடர்பைப் பற்றிச் சொல்லச் சொல்லுங்கள்.

- செல்லுக்கும் தொழிற்சாலைக்கும் இடையிலான தொடர்பு
- ஐஸ்க்ரீம் விற்பனைக்கும் பருவநிலை மாற்றத்துக்கும் இடையிலான தொடர்பு
- திரைப்படத்தில் காணும் சண்டைக் காட்சிக்கும் நியூட்டனின் இயக்க விதிக்கும் இடையிலான தொடர்பு
- வருடத்தில் சில மாதங்கள் மட்டும் மின்வெட்டு குறைவாக இருப்பதேன்?
- அரசியல்வாதிகள் அமைக்கும் கூட்டணிகள் எந்த வகையில் ஒரு தலைவருக்குச் சாதகமாக அமைகின்றன?

உயர்நிலை சிந்தனைத் திறன்

கேள்விகள்தான் கற்றலுக்கான மிகவும் அபாரமான கருவி. அது ஓர் அணுகுண்டுபோல் வலிமை வாய்ந்தது. ஆனால், ஆசிரியர்களும் பெற்றோரும் பொம்மைத் துப்பாக்கிபோல் கேள்விகளை வீணடிக்கிறார்கள். சோடியம் குளோரைடின் வாய்ப்பாடு என்ன? தேர்வில் நீ பெற்ற மதிப்பெண் என்ன? என்பது போன்றவை குழந்தைகளின் சிந்தனைத் திறனை எந்தவகையிலும் அதிகரிக்கவே செய்யாது.

குழந்தைகளின் மூளைக்கு இன்னும் பலமான சவால்கள் தேவை. அப்போதுதான் மேலும் வலிமை பெறமுடியும். குழந்தைகளின் மூளைக்கு உண்மையிலேயே வேலை கொடுக்கக்கூடிய வகையில் பெற்றோர் கேள்விகள் கேட்கவேண்டும். உயர் நிலை சிந்தனைத் திறனைத் தூண்டுவதாக இருக்க வேண்டும். தீர்மானம் எடுத்தல், பிரச்னைகளைத் தீர்த்தல், விஷயங்களை அலசிப் பார்த்தல், புதிய யோசனைகள் சொல்லுதல், கருத்துகளை வடிவமைத்தல் போன்ற செயல்களில் ஈடுபடும்போது நாம் இந்த மூளை நரம்புகளையே பயன்படுத்துகிறோம். சுருக்கமாகச் சொல்வதானால், அவை நம் வாழ்வின் ஒவ்வொரு நொடியையும் தீர்மானிப்பவையாக இருக்கின்றன.

பிரயாணம் செய்யும்போது, வீட்டில் இருக்கும்போது அல்லது வேறு எங்கு இருக்கும்போதும் கீழே தரப்பட்டுள்ள கேள்விகளைக் கேளுங்கள். குழந்தைகளின் மனம் அப்போதுதான் கூர்மை அடையும்.

பாடம் சம்பந்தப்பட்டவை

- இந்தக் கணிதக் கேள்விக்கு வேறு வகையில் தீர்வு கண்டுபிடிக்க முடியுமா?
- அறிவியலில் எந்தப் பாடம் உனக்கு மிகவும் பிடித்திருக்கிறது?
- சுயராஜ்ஜியம் என்றால் என்ன? உன் வார்த்தைகளில் சொல்லு.

குடும்பம் - உறவுகள்

- உன் பாட்டி உன் வயதில் இருந்தபோது வாழ்க்கை எப்படி இருந்திருக்கும்?
- ஆதித்யா மனம் ஒடிந்துபோயிருக்கிறான். அதை எப்படி சரிப்படுத்தலாம்?
- கவுதம் மாமாவுக்குச் சொந்தமாக ஒரு பாடல் இருக்கும் என்றால் அது என்னவாக இருக்கும்?

அட்டவணைகள்

- அட்டவணைகள் எதற்குத் தேவை?
- அட்டவணையில் என்ன மாற்றம் செய்து அதை மேலும் சிறப்பாக ஆக்கமுடியும்?
- யாருமே அட்டவணைப்படிச் செயல்படவில்லையென்றால் என்ன ஆகும்?

வீட்டைச் சுற்றி

- குளிர்பதனப் பெட்டியில் பால் கொட்டாமல் தடுக்க என்ன செய்யலாம்?
- நம் வீட்டைக் குறைந்த செலவில் அருமையாக அலங்கரிப்பது எப்படி?
- டி.வி பார்ப்பதற்குப் பதிலாக இன்று இரவு நாம் வேறு என்ன செய்யலாம்?

கடைவீதியில்

- அந்தச் சட்டையின் விலை அதிகம் என்று ஏன் சொல்கிறாய்?
- ஆரஞ்சுப் பழங்கள் சந்தையில் எப்போது கிடைக்கும்?
- இந்த வழி தவிர வேறு எப்படி சந்தைக்குப் போகமுடியும்?

வேடிக்கை நிகழ்வுகள்

- *இந்த ஓவியம் உனக்குப் பிடிக்குமா? பிடிக்காதா? காரணத்தோடு கூறு.*
- *உன்னைப் பார்த்தால் எந்த விலங்கு மாதிரி இருக்கிறாய்?*
- *அந்த மேகத்தைப் பார் என்ன வடிவத்தில் இருக்கிறது?*

ஆலோசனை: யார், எது, எப்படி, ஏன், எங்கே, எதனால் என்பது போன்ற கேள்விகளை நிறையக் கேளுங்கள். முடியுமா? நடக்குமா? தெரியுமா? என்பது போன்ற கேள்விகளையும் கேளுங்கள்.

குழந்தைகளுடன் பேசும்போதெல்லாம், நீங்கள் கேட்கும் கேள்விகள் குழந்தைகளின் உயர் சிந்தனைத் திறனைத் தூண்டுபவையாக இருக்கின்றனவா என்று பாருங்கள். அப்படி இல்லையென்றால், கேள்விகளை மேலும் தீட்டிக் கொள்ளுங்கள். சவாலான கேள்விகளைக் கேட்பதால் குழந்தைகளின் மூளைக்கு நல்ல வேலை கொடுக்கப்படும். நிறைய விஷயங்களை நன்கு புரிந்து கொண்டு படிக்க உதவும். பிரச்னைகளைத் தீர்க்கும் வலிமையை அதிகரிக்கும். 2008லிருந்து சி.பி.எஸ்.ஸி-யில் உயர் சிந்தனைத் திறன் சார்ந்த கேள்விகளைக் கேட்க ஆரம்பித்திருக்கிறார்கள். எனவே, உங்கள் குழந்தைகள் அதில் தேர்ச்சி பெறுவது மிகவும் அவசியம்.

புதிது புதிதாகச் சிந்திக்க வையுங்கள்

பெரும்பாலான நேரங்களில் பழகிய தடத்திலேயே அனைவரும் செல்கிறார்கள். அது வாழ்க்கையை மந்தமாக்கிவிடுகிறது. அன்றாட வாழ்க்கை நிகழ்வுகளை மிகவும் வித்தியாசமாகச் சிந்திக்கச் சொல்லிக் குழந்தைகளை உற்சாகப்படுத்துங்கள். இதோ ஐந்து வழிமுறைகள்

1. **புதிய உணவுவகைகளை அறிமுகப்படுத்துங்கள்:** வெவ்வேறு கலாசாரங்களின் உணவுவகைகளைப் புதிது புதிதாக அறிமுகப் படுத்தி, குழந்தைகளின் சுவை மொட்டுகளைத் தூண்டிவிடுங்கள். இதன் மூலம் பல்வேறு கலாசாரங்களையும் மொழியையும் புரிந்து கொள்ளும் வாய்ப்பு குழந்தைகளுக்குக் கிடைக்கும்.
2. **புதிய இடங்களைப் பாருங்கள்:** அந்நிய தேசமானாலும் சரி... உங்கள் பகுதியிலேயே நீங்கள் இதுவரை பார்க்காத இடமானாலும் சரி... புதிய இடங்களுக்குக் குழந்தைகளை அழைத்துச் செல்லுங்கள்.
3. **ஒரே விஷயத்தை வெவ்வேறு வழியில் செய்யுங்கள்:** இடது கையால் பல் துலக்கச் சொல்லுங்கள். பள்ளிக்கு வேறு பாதையில் செல்லச் சொல்லுங்கள். கண்களை மூடிக் கொண்டு டை கட்டிக் கொள்ளச் சொல்லுங்கள்.

4. **பாடப்புத்தகங்களைத் தாண்டிச் செல்லுங்கள்:** பள்ளியில் சொல்லித் தரும் பாடங்கள் தொடர்பான சினிமாக்கள், தொலைகாட்சித் தொடர்கள், வாழ்க்கை வரலாறு நூல்கள் போன்றவற்றைக் குழந்தைகளுக்கு அறிமுகப்படுத்துங்கள். இதனால் பள்ளியில் சொல்லித் தருவதையும் விடக் கூடுதலாக உங்கள் குழந்தை எளிதில் புரிந்துகொண்டுவிடும்.

5. **பரிச்சயமில்லாததைப் பரிச்சயப்படுத்திக் கொள்ளுங்கள்:** ஆஃப்ரிக்கப் பழங்குடிகளின் இசை, ஒரிஸாவின் நாட்டுப்புறப்பாட்டு என்று குழந்தைகளுக்குப் பரிச்சயமில்லாததைக் கற்றுக் கொள்ளச் சொல்லி உற்சாகப்படுத்துங்கள்.

ஆலோசனை: புதிய விஷயங்களைக் குழந்தைகளைத் தனியாகவே கண்டுபிடித்துக் கொள்ளட்டும் என்று விட்டுவிடாதீர்கள். நீங்களும் அவர்களுடன் கூடவே சக பிரயாணிபோல் செல்லுங்கள். அது குழந்தைகளுக்கு மட்டுமல்ல, உங்களுக்குமே கூடப் புதுமையான அனுபவமாக இருக்கும்.

சாராம்சம்

★ குழந்தைகளுக்குக் கற்றல் தொடர்பாக உள்ளார்ந்த ஈடுபாடு எப்போதுமே இருக்கும். குழந்தைகள் முழுமையாக மலரத் தேவையான சூழலை உருவாக்கிக் கொடுக்கும் பொறுப்பு, பெற்றோர்களாகிய உங்களுக்கு இருக்கிறது.

★ செய்யும் செயலின் நோக்கத்தைக் குழந்தைகள் புரிந்துகொள்ள வழிசெய்துகொடுங்கள். விஷயங்களைத் தொடர்புபடுத்திப் பார்க்கக் கற்றுக் கொடுங்கள். தங்கள் அறியாமையை நீக்கிக் கொள்ள நிறைய கேள்விகள் கேட்கும்படி உற்சாகப்படுத்துங்கள்.

★ புரியாததைக் கண்டு பயப்படாமல் துணிந்து செயல்படச் சொல்லுங்கள். கூடவே நீங்களும் துணைக்குச் செல்லுங்கள்.

★ கற்றுக் கொண்டவற்றை நன்கு நினைவில் வைத்துக் கொள்ள ஸ்கீமாக்கள், ஒப்பிடுதல், வேற்றுமைப்படுத்துதல், வித்தியாசத்தைக் கண்டுபிடித்தல் எனப் பல வழிகளைப் பயன்படுத்துங்கள்.

★ புதிய விஷயங்களைக் கற்றுக் கொள்ளும்போது நிச்சயமாகத் தவறுகள் செய்வார்கள். எனவே, அதை முன்கூட்டியே யோசித்துச் செயல்படுங்கள். அவர்களுடன் சேர்ந்து நீங்களும் புதிய விஷயங்களைக் கண்டுபிடியுங்கள்.

4

இலக்குகளை நிர்ணயிக்க உதவுங்கள்

ஒரு நாள் மாலையில் என் நண்பரின் வீட்டில் இருந்தேன். அவருடைய 11 வயது மகள் அனிதா படுத்தபடி டி.வி பார்த்துக் கொண்டிருந்தாள். அப்போதுதான் பரீட்சைகள் முடிந்திருந்தன. எப்போது பார்த்தாலும் டி.வியே பார்த்துக் கொண்டிருக்கிறாள் என்று நண்பர் புகார் சொன்னார். நான் என்னுடைய வழிமுறை ஒன்றை அமுல்படுத்திப் பார்க்க முடிவுசெய்தேன். அனிதாவின் அருகில் போய் உட்கார்ந்து கொண்டேன். விடுமுறை நாட்களை எப்படிக் கழிக்கத் திட்டமிட்டிருக் கிறாய் என்று கேட்டேன். என் கேள்வி புரியாததுபோல் என்னை முழித்துப் பார்த்தாள். விசேஷமாக எதுவும் இல்லை. படிப்பு வேலைகள் முடிந்துவிட்டன. அடுத்த இரண்டு வாரமும் உட்கார்ந்து டி.வி பார்ப்பதைத்தவிர வேறு வேலை எதுவும் இல்லை என்று சொன்னாள். விடுமுறை நாட்களில் புதிய பல விஷயங்களைக் கற்றுக் கொள்ளலாம். பொழுதுபோக்கு விஷயங்களில் தெளிவான முடிவை எடுக்கலாம். உன் இலக்குகளை எப்படி அடைவது என்று தீர்மானிக்கலாம் என்று சொன்னேன். உடனே அனிதா விழுந்து விழுந்து சிரித்தபடியே, 'எனக்கு லட்சியம் என்று எதுவுமே இல்லையே... எதைப் பற்றிச் சிந்திக்க? என்று கேட்டாள். அப்படியா ரொம்பவும் நல்லது. லட்சியத்தை உருவாக்கிக்கொள்ள இதைவிட வேறு நல்ல வாய்ப்புக் கிடைக்கவே செய்யாது. காகிதத்தை எடுத்து எழுது. அதற்கு முன்பாக நாம் சிலவற்றைத் தீர்மானித்துக் கொள்வோம் என்று சொன்னேன்.

டி.வியை அணைத்தாள். மரியாதை நிமித்தமாகத் தன் அறைக்குள் சென்று ஒரு காகிதத்தையும் பேனாவையும் எடுத்து வந்தாள். ஓரிரு விஷயங்களைச் சொல்லிப் புரியவைத்ததும் அவளுடைய பிடிவாதம் தானாகவே மறைந்தது. தான் வேலை செய்ய விரும்பும் துறைகள் என்று சிலவற்றைப் பட்டியலிட்டாள்: கணிதத்தில் சிறந்து விளங்கவேண்டும்.

ஸ்கெட்ச் வரையக் கற்றுக் கொள்ளவேண்டும். நடனத்தில் நல்ல பயிற்சி பெறவேண்டும். இப்படியாக ஒவ்வொரு ஆசைகளாக வெளியே வர ஆரம்பித்தன. பிரேஸ்லெட்கள் செய்ய வேண்டும். சமைக்க வேண்டும். ஸ்பானிய மொழி கற்றுக்கொள்ளவேண்டும்.

ஒரு சில நிமிடங்களில் அனிதாவின் இலக்குகளின் பட்டியல் நீண்டு கொண்டே போனது. அவளுடைய கண்களும் வியப்பில் விரிய ஆரம்பித்தன. முதலில் எல்லா இலக்குகளும் மேலோட்டமாக, குத்துமதிப்பாகச் சொல்லப்பட்டிருந்தன. பத்து நிமிடங்கள் செலவிட்டு அதையெல்லாம் சரிப்படுத்தினோம். அடுத்த 25 நிமிடத்தில் அனிதாவின் கையில் அவளுடைய லட்சியங்களின் தெளிவான பட்டியல் இருந்தது. அதைப் பெருமிதத்துடனும் ஆச்சரியத்துடனும் பார்த்தாள். ஏதோ புதிதாக நிறைய நண்பர்கள் கிடைத்ததுபோலவும் வாழ்க்கைக்கே புதிய அர்த்தம் கிடைத்தது போலவும் உணர்ந்தாள்.

இலக்குகள் என்றால் என்ன?

தங்கள் வாழ்க்கைக்கு அர்த்தம் கொடுப்பதற்காக ஒருவர் உருவாக்கிக் கொள்ளும் நோக்கங்களே இலக்குகள். இலக்குகள் இருக்கிறதென்றால் ஒருவருக்கு நகர்வதற்கு ஒரு திசை இருக்கிறது என்று அர்த்தம். தன் சக்தி முழுவதையும் ஒருமுகப்படுத்தி ஒரு செயலைச் செய்யத் தயாராக இருக்கிறார் என்று அர்த்தம். இலக்குகள் இல்லை யென்றால், ஒருவரால் தான் விரும்பியதை விரும்பிய அளவுக்குச் செய்ய முடியாது.

பெரியவர்களைப் போலவே குழந்தைகளுக்கும் இலக்குகள் தேவை. அப்போதுதான் குழந்தைப் பருவத்தில் ஒருமுகப்பட்டுச் செயல்பட முடியும். குழந்தைகள் வைத்துக் கொள்ள வேண்டிய இலக்குகள் சிலவற்றை இங்கே தருகிறேன்.

பாடம் சம்பந்தமான இலக்குகள்

1. இந்த வருடத்துக்குள் முதல் ஐந்து இடத்துக்குள் நான் வந்து விடவேண்டும்.
2. அறிவியல் பாடத்தில் 85% மதிப்பெண்கள் பெற்றுவிடவேண்டும்.

பாடம் சாராத இலக்குகள்

1. தீபாவளியன்று பலர் முன்னிலையில் நடனமாடவேண்டும்.
2. ஆறுவாரத்துக்குள் என் சொந்தக் கவிதைகளைக் கொண்ட வலைதளம் ஒன்றை ஆரம்பித்தாக வேண்டும்.

சொந்த இலக்குகள்

1. அடுத்த ஐந்து மாதங்களுக்குள் ஐந்து கிலோ எடையைக் குறைத்தாக வேண்டும்.
2. கோபம் வந்தால் என் சகோதரியை அடிப்பதைக் குறைத்துக் கொள்ளவேண்டும்.

சமூக இலக்குகள்

1. இந்த வருடம் குறைந்தது பத்து மரங்களாவது நடவேண்டும்.
2. பள்ளி விடுமுறை நாட்களில் எழுதப் படிக்கத் தெரியாத ஒரு குழந்தைக்கு அகரவரிசையைக் கற்றுக் கொடுக்க வேண்டும்.

குடும்ப இலக்குகள்

1. தாத்தா பாட்டியுடன் வாரத்துக்கு பத்து நிமிடம் பேச வேண்டும்.
2. அம்மா அப்பாவின் வருடாந்திர திருமண நாளுக்குக் குடும்பத்தினரின் புகைப்படங்கள் அடங்கிய புகைப்பட ஆல்பம் தயாரிக்கவேண்டும்.

இலக்கைத் தீர்மானிக்க ஒரு மீட்டிங்

இப்போது பல்வேறு இலக்குகள் பற்றி உங்களுக்குத் தெரிந்து விட்டிருக்கிறது. குழந்தைகளிடம் அவர்களுடைய இலக்குகள் என்ன என்று கேளுங்கள். எதுவுமே இல்லை என்று அவர்கள் முழியைப் பிதுக்கினால் அதிர்ச்சி அடையாதீர்கள். குழந்தைகளை இந்த விஷயத்தில் பயிற்சி கொடுத்து வழி நடத்தவேண்டிய பொறுப்பு உங்களிடம்தான் இருக்கிறது.

நெருக்கடியான வேலை எதுவும் இல்லாமல், நிறைய ஓய்வு நேரம் இருக்கும் ஒரு நாளைத் தேர்ந்தெடுத்துக் கொள்ளுங்கள். பரீட்சை நெருங்குவதாகவோ, குழந்தைகளுக்குப் பிடித்த தொலைகாட்சித் தொடர் ஒளிபரப்பாகும் நேரமாகவோ இருந்தால் அவர்களின் கவனம் அதிலேயே இருக்கும். எனவே, அவையெல்லாம் இல்லாத நாளாகப் பார்த்துக் கொள்ளுங்கள்.

எல்லாருக்கும் இலக்குகள் கட்டாயம் இருக்கவேண்டியதன் அவசியத்தைச் சொல்லுங்கள். அவர்களுடைய இலக்குகள் என்ன என்று பொறுமையாகக் கேளுங்கள். உங்கள் இலக்குகளைக் குழந்தைகளுடன் பகிர்ந்துகொள்வது இன்னும் நல்ல பலனைத் தரும். ஏனென்றால் உதாரணங்களோடு சொன்னால்தான் எதுவுமே அவர்களுக்கு நன்கு புரியும். அவர்களுடைய வாழ்க்கையிலும் லட்சியங்கள் இருக்க வேண்டியதன் அவசியத்தைச் சொல்லுங்கள்.

அவர்களாகவே தங்கள்இலக்குகளை உருவாக்கிக் கொள்ள உதவுங்கள். என்னவிதமான இலக்குகளை உருவாக்குவது என்று அவர்களுக்குக் குழப்பமாக இருந்தால், அவர்களுடைய ஆசைகள், எதிர்பார்ப்புகள் என்ன என்று கேளுங்கள். அவர்களுடைய கனவுகள் என்ன என்று தெரிந்துகொள்ளுங்கள். அடுத்த வருடத்துக்குள் அல்லது வாழ்க்கை யின் ஒரு குறிப்பிட்ட காலகட்டத்துக்குள் எதை அடைந்துவிட வேண்டும் என்று எதிர்பார்க்கிறார்கள். ஆரம்பத்தில் பாடம் சம்பந்தமான இலக்குகள், சொந்த இலக்குகள் எனச் சிலவற்றைப் பற்றி மட்டுமே பேசுவார்கள். பரவாயில்லை. ரொம்பவும் நெருக்கடிகொடுக்க வேண்டாம். இது புதிதாக இருந்தால் கொஞ்சம் பழகிக் கொள்ளட்டும்.

உடனேயே ஓர் இலக்கைச் சொல்லியாகவேண்டும் என்று கட்டாயப் படுத்தாதீர்கள். நீங்களாகவே ஒன்றை உருவாக்கிக் கொடுக்காதீர்கள். மாறாக வெறுமனே ஒரு பயிற்சியாளர் போல் செயல்படுங்கள் அது போதும். குழந்தைகள் என்ன சொல்கிறார்கள் என்பதை நிதானமாகக் கேளுங்கள். சிந்தனையைத் தூண்டும் வகையில் முக்கியமான கேள்வி களை மட்டும் கேளுங்கள். அந்த இலக்கை ஏன் தேர்ந்தெடுக்கிறாய்? வேறு ஏதாவது ஒன்று உனக்கு மிகவும் பொருத்தமாக இருக்குமா? இப்படியாகக் கேளுங்கள். இப்படிச் செய்வதால் குழந்தைகள் தங்களுக்குப் பொருத்தமான இலக்கைத் தேர்ந்தெடுக்க வழி பிறக்கும். அவர்களுக்கு சந்தோஷமாக இருக்கும். தாங்களே உருவாக்கிக் கொண்ட இலக்கு என்ற மனநிறைவு இருக்கும். குழந்தையுடன் உட்கார்ந்து பேசுவது என்றால் உங்கள் தீர்மானத்தைக் குழந்தை மேல் திணிக்கக் கிடைத்த வாய்ப்பு என்று நினைக்காதீர்கள். அவர்களுக்குப் பிடிக்கிறதோ இல்லையோ உங்களுக்குப் பிடித்திருப்பதையெல்லாம் செய்யச் சொல்லிக் கட்டாயப்படுத்தக் கிடைத்த வாய்ப்பாக அதைக் கருதாதீர்கள்.

உங்கள் குழந்தைகளின் திறமையை அளந்துகொள்ளுங்கள். அதற்கு ஏற்ப இலக்கைத் தீர்மானித்துக் கொள்ள உதவி செய்யுங்கள். அதிகச் சுமையையும் ஏற்றாதீர்கள். அதேநேரம் சவாலாக எதுவுமே கொடுக்காமலும் இருந்துவிடாதீர்கள்.

ஆலோசனை: மிக அருமையான ரோல் மாடல் போல் வேறு எதுவுமே உற்சாகம் தரமுடியாது. ஆனால், நீங்களாகவே சொந்த இலக்குகளைத் தீர்மானித்துக் கொள்ளுங்கள். நீங்கள் இலக்குகளைத் தீர்மானித்துக் கொள்வதைப் பார்த்ததும் குழந்தைகளுக்கும் உற்சாகம் பிறக்கும். அவர்களும் தங்களுக்கான இலக்குகளைத் தீர்மானித்துக் கொண்டுவிடுவார்கள்.

இலக்குகளை எழுதி வைத்துக் கொள்ளுங்கள்

குழந்தைகள் தங்கள் இலக்குகளைத் தீர்மானித்துக் கொண்டதும் அதைக் காகிதத்தில் எழுதி வைத்துக் கொள்ளச் சொல்லுங்கள். அதற்குக் கீழே தரப்பட்டுள்ள வழிமுறையைப் பயன்படுத்தலாம்

1. **குறிப்பிட்டுச் சொல்லவேண்டும்:** தங்கள் இலக்கை வெகு துல்லியமாகக் குறிப்பிட்டுச் சொல்லக் குழந்தைகளுக்குத் தெரியவேண்டும்.

   உதா: அறிவியல் பாடம் நன்றாகப் படிக்க வேண்டும் என்று மொட்டையாகச் சொல்லக்கூடாது. அறிவியலில் 90 % மதிப்பெண் பெற விரும்புகிறேன் என்று துல்லியமாகச் சொல்லவேண்டும்.

2. **அளவிட முடிந்திருக்க வேண்டும்:** தங்கள் இலக்கின் தரத்தையும் மதிப்பையும் அளவிடத் தெரிந்திருக்க வேண்டும்.

   உதா: எங்கள் வீட்டுப் பக்கத்தில் மரம் நடவேண்டும்.

   எங்கள் வீட்டுப் பக்கத்தில் குறைந்தது 10 மரங்கள் நடவேண்டும்.

3. **துல்லியமாகச் சொல்லவேண்டும்** (பொதுவாக, அடைய முடிந்த இலக்கை வைத்துக் கொள்ளவேண்டும் என்றுதான் பிறர் சொல்வார்கள். ஆனால், நான் இப்படிச் சொல்லவே விரும்புகிறேன்.): இலக்கு என்பது குழந்தையின் விருப்பம், எதிர்பார்ப்பு ஆகியவற்றுக்குப் பொருத்தமானதாக இருக்க வேண்டும்.

   உதா: ஒரு குழந்தைக்கு மொழி அறிவு பிரமாதமாக இருக்கிறது. கணித அறிவு சுமாராக இருக்கிறது.

   150 பக்கங்கள் கொண்ட கணிதப் பாடத்தைக் கோடை விடுமுறையில் படித்து முடித்துவிடுவேன் என்று இலக்கு வைத்துக் கொள்ளக்கூடாது.

   ஒரு டைரி எடுத்துக் கொள்ளவேண்டும். ஒவ்வொரு நாளும் தனக்குப் பிடித்த ஒரு விஷயம் பற்றி ஒரு பக்கம் எழுத வேண்டும் என்றுதான் இலக்கு வைத்துக்கொள்ளவேண்டும்

4. **நடைமுறை சாத்தியம்:** இலக்குகள் குழந்தையின் திறமைக்குப் பொருத்தமாக இருக்க வேண்டும்.

   உதா: குழந்தை கணிதப்பாடத்தில் வெறும் 40% மார்க்குகள்தான் வாங்குவதாக வைத்துக் கொள்வோம்.

   அடுத்த பரீட்சையில் 95% வாங்கியாகவேண்டும் என்று இலக்கு வைத்துக் கொள்ளக்கூடாது.

தேர்வில் 55% மதிப்பெண் பெற வேண்டும் என்று அடைய முடிந்த இலக்கை முதலில் வைத்துக் கொள்ள வேண்டும்.

5. **காலக்கெடு:** இலக்குகளை அடையக் காலக்கெடு வைத்துக் கொள்ளுங்கள்.

மாமிசம் சாப்பிடுவதை நிறுத்திவிடுவேன் என்று சொல்வதைவிட மூன்று மாதங்களுக்குள் மாமிசம் சாப்பிடுவதை முழுவதுமாக விட்டுவிடுவேன் என்று சொல்லவேண்டும்.

இலக்குகளைத் தீர்மானிக்கும் வேலையை சுவாரசியமாக்க இதோ சில வழிகள்:

1. **நீங்களே முடிவெடுக்காதீர்கள்:** குழந்தைகளுடன் இலக்கை நிர்ணயிக்க உட்காரும்போது முழுப் பொறுப்பையும் நீங்களே எடுத்துக் கொண்டுவிடாதீர்கள்.

2. **கருத்துகளைச் சொல்லுங்கள்:** குழந்தைகள் தங்கள் இலக்குகளாகச் சிலவற்றைச் சொன்ன பிறகு உங்களுடைய கருத்தாகச் சிலவற்றைச் சொல்லுங்கள். உங்கள் இருவருக்கும் உகந்ததாக இருக்கும் வகையில் அதைச் சமநிலையில் தீர்மானியுங்கள்.

3. **எதிர்ப்பைச் சமாளித்தல்:** நீங்கள் பட்டியலிடும் சில விஷயங்களை உங்கள் குழந்தை எதிர்க்கலாம். அப்படியானால் அது தொடர்பாக விரிவாகப் பேசுங்கள். என்ன காரணங்களினால் உங்கள் கருத்தை மறுதலிக்கிறார்கள் என்று கேளுங்கள். அவர்களுடன் சுமுகமாகப் பேசும்போது நாலைந்து வாய்ப்புகளைக் கொடுங்கள். உதாரணமாக, தினமும் இரவில் சாப்பிட்டு முடித்ததும் அவர்கள் பாத்திரம் கழுவ வேண்டும் என்று ஒரு இலக்கை நிர்ணயிக்கிறீர்கள். குழந்தைகளோ அந்த நேரத்தில் டி.வி நிகழ்ச்சி பார்க்க வேண்டியிருப்பதாகச் சொல் கிறார்கள். அப்படியானால், கொஞ்சம் விட்டுக் கொடுங்கள். சரி, டி.வி பார்த்துவிட்டுப் பாத்திரங்களைக் கழுவு என்று சொல்லுங்கள். காலையில் 5.30க்கு எழுந்திருந்தால்தான் பள்ளிக்கு எந்தப் பரபரப்பும் இல்லாமல் புறப்பட்டுப் போகமுடியும் என்று நீங்கள் சொல்லலாம். குழந்தைகளோ அவ்வளவு சீக்கிரம் எழுந்திருக்க முடியாது என்று சொல்வார்கள். சரி, அப்படியானால், 6.00 மணிக்கு எழுந்துவிட வேண்டும் என்று கொஞ்சம் விதியைத் தளர்த்திக் கொள்ளலாம்.

4. **ஒவ்வொரு குழந்தையும் வித்தியாசமானவையே:** இரட்டையர்களாக இருந்தாலும் கூட இரண்டு குழந்தைகளின் இலக்குகள் ஒரே மாதிரியாக இருக்காது என்பதைப் புரிந்துகொள்ளுங்கள். எனவே,

ஒரே மாதிரியான இலக்கை உங்கள் எல்லாக் குழந்தைகளுக்கும் நிர்ணயிக்காதீர்கள். ஒவ்வொருவருடைய தனித்தன்மை, விருப்பம், எதிர்பார்ப்புக்கு ஏற்ப தீர்மானியுங்கள்.

5. **ஜாலியாக இருக்கட்டும்:** ரொம்பவும் போரடிக்கும் ஒன்றாக இலக்கைத் தீர்மானிக்காதீர்கள். ஜாலியாக, விளையாட்டு போல் ஈடுபடுங்கள். உதாரணமாக, அறையைச் சுத்தம் செய்வது அல்லது துணிகளைத் துவைப்பது உங்கள் இலக்கு என்றால், யார் சீக்கிரம் முடிக்கிறார்கள் பார்ப்போம் என்று பந்தயம் போல் அதை மாற்றிவிடுங்கள்.

இலக்குகள் தீர்மானிக்கப்பட்டதும் அதை வீட்டில் நன்கு பார்க்க முடியும்படியான இடத்தில் எழுதி மாட்டி வைத்துக் கொள்ளச் சொல் லுங்கள். வண்ண சார்ட் பேப்பரில் எழுதி, அவர்கள் விரும்புவதுபோல் அலங்கரித்துக் கொள்ளச் சொல்லுங்கள். இலக்கை அடிக்கடிப் பார்த்துக் கொண்டிருப்பது அவர்களுக்கு உத்வேகத்தைத் தந்துகொண்டே இருக்கும். ஒருமுகபட்ட மனத்துடன் அதை அடைய வழி பிறக்கும்.

குழந்தைகளைக் கவனியுங்கள்:

சில குழந்தைகள் மட்டும்தான் இலக்கை வெகு ஆர்வத்துடன் தாங்களாகவே பின்பற்றுவார்கள். பெரும்பாலான குழந்தைகளுக்கு அடிக்கடி மேற்பார்வை செய்து வழிகாட்டுவது அவசியம். குழந்தை களுக்கு இலக்கில் இருந்து கவனம் திசை திரும்பத்தான் செய்யும். அவர்களைத் தொடர்ந்து கண்காணித்து அதில் தொடர்ந்து ஈடுபட வைக்க வேண்டியது, பெற்றோரின் கடமை. ஆண்டு முழுவதும் அவர்களை நீங்கள்தான் கண்காணிக்க வேண்டும்.

எத்தனை நாளுக்கு ஒரு தடவை, எவ்வளவு நேரம் குழந்தையின் செயல்பாடுகளைக் கண்காணித்துத் திருத்தி அமைக்க வேண்டும் என்பதைத் தீர்மானித்துக் கொள்ளுங்கள். இந்தக் கால அளவு குழந்தைக்குக் குழந்தை மாறுபடும். சிலருக்குத் தினமும் கண்காணிக்க வேண்டும். சிலருக்கு வாரத்துக்கு ஒரு முறை கவனித்தால் போதும். எதுவாக இருந்தாலும் சீராகச் செய்ய வேண்டும். அதுதான் முக்கியம்.

இலக்கே பிரதானம்

கடந்த வருடம் அர்ஜுன் எனும் பத்து வயது சிறுவனை அழைத்துக் கொண்டு அவனுடைய பெற்றோர் என் அலுவலகத்துக்கு வந்தார்கள். அவன் நன்றாகவே படிப்பதில்லை. மிகவும் சோம்பேறியாக இருக்கிறான். நடத்தையும் சரியில்லை. பள்ளியில் ஆசிரியர்கள்

ரொம்பவும் மோசம் என்றெல்லாம் வரிசையாகப் புகார்களை அடுக்கினார்கள். அவர்கள் பேசி முடித்த பிறகு நான் சில கேள்விகள் கேட்டேன். அதில் இருந்து எனக்குச் சில விஷயங்கள் தெரியவந்தன: 1. அர்ஜுனுக்கு தெளிவான இலக்கு என்று எதுவுமே இல்லை. 2. வீட்டில் யாரும் அவனைப் பொறுப்பாகக் கண்காணிப்பது இல்லை. அம்மா வீட்டில் அவனைச் சரியாகக் கவனித்துக் கொள்வதில்லை. அப்பாவோ தினமும் அலுவலகம் விட்டு வெகு நேரம் கழித்தே வீட்டுக்கு வருவார்.

நான் அர்ஜுனுக்குப் பொருத்தமான சில இலக்குகளை உருவாக்கிக் கொள்ளச் சொன்னேன். பெற்றோர் தினமும் குழந்தையுடன் 15 நிமிடங்கள் செலவிட வேண்டும் என்று சொன்னேன். இரண்டு வாரம் கழித்து அர்ஜுனின் பெற்றோர் மிகுந்த சந்தோஷத்துடன் திரும்பி வந்தார்கள். அர்ஜுன் இப்போது நன்றாகப் படிக்கிறான். நடத்தையிலும் நல்ல மாறுதல்கள் ஏற்பட்டுள்ளன என்று சொன்னார்கள்.

குழந்தையை நல்ல திசைக்குக் கொண்டுவரப் பல வழிகள் இருக் கின்றன. குழந்தைகள் திசை தவறிப் போவதுபோல் தோன்றினால் உடனே திட்ட ஆரம்பிக்காதீர்கள். பிரச்னைக்கு என்ன காரணம் என்று முதலில் பாருங்கள். சில நேரங்களில் இலக்கு தெளிவாக இல்லாமல் இருக்கலாம். அல்லது கடினமானவையாக இருக்கலாம். அல்லது கொஞ்சம் பின்னால் இருந்து உற்சாகப்படுத்த வேண்டிய அவசியம் இருக்கலாம். இதோ குழந்தைகள் ஒரு வேலையை ஆர்வத்துடன் செய்யச் சில வழிகள்:

- குழந்தைகளுடன் இலக்கு குறித்து நிதானமாக உட்கார்ந்து பேசுங்கள். அவர்கள் ஏற்கெனவே செய்து முடித்திருப்பவை பற்றி பாராட்டிப் பேசுங்கள். இலக்கை அடைவதில் ஏன் சுணக்கம் காட்டுகிறார்கள் என்று கேளுங்கள்.
- இலக்கு தொடர்பான வேலையில் நீங்களும் குழந்தைகளுடன் இணைந்து கொள்ளுங்கள். அது எவ்வளவு வேடிக்கையானது என்று புரிய வையுங்கள்.
- இலக்குகள் குழந்தைக்கு பொருத்தமானதாக இல்லை என்றால் குழந்தையை விட்டே அதை மாற்றி அமைக்கச் சொல்லுங்கள்.
- பெரிய பெரிய நெருக்கடிகளை எல்லாம் வென்று சாதனை புரிந் திருக்கும் நபர்களைப் பற்றிக் குழந்தைக்கு நினைவுபடுத்துங்கள்.
- குழந்தை மீது எந்த அளவுக்கு அன்பு வைத்திருக்கிறீர்கள் என்பதையும் எந்தவொரு உதவி என்றாலும் உடனே உதவ நீங்கள் இருக்கிறீர்கள் என்பதையும் புரியவையுங்கள்.

- அப்படிச் செய்தும் எந்தப் பலனும் கிடைக்கவில்லையென்றால், அவர்கள் எதைச் செய்து முடிக்க வேண்டுமோ அதுவரை வேறு எந்த வேலையிலும் ஈடுபடாமல் பார்த்துக் கொள்ளுங்கள்.

சவால்கள் லட்சியங்களைத் துடிப்புடன் வைத்துக் கொள்ளும்

எல்லாவிதமான வழிகளைப் பயன்படுத்திய பிறகும் எதுவும் பலன் தரவில்லை...குழந்தைகளை உத்வேகப்படுத்தும் வழி எதுவுமே தெரியவில்லை என்று பெற்றோர் என்னிடம் அடிக்கடி வருத்தப்பட்டுச் சொல்வார்கள். குழந்தைகளுக்குப் பொருத்தமான இலக்குகளை அமைத்துக் கொடுப்பதுதான் அதற்கு மிகச் சிறந்த வழி. குழந்தைகளின் எதிர்பார்ப்புகள், விருப்பங்களுக்குப் பொருத்தமாக இருந்தால் மிகுந்த ஆர்வத்துடன் ஈடுபடுவார்கள். இலக்குகள் இருந்தால் அதை எப்படி முடிக்க வேண்டும் என்ற சவாலும் இருக்கும். அது அவர்களை உற்சாகப் படுத்தும். குழந்தைகளுக்கு அது சுய உரிமையைத் தூண்டும். போட்டி மனப்பான்மையை அதிகரிக்கும். பொம்மைகள், பணம் அல்லது தண்டனை போன்ற எந்தவிதப் புறத் தூண்டுதலும் இல்லாமலேயே குழந்தைகள் அதில் ஈடுபடுவார்கள். ஒரு இலக்கில் சுயமாக வெற்றி பெற்றுவிட்டால் அது தரும் மகிழ்ச்சி, அடுத்த இலக்கைத் தேட வைக்கும். அப்படியாக இந்த இனிய சுழற்சி தொடர்ந்து நடைபெறும்.

சாராம்சம்

★ கனவுகள்தான் இலக்குகளின் தொடக்கம். ஆனால், அது குழந்தைகளின் மன இயல்பு, விருப்பம், திறமை ஆகியவற்றுக்குப் பொருத்தமாக இருக்கும்படிப் பார்த்துக் கொள்ள வேண்டும்.

★ வாழ்நாள் பயிற்சியாளர் என்ற வகையில் நீங்கள் குழந்தையின் முன்னேற்றத்தைத் தொடர்ந்து கண்காணித்து வரவேண்டும். இலக்குகளை அவர்களுக்கு ஏற்ப மாற்றி அமைத்துத் தரவேண்டும். உங்களிடமிருந்து குழந்தைகளுக்கு ஆதரவு தொடர்ந்து கிடைக்க வேண்டும்.

★ பொருத்தமான இலக்கைத் தீர்மானித்துத் தருவதன் மூலம் குழந்தைகள் தாங்களாகவே உற்சாகத்துடன் செயல்பட வழி வகுத்துக் கொடுக்கிறீர்கள். எதிர்காலத்திலும் அவர்கள் தாங்களாகவே புதிய இலக்குகளை உருவாக்கிக்கொண்டு முன்னேற அது வழிசெய்து கொடுக்கும்.

5

திட்டமிடக் கற்றுக் கொடுங்கள்

டில்லியில் பிரபல வர்த்தகராக இருக்கும் ஒருவர் என்னைச் சந்திக்க வந்தார். அமெரிக்காவின் மிகச் சிறந்த கூடைப்பந்து வீரராக வேண்டும் என்ற ஒரு பைத்தியக்காரத்தனமான இலக்கு வைத்துக் கொண்டிருக் கிறான் என் மகன் கவுரவ் (வயது 19) என்று என்னிடம் புகார் தெரிவித் தார். அவனைக் குடும்பத் தொழிலில் ஈடுபடும்படி வற்புறுத்திப் பார்த்த பிறகும் கவுரவ் தன் இலக்கில் இருந்து பின்வாங்குவதாகத் தெரிய வில்லையாம். அவனை ஒரு மிக உயர்ந்த கல்லூரியில் எக்கச்சக்கப் பணம் கொடுத்துச் சேர்த்துவிட்டிருக்கிறார். கவுரவ் கல்லூரிக்குப் போவதே கிடையாது. வெறுமனே தனியாகப் போய்க் கூடைப்பந்து பயிற்சி பெற்று வருகிறான்!

கவுரவைச் சந்தித்தேன். தன் இலக்கு குறித்துப் பெரும் உற்சாகத்துடன் பேசினான். சரி... அமெரிக்க கூடைப் பந்து அணியில் சேர விரும்பு கிறாய். ஆனால், அதற்கான வழிமுறை என்ன தெரியுமா என்று கேட்டேன். உடனே அவன் கலவரமடைந்துவிட்டான். அது அவனுக்குத் தெரியவில்லை. ஏனென்றால் அது குறித்து அவன் சிந்தித்ததே இல்லை. இப்போது எங்கு இருக்கிறான்... இலக்கை அடைய என்னவெல்லாம் செய்ய வேண்டும் என்பதை ஒரு வரைபடத்தில் குறிக்கச் சொன்னேன். தனியாக ஆடுவதன் மூலம் எந்தப் பயனும் கிடையாது. குறைந்தபட்சம் கல்லூரி குழுவில் ஆடினால்தான் அடிப்படைத் திறமைகளை வளர்த்துக் கொள்ள முடியும். அதற்குக் கல்லூரிக்குத் தினமும் போக வேண்டும் வகுப்புகளுக்கு தினமும் போக வேண்டும் என்று சொன்னேன்.

அதோடு வேறு சில விஷயங்களையும் கவனத்தில் கொள்ள வேண்டும். தேர்வில் பாஸாகவில்லையென்றால் என்ன ஆகும்? அமெரிக்க கல்லூரியில் சேர்ந்துவிட்டான். ஆனால், கல்லூரி கூடைப்பந்து

குழுவில் இடம் கிடைக்கவில்லை. அப்போது என்ன செய்வான்? சரி கல்லூரி குழுவிலும் இடம் கிடைக்கிறது. ஆனால், அதற்கடுத்த கட்டத்துக்குப் போக முடியவில்லையென்றால் என்ன செய்வான்?

ஒரு மணி நேரம் இது தொடர்பாக அவனுடன் பேசினேன். கூடைப் பந்து வீரராக என்னவெல்லாம் செய்ய வேண்டும் என்று தெளிவான திட்டம் வகுத்தோம். வேறு என்னென்ன வாய்ப்புகள் இருக்கின்றன என்பதையும் அலசினோம். அவன் ஒரு பயிற்சியாளராக ஆக முடியும். விளையாட்டுப் பொருட்கள் கடை ஒன்றை ஆரம்பிக்க முடியும். சாகசப் பயண வழிகாட்டியாக முடியும். இது எல்லாம் சரியாக நடக்கவில்லை யென்றால் அப்பா சொல்வதுபோல் அவருக்குத் துணையாகத் தொழிலில் இறங்கலாம். நான் சொன்னதைக் கேட்டதும் அப்பாவும் மகனும் மிகவும் சந்தோஷப்பட்டார்கள். விடைபெற்றுப் போகும் போது கவுரவ் கேட்டான்: 'இதையெல்லாம் ஏன் எங்கள் பள்ளியில் சொல்லிக் கொடுப்பதில்லை. இந்தியாவில் இருக்கும் அனைத்துக் குழந்தைகளுக்கும் இது மிகவும் அவசியமாயிற்றே.'

கனவுகள் நிறைவேற வேண்டுமென்றால் அதற்கான தெளிவான, நடைமுறை சாத்தியமான திட்டத்தை வகுக்க வேண்டும். தங்கள் இலக்கை அடைவதற்குத் தேவையான உந்து சக்தியைத் தரும் திசையைத் தேர்ந்தெடுக்க வேண்டும். திட்டமிடல் என்பது இலக்கு களைத் தீர்மானிப்பதில் இருந்து ஆரம்பிக்கிறது என்பதை முந்தின அத்தியாயத்தில் பார்த்தோம். முதலில் இலக்கை, எளிதில் அடைய முடிந்த சிறு சிறு துண்டுகளாகப் பிரித்துக் கொள்ள வேண்டும். கணிதத்தில் இப்போது 70 மதிப்பெண்கள் பெறும் குழந்தை 100 மதிப்பெண்கள் எடுக்க வேண்டுமென்றால் அடுத்த பரீட்சையில் 75 மதிப்பெண்கள் பெற வேண்டும். அதற்கடுத்த பரீட்சையில் 80 மதிப்பெண்கள் பெற வேண்டும் என்று இலக்கை நிர்ணயிக்க வேண்டும்.

அட்டவணை போடுங்கள்

எல்லா விஷயங்களும் ஓர் ஒழுங்குக்குள் வரவேண்டுமென்றால் அட்டவணை போட்டுச் செயல்பட வேண்டும். குறிப்பாகக் குழந்தைகளுக்கு இது மிகவும் அவசியம். தெளிவான அட்ட வணையைப் பின்பற்றினால், படிப்பு, பள்ளி சாரா விஷயங்கள், பொழுதுபோக்கு என அனைத்திலும் கூடுதல் திறமையுடன் வெளிப்படுவார்கள். பொதுவாக, குழந்தைகளைத் தொடர்ந்து, சீராக அன்றாட கடமைகளைச் செய்ய வைப்பது மிகவும் கடினம். குழந்தைகள் தங்களுடைய ஆரம்ப வருடங்களில் மிகவும் சுதந்திரமாக இருந்திருப்பார்கள். அவர்களை ஓர் ஒழுங்குக்குள் கொண்டுவர முற்படும்போது கடுமையாக எதிர்க்கவே செய்வார்கள். எனவே,

குழந்தைகள் சொன்ன பேச்சுக் கேட்பதில்லை. ஒழுங்காக நடந்து கொள்வதில்லை என்று பெற்றோர் சொல்லும்போது எனக்கு ஆச்சரியமாகத்தான் இருக்கும். நாம் ஒருவிஷயம் சொன்னதும் குழந்தைகள் அதை உடனே பின்பற்ற ஆரம்பித்துவிடுவார்கள். தாங்களாகவே ஓர் ஒழுங்குக்குள் வந்துவிடுவார்கள் என்று பெற்றோர்கள் நினைத்தார்களா என்ன?

குழந்தைகளின் நேர நிர்வாகம் சரியாக இல்லை என்று பெற்றோர் புகார் சொல்லும்போது, ஒரு விஷயத்தைக் கவனித்திருக்கிறேன். அந்தக் குழந்தைகளுக்கு தெளிவான நேர அட்டவணையைப் பெற்றோர் வகுத்துக் கொடுத்திருக்க மாட்டார்கள். அப்படியே ஏதாவது வகுத்துக் கொடுத்திருந்தாலும் அதை முறையாகக் கண்காணித்து வந்திருக்க மாட்டார்கள். அதனால்தான் குழந்தைகளுடன் சேர்ந்து தெளிவான அட்டவணை ஒன்றை உருவாக்கிக் கொள்ளுங்கள் என்று சொல்கிறேன். குழந்தைகளுடன் சேர்ந்து என்ற பதத்துக்கு அதிக அழுத்தம் தர விரும்புகிறேன். நீங்களாகவே ஒரு அட்டவணையைத் தயாரித்துக் கொடுக்கக் கூடாது. குழந்தைகள் தாங்களாகவே ஒன்றை உருவாக்க உதவுங்கள். அப்போதுதான் ஒரு சுய உரிமை சார்ந்த சந்தோஷம் கிடைக்கும். முன் மாதிரியாக நீங்கள் நடந்து கொள்வதும் மிகவும் அவசியம்.

எல்லாமே அட்டவணைதான்!

அபிஷேக் இரண்டாம் வகுப்பில் படித்து வந்தான். அவனுடைய பெற்றோர் என்னை ஒரு நாள் பார்க்க வந்தனர். இரவு நெடு நேரம் முழிக்கிறான்... காலையில் தூங்கி வழிகிறான். பள்ளிக்குத் தினமும் தாமதமாகவே போகிறான் என்று ஒரே புகார் மழை. காலையில் செய்ய வேண்டியவை என்று ஒரு அட்டவணை தயாரியுங்கள். அதற்கு முன்னால, உங்கள் காலை நேர அட்டவணையைக் குழந்தையிடம் காட்டுங்கள் என்று சொன்னேன். அபிஷேக்கின் அப்பா திருதிருவென்று முழித்தார். ஏனென்றால், அவருக்கும் காலை நேர அட்டவணை என்று ஒன்று கிடையாது. அப்படியானால், நானும் ஒரு அட்டவணை தயாரித்துக் கொள்ள வேண்டுமா என்று சிரித்தபடியே கேட்டார். ஆமாம். அதை முதலில் செய்யுங்கள். நீங்கள்தான் உங்கள் குழந்தைக்கு ரோல் மாடல். உங்களைப் பார்த்து அவனும் கற்றுக் கொள்வான் என்று சொல்லி அனுப்பினேன்.

- காலை - தூங்கி எழுவதில் இருந்து பள்ளிக்குப் போவதுவரைச் செய்ய வேண்டியவை

- பள்ளிக்குப் பிறகு - பள்ளியில் இருந்து திரும்பி வந்ததில் இருந்து தூங்கப் போவது வரை செய்ய வேண்டியவை.

- மாலை - பள்ளிப் பாடங்கள் முடித்த பிறகு இரவு தூங்குவது வரை செய்ய வேண்டியவை.

காலை, மாலை நேர அட்டவணையானது ஒரே சீராக இருக்க வேண்டும். பள்ளிக்குப் பிந்தைய அட்டவணையில் நேரத்துக்குத் தகுந்த மாற்றங்கள் இருக்கலாம். உதா: பரீட்சை நேரத்தில் கூடுதல் நேரம் படிக்க வேண்டியிருக்கும். சாதாரண நாட்களில் கொஞ்சம் அதிக நேரம் விளையாடிக் கொள்ளலாம். எல்லாருக்குமே ஓய்வு தேவை. எனவே வார இறுதி நாட்கள், விடுமுறை நாட்கள் போன்றவற்றில் புதுமையாக, வித்தியாசமாக ஏதாவது செய்யுங்கள். எளிதில் பார்க்க முடிந்த இடத்தில் அட்டவணைகளை எழுதி ஒட்டி வைக்கச் சொல்லுங்கள். இறுதியாக, அட்டவணையை முறையாகப் பின்பற்றுகிறார்களா என்று தொடர்ந்து கண்காணித்து வாருங்கள். சிறிய அளவிலான மேற்பார்வை கூட அவர்களுக்கு நிறைய உற்சாகத்தைக் கொடுக்கும்.

> **ஆலோசனை:** உங்களுக்கு அட்டவணை போடுவதில் போதிய அனுபவமோ திறமையோ இல்லையென்றால், வாழ்க்கைத் துணை, வீட்டில் இருக்கும் பிற பெரியவர்களின் துணையை நாடுங்கள். ஒவ்வொருவருக்கும் ஒவ்வொருவிதமான திறமை இருக்கும்.

எல்லாவற்றையும் நீங்களே செய்யாதீர்கள். சில பெற்றோருக்கு நன்கு திட்டமிடத் தெரிந்திருக்கும். ஆனால், அதற்காகக் குழந்தைகள் செய்ய வேண்டிய எல்லாவற்றையும் நீங்களே தீர்மானித்துக் கொடுக்காதீர்கள். அப்படிச் செய்தால் குழந்தைகள் எல்லாவற்றுக்கும் பெற்றோரையே சார்ந்திருக்க வேண்டிவந்துவிடும். சோம்பேறியாகிவிட வாய்ப்பு உண்டு. திட்டமிடும் திறமை அறவே இல்லாமல் போய்விடும். திட்டமிடுதலில் குழந்தைகளை ஈடுபடுத்துவதன் மூலம் அவர்களுக்கு அதைக் கற்றுக் கொடுங்கள். நடைமுறை சாத்தியமான வாய்ப்புகளைச் சொல்லுங்கள். தேர்ந்தெடுக்கும் உரிமையைக் குழந்தையிடம் கொடுங்கள். உதா: நான்கு மணியில் இருந்து ஐந்து மணி வரை வெளியில் விளையாடலாம் அல்லது ஏதாவது கதை புஸ்தகம் படிக்கலாம். என்ன செய்யப் போகிறாய்?

அட்டவணைப்படி வேலைகளைச் செய்யப் பழகிவிட்டால் அதற்கடுத்ததாக, நேர நிர்வாகம் குறித்து வேறு பல விஷயங்களை அறிமுகப்படுத்தலாம். இதோ அதற்கான சில வழிகள்.

செய்ய வேண்டியவை பட்டியல்

இது வளர்ச்சிக்கு மிகவும் முக்கியம். சில விஷயங்கள் நம் நினைவில் இருந்து மறைந்துபோய்விடும். அதைத் தடுக்க இந்தப் பட்டியல் உதவும். அதுபோல், ஒரு வேலையைத் தள்ளிப் போடும் மனத்தைக் குறைக்கவும் இது உதவும். நான் பள்ளியில் படித்து வந்த போது, இப்படியான பட்டியல் ஒன்றைத் தயாரிப்பது எப்படி என்று என் அப்பா சொல்லிக் கொடுத்தார். அவர் ஒரு வழக்கறிஞராக இருந்தார். ஏராளமான வழக்குகள், வேலைகள், சந்திக்க வேண்டிய நபர்கள் எனப் பெரிய பட்டியல் ஒன்றைத் தயாரித்து வைத்திருப்பார். அதற்கு ஏற்ப துல்லியமாக நடந்துகொள்வார். அதைப் பார்த்து எனக்கு உத்வேகம் பிறந்தது. 'அப்பா... என்னுடைய செய்ய வேண்டியவை பட்டியலில் 18 வேலைகள் குறித்திருக்கிறேன்' என்று ஒரு நாள் அப்பாவிடம் உற்சாகமாக நான் சொன்னது நினைவுக்கு வருகிறது. அதற்கு அவர் சொன்னதும் நினைவில் இருக்கிறது: 'மகனே... செய்ய வேண்டியவை பட்டியல் ஒரு நாளும் காலியாக இருக்கக்கூடாது. அப்படி இருந்தால் வாழ்க்கை முடிந்துவிட்டதாக அர்த்தம்.'

அன்றிலிருந்து, செய்ய வேண்டியவை பட்டியலை நான் விடாமல் எழுதி, அதன் படி செயல்பட்டு வருகிறேன். என் செயல் திறமை அதிகரித்ததற்கு அதுதான் முக்கியமான காரணம்.

குழந்தைகளையும் அதுபோல் ஒரு பட்டியலை உருவாக்கிக் கொள்ளச் சொல்லுங்கள். சிறிய புத்தகம் அல்லது டைரியில் எழுதி வைத்துக் கொள்ளச் சொல்லுங்கள். தினமும் காலையிலும் இரவிலும் அதை எடுத்துப் பார்க்கச் சொல்லுங்கள். எந்த வேலைகளை எல்லாம் செய்து முடித்துவிட்டார்களோ அதை டிக் செய்து கொள்ளச் சொல்லுங்கள். அடுத்த பட்டியலில் அவற்றை நீக்கிவிட்டுப் புதிதாக எழுதிக் கொள்ளச் சொல்லுங்கள்.

ஆலோசனை: வெறுமனே வாய் வார்த்தையாகச் சொல்லப்படுபவை காற்றோடு காற்றாக மறைந்துவிடும். எனவே, எதையும் எழுதி வைத்துக் கொள்ளச் சொல்லுங்கள். அதைக் கண் பார்வையில் படும்படியான இடத்தில் ஒட்டி வையுங்கள்.

முன்னுரிமை

முக்கியத்துவத்தின் அடிப்படையில் வேலைகளை வரிசைப்படுத்திக் கொள்வது மிகவும் அவசியம். செய்ய வேண்டியவை பட்டியலில் எளிய வேலைகள், சுவாரசியமான வேலைகள் இவற்றை மட்டுமே செய்து வந்தால், மிகவும் முக்கியமான வேலை செய்யப்படாமல் அல்லது

போதிய நேரம் இல்லாமல் தடைப்பட்டுவிடும். அதைத் தடுக்கச் சில வழிகள்:

செய்ய வேண்டியவை பட்டியலைக் குழந்தைகளை விட்டே தயாரித்துக்கொள்ளச் சொல்லுங்கள்.

முக்கியமான வேலை, மிக முக்கியமான வேலை, கொஞ்சம் குறைவான முக்கியத்துவம் கொண்ட வேலை என்று தரம் பிரித்துக் கொடுங்கள் (அல்லது அவர்களுக்கு உகந்த வேறு ஏதாவது ஒரு வழிமுறை).

அதன் பிறகு, பட்டியலை மாற்றி எழுதச் சொல்லுங்கள். மிக முக்கியமான வேலையை முதலில் எழுதிக் கொள்ளச் சொல்லுங்கள். முக்கியமான வேலையை அதற்கு அடுத்ததாகவும், குறைவான முக்கியத்துவம் கொண்ட வேலையை அதற்கு அடுத்ததாகவும் எழுதிக் கொள்ளச் சொல்லுங்கள்.

அடிக்கடி இந்தப் பட்டியலை எடுத்துப் பார்க்க வேண்டும். செய்து முடித்த வேலைகளை நீக்கிவிட வேண்டும். புதிய வேலைகளைச் சேர்த்துக் கொள்ள வேண்டும். முன்னுரிமை அடிப்படையில் மறு வரிசைப்படுத்திக் கொள்ள வேண்டும். சில நேரங்களில் முன்னுரிமை மாறுபடும். ஆசிரியர்கள் தங்கள் திட்டங்களை மாற்றிவிடுவார்கள். தேர்வுகள் மாற்றப்பட்டுவிடலாம். அதற்கேற்ப பட்டியலிலும் மாற்றம் தேவை.

முன்னுரிமையைத் தீர்மானிப்பது வேறு பல வகைகளிலும் உதவிகர மாக இருக்கும். வீட்டுப் பாடத்தை, சரியான நேரத்தில் முடிக்க அது உதவும். தேர்வுக்கு நன்கு படித்துக் கொள்ள உதவும். இந்தத் திறமை மட்டும் நன்கு கை வந்துவிட்டால், படிப்பில் மட்டுமல்ல வாழ்வின் பிற விஷயங்களிலும் உங்கள் குழந்தை நன்கு சிறந்து விளங்க முடியும்.

காலக்கெடு

எந்தவொரு திட்டமிடலும் நல்ல முறையில் பலனளிக்க வேண்டு மானால் தெளிவான காலக்கெடுவை நிர்ணயித்திருக்க வேண்டும். பள்ளியில் கொடுத்த அசைன்மெண்டானாலும் சரி... வீட்டில் நீங்கள் கொடுத்த வேலையானாலும் சரி... அதைச் செய்து முடிக்கத் தெளிவான காலக்கெடு இருப்பது மிகவும் அவசியம்.

இதற்கு நீங்கள் எப்படி உதவ முடியும் என்று பார்ப்போம். சுவரில் ஒரு வெற்று காலண்டரைத் தொங்கவிடுங்கள். என்ன வேலையை எந்தத் தேதிக்குள் முடிக்க வேண்டும் என்பதைக் குழந்தைகளை விட்டு அதில்

எழுதிக் கொள்ளச் சொல்லுங்கள். தினமும் அந்த காலண்டரை எடுத்துப் பார்க்க வேண்டும். எந்தவொரு வேலையையும் சீக்கிரமே ஆரம்பித்தால் நிதானமாக, சிறப்பாக முடிக்கமுடியும். அவசர அவசரமாக ஒரு வேலையைச் செய்ய வேண்டியிருந்தால் அந்த வேலையை ஜாலியாக ரசித்துச் செய்ய முடியாது. மிகுந்த பதற்றம் ஏற்படும். தவறுகள் அதிகரிக்கும். காலக்கெடுவை எழுதி வைத்துக் கொள்வதால் முன் கூட்டியே வேலையை ஆரம்பிக்க உதவியாக இருக்கும். அந்த வேலையைச் செய்வது ஆனந்தமான அனுபவமாகவும் இருக்கும்.

அவர்களை விட்டே எழுதிக் கொள்ளச் சொல்வதால், எந்தவொரு வேலையையும் நீங்கள் வெறுமனே நினைவுபடுத்தினாலே போதுமானதாக இருக்கும். குழந்தைகள் உற்சாகமாக அதைச் செய்து முடிப்பார்கள்.

வேலை - விளையாட்டு

சில நேரங்களில் வீட்டுப் பாடம் நிறைய எழுத வேண்டி இருக்கும். நிறைய பாடங்கள் படிக்க வேண்டியிருக்கும். எதை, எங்கிருந்து ஆரம்பிப்பது என்பதே தெரியாமல் குழப்பமாக இருக்கும். நீங்கள் நிறைய வேலைகள் செய்ய வேண்டி வரும்போது இதுபோல் குழம்பியிருப்பீர்கள். இப்படியான வேலைச் சுமை அதிகமாக இருந்தால் குழந்தைகளின் மூளை, பதற்றத்தில் செயல் இழந்து போய்விடும். நிலைமையை எப்படிச் சமாளிப்பார்கள் தெரியுமா? அந்த வேலையைச் செய்யாமல் தவிர்த்துவிடுவார்கள். டி.வி பார்ப்பார்கள். இணையத்தில் உலவுவார்கள். வீடியோ கேம்ஸ் விளையாடுவார்கள். நண்பர்களுடன் செல்போனில் பேசுவார்கள். செய்ய வேண்டிய வேலையைத் தவிர வேறு அனைத்திலும் ஈடுபடுவார்கள்.

இந்தப் பிரச்னையைத் தீர்க்க ஒரு வழி: விளையாட்டு. ஓடி விளையாடுவதோ, ஒரே இடத்தில் இருந்து விளையாடுவதோ எதுவாக இருந்தாலும் ஒருவிதமான பொழுதுபோக்கு மிகவும் தேவை. மேலும் மேலும் படித்துக் கொண்டிருப்பது எந்தப் பலனையும் தராது. கொஞ்சம் படிப்பு... கொஞ்சம் விளையாட்டு... மீண்டும் கொஞ்சம் படிப்பு என்று இருக்கும் குழந்தைகள் மிக அதிக விஷயங்களை எளிதில் குறைவான நேரத்தில் புரிந்துகொண்டுவிடுவார்கள் (விளையாட்டின் பயன் குறித்து 7-ம் அத்தியாயத்தில் விரிவாகப் பார்ப்போம்).

அதிகம் படித்தால் அதிகம் புரியும் என்று அர்த்தமில்லை. நான் சொல்வது உங்களுக்கு அதிர்ச்சியாக இருக்கலாம். ஆனால், அதுதான் உண்மை. அதிகம் படித்தால் அதிக மன அழுத்தம் உருவாகும். அது புரிதலைக் குறைக்கவே செய்யும். எனவே, செய்ய வேண்டிய வேலை தொடர்பான பட்டியல் போடும்போது விளையாட்டுக்கும் போதுமான

நேரத்தை ஒதுக்கச் சொல்லிக் கொடுங்கள். விளையாடினால் நல்லது என்று சொல்கிறாரே... ஒரேயடியாக விளையாடவிடுவோம். நம் குழந்தை ரொம்பவும் புத்திசாலியாகிவிடுமே என்றெல்லாம் நினைக் காதீர்கள். எதுவுமே அளவோடு இருக்க வேண்டும்.

சரி... இதை எப்படி நடைமுறைப்படுத்துவது? எது அதிகமாகிறது... எது குறைகிறது என்று பெற்றோராகிய நீங்கள்தான் தொடர்ந்து கண்காணிக்க வேண்டும். நிலைமை கை மீறிப் போனால் பிறருடைய உதவியைத் தேடுவதில் தவறே இல்லை என்று குழந்தைகளுக்குச் சொல்லிப் புரியவையுங்கள். செல்ஃப் ஓ மீட்டர் - என்று முந்திய அத்தியாயத்தில் பார்த்ததை நினைவுபடுத்திக் கொள்ளுங்கள். தன்னுடைய நிலையைக் குழந்தையை மதிப்பிட்டுக் கொள்ளச் சொல்லுங்கள். என்ன உதவி தேவையோ அதை அருகில் இருப்பவர் களிடமிருந்து பெற்றுக் கொள்ளச் சொல்லுங்கள்.

விடுமுறை நாட்களில் குழந்தைகளுக்கு மிக அதிகமான ஓய்வு நேரம் கிடைக்கும். எனவே, அந்த நாட்களுக்கு விசேஷமான அட்ட வணையைப் போட்டுக் கொள்ளச் சொல்லுங்கள். அந்த நாளில் அவர் களால் எதையெல்லாம் செய்து முடிக்க முடியும் என்பதைப் பார்த்து நீங்களே அதிசயித்துவிடுவீர்கள்.

படிப்பு மட்டும் பத்தாது

சில வருடங்களுக்கு முன்னால் பிரசாந்தின் அப்பா எனக்கு ஒரு மின்னஞ்சல் அனுப்பியிருந்தார். அவன் ஐ.ஐ.டி.யில் படித்து வந்தான். பிரசாந்த் நன்றாகப் படித்து வந்தான். என்றாலும் அவனுடைய உடல் ஆரோக்கியம் மிகவும் மோசமாக இருந்தது. சரியாகச் சாப்பிடுவது கிடையாது. இதனால், கண் பார்வை குறைந்து போனது. படிப்பில் சிறப்பாக இருந்தாலும் பிற விஷயங்களில் எந்த ஆர்வமும் இல்லாமல் இருந்தான்.

பிரசாந்தின் அட்டவணையில் படிப்புக்கு மட்டுமே கூடுதல் முக்கியத்துவம் தரப்பட்டிருந்தது. ஒரு அட்டவணையைத் தயாரித்து அதை ஒழுங்காகப் பின்பற்றினால் மட்டுமே போதாது. தயாரித்த அட்டவணை சமச்சீரானதாக இருக்க வேண்டும். உணவு சமசீராக இருப்பது எவ்வளவு அவசியமோ அதே அளவுக்கு வேலைப் பகிர்வும் இருக்க வேண்டும். காலையிலும் மாலையிலும் ஒரே படிப்பு... படிப்பு... என்று இருந்தால் போதாது. பிரசாந்தின் அப்பாவுக்கு அதைச் சொல்லிப் புரிய வைத்தேன். அவரும் பிரசாந்திடம் அதைச் சொன்னார். தினமும் இரண்டு மணி நேரம் உடற் பயிற்சிக்கும், பிறருடன் கலந்துரையாடவும்

ஒதுக்கச் சொன்னார். பிரசாந்த் தினமும் அரை மணி நேரம் டேபிள் டென்னிஸ் விளையாடவும் அதன் பிறகு அரை மணி நேரம் நண்பர்களுடன் இசை வகுப்பு ஒன்றில் சேரவும் முன்வந்தான். ஒரு சில மாதங்களில் பிரசாந்தின் நிலைமையில் நல்ல மாற்றம் ஏற்பட்டது. தினமும் இரண்டுமணி நேரம் குறைவாகப் படித்தும் படிப்பில் எந்தக் குறையும் ஏற்படவில்லை.

பன்முகச் செயல்பாடு மிகவும் சிரமமாக இருக்கக்கூடும்

வேகம் நிறைந்த நம் உலகில், ஒரே நேரத்தில் ஒன்றுக்கு மேற்பட்ட வேலைகளை நாம் செய்ய வேண்டிய அவசியம் ஏற்படுகிறது. இதுவே பன்முகச் செயல்பாடு எனப்படுகிறது. குழந்தைகள் தொலைக்காட்சி பார்த்தபடியே வீட்டுப் பாடம் எழுதுவதைப் பார்த்திருப்பீர்கள். பேசிக் கொண்டே படிப்பதைப் பார்த்திருப்பீர்கள். ஒன்றில் இருந்து இன்னொன்றுக்கு மாறி மாறிச் செயல்படுவார்கள். சிலர் இதைப் பெருமிதமாகச் சொல்வார்கள். ஆனால், இதைத் தவறான செயல்பாடாகவே கருதுகிறேன்.

என்னைப் பொறுத்தவரையில் எந்த வேலையாக இருந்தாலும் முழுக் கவனத்தையும் அதில் செலுத்தவேண்டும். ஒரே நேரத்தில் பல வேலைகளைச் செய்தால் எந்தவொன்றுக்கும் முழுக் கவனமும் கிடைக்காது. எதையுமே சரியாகச் செய்து முடிக்க முடியாது. நீங்கள் தவறு செய்ய நிறைய வாய்ப்புகள் இருக்கிறது. எனவே, உங்கள் குழந்தை கணிதப்பாடம் படித்தபடியே தொலைபேசியில் பேசுவதைப் பார்த்தால் உடனே தடுத்து நிறுத்துங்கள். ஒன்று போனில் பேசி முடித்து விட்டுக் கணக்குப் பாடத்தைக் கவனிக்கச் சொல்லுங்கள். அல்லது பாடத்தை முடித்த பிறகு போனில் பேசச் சொல்லுங்கள். இப்படிச் செய்தால் இரண்டையுமே சிறப்பாகச் செய்து முடிக்க முடியும்.

குழந்தைகள் டி.வி பார்த்தபடியே வீட்டுப் பாடம் எழுத, பல பெற்றோர்கள் அனுமதிப்பதைப் பார்த்து மிகவும் அதிர்ச்சி அடைந்திருக்கிறேன். குழந்தைகளால் பாடத்தையும் நன்கு புரிந்துகொள்ள முடியாது. டி.வியையும் ரசிக்க முடியாது.

படிக்கும் நேரத்தில் அதில் மட்டுமே கவனம் செலுத்த வேண்டும் என்று குழந்தைகளுக்குக் கற்றுக் கொடுங்கள். அதுபோல் விளையாட்டு நேரத்தில் முழு உற்சாகத்துடன் விளையாடச் சொல்லுங்கள். எந்த வேலை செய்வதாக இருந்தாலும் முழுக் கவனத்தையும் அதிலேயே செலுத்தச் சொல்லுங்கள். உங்கள் குழந்தை டி.வி பார்த்தபடியே அறிவியல் பாடம் படிக்கிறதா? ஒன்று டி.வியை ரசித்துப் பார்த்து முடி.

அதன் பிறகு, படி. அல்லது பாடத்தைக் கவனத்துடன் படித்து முடி. அதன் பிறகு டி.வி பார் என்று சொல்லுங்கள்.

குழந்தைகள் தங்களைத் தாங்களே மதிப்பிட உதவுங்கள்

அவ்வப்போது குழந்தைகளுடன் அவர்களுடைய வளர்ச்சி பற்றிப் பேசுங்கள். இலக்குகளில் எந்த அளவுக்கு வெற்றி பெற்றிருக்கிறார்கள் என்பதை அவர்களைவிட்டே மதிப்பிடச் சொல்லுங்கள். பொதுவாகப் பெற்றோர்கள், ஆசிரியர்கள் ஆகியோர்தான் குழந்தைகளை மதிப்பிடு வார்கள். குழந்தைகளுக்குத் தங்கள் வளர்ச்சி பற்றிப் பொதுவாக எதுவும் தெரியாது. சுய மதிப்பீடு மிகவும் முக்கியமானது. அதில் அவர்களைக் கட்டாயம் ஈடுபடுத்துங்கள்.

அன்றாடக் கடமைகளை எப்படியெல்லாம் செய்கிறார்கள்... படிப்பில் எந்த அளவுக்குச் சிறந்து விளங்குகிறார்கள்... வீட்டு வேலைகளை எப்படிச் செய்கிறார்கள்... என்பது போன்ற விஷயங்களில் சொந்தமாக மதிப்பிட்டுக் கொள்ளச் சொல்லுங்கள். ஒன்றில் இருந்து ஐந்து வரை மதிப்பெண்கள் கொடுத்துக் கொள்ளச் சொல்லுங்கள். உங்கள் குழந்தையை நீங்களே மதிப்பிட வேண்டிய அவசியம் இல்லை. அந்தப் பொறுப்பை அவர்களிடம் கொடுங்கள்.

> **ஆலோசனை:** உங்களை மதிப்பிடும்படியும் குழந்தைகளிடம் சொல்லுங்கள். உங்களை எப்படி மேம்படுத்திக் கொள்ளலாம் என்பது தொடர்பாக உங்களுக்கும் பல விஷயங்களை அது உணர்த்தும்.

பரிசீலனைக் கூட்டங்கள், சுய மதிப்பீடு ஆகியவற்றை வாரம் ஒரு முறை, மாதம் ஒரு முறை, பதினைந்து நாட்களுக்கு ஒருமுறை என்று பதிவாக்கிக் கொள்ளுங்கள். மிகவும் இயல்பாக எந்தவிதக் கெடு பிடியும் இல்லாமல் செய்யுங்கள். அடிக்கடி இந்தப் பரிசோதனை செய்து கொள்ளவேண்டும் என்பது அவசியம்தான். ஆனால், சீராகச் செய்ய வேண்டும் என்பது அதைவிட முக்கியம். ஒருபோதும் தவறி விடாமல் பார்த்துக் கொள்ளுங்கள். இந்தப் பரிசோதனையின்போது குழந்தைகளுக்கு யோசிக்கவும் மதிப்பிடவும் போதிய நேரம் கொடுங்கள்.

பங்கெடுக்க வையுங்கள்

விடுமுறைகள், கொண்டாட்டங்கள், திருவிழாக்கள் ஆகியவற்றுக்கு எல்லாத் தீர்மானங்களையும் நீங்களே எடுக்காதீர்கள். குழந்தைகளைப் பங்கெடுக்க வையுங்கள். உதாரணமாகக் குழந்தைகளின் பிறந்த நாள் வருகிறது என்று வைத்துக் கொள்வோம். எங்கு, எப்படிக் கொண்டாட லாம் என்று குழந்தைகளிடமே கேளுங்கள். யாரையெல்லாம் அழைக்க

வேண்டும். அழைப்பிதழ்கள் அச்சடிக்க வேண்டுமா? பிறந்த நாளுக்கு வரும் குழந்தைகள் என்னவெல்லாம் செய்ய ஏற்பாடு செய்ய வேண்டும்? என்னென்ன உணவுப் பொருட்கள் தரப்படவேண்டும்? வருபவர்களுக்குப் பரிசாக என்ன தரவேண்டும்?

திருமண நாள், பண்டிகைகள் என எல்லாவற்றுக்கும் இதுபோல் குழந்தைகளிடம் கேட்டே எல்லாவற்றையும் தீர்மானியுங்கள். அவர்களால் தீர்மானிக்க முடியாத ஒன்றாக இருந்தாலும் நீங்கள் திட்டம் தீட்டும்போது அவர்களையும் பக்கத்தில் உட்காரச் சொல்லுங்கள். அவர்களிடமும் அபிப்ராயம் கேளுங்கள். அது, குழந்தைகளின் திட்டமிடும் திறமையை அதிகரிக்கும். பொறுப்புணர்வு மிகுந்தவர்களாகவும் ஆக்கும். வாழ்க்கைக்குத் தேவையான இந்த முக்கியமான அம்சங்களைக் குழந்தையிடம் உருவாக்கினால் பிற்காலத்தில் பெரிதும் பயன்படும்.

குடும்பமாகக் கூடி முடிவெடுங்கள்

உறவினரின் வீட்டுக்கு அல்லது வேறு எங்காவது விடுமுறைக்குப் போவதாக வைத்துக் கொள்ளுங்கள். அது தொடர்பான முடிவெடுப்பதில் குழந்தைகளையும் ஈடுபடுத்துங்கள்.

- எங்கு போகவேண்டும்?
- எவ்வளவு நாட்கள்?
- ஒவ்வொரு நாளும் என்னவெல்லாம் செய்ய வேண்டும்?
- பஸ்ஸிலா... ரயிலிலா எப்படிப் போகவேண்டும்?
- என்னவெல்லாம் கொண்டு செல்ல வேண்டும்?
- என்னென்ன விளையாட்டுப் பொருட்கள், பொம்மைகள், புத்தகங்கள் போன்றவற்றை எடுத்துச் செல்லவேண்டும்?
- இசைத்தட்டுகள் என்னவெல்லாம் கொண்டு செல்லவேண்டும்?

வீட்டு நாட்காட்டி

உங்கள் வீட்டுக்கெனப் புதிய நாட்காட்டியைத் தயாரித்துக் கொள்ளுங்கள். அதில் குடும்ப உறுப்பினர்களின் பிறந்த நாட்கள், குடும்ப விழாக்கள், பரீட்சை நாட்கள், விடுமுறை நாட்கள் எனப் பல தகவல்களைக் கொண்டதாக அதைத் தயாரித்துக் கொள்ளுங்கள். புதிதாக ஏதாவது வந்தால் அதையும் சேர்த்துக் கொள்ளுங்கள். இப்படி ஒரு நாட்காட்டி தயாரித்துக் கொள்வது குழந்தைகளின் திட்டமிடும் திறமைக்குப் பெரிதும் உபயோகப்படும்.

சாராம்சம்

★ இலக்குகள், கனவுகளை நனவாக்க நடைமுறை சாத்தியமான திட்டங்களை உருவாக்கிக் கொள்ளப் பயிற்சி கொடுங்கள்.

★ முதலாவதாக தெளிவான, நடைமுறை சாத்தியமான திட்டமிடல் மிகவும் அவசியம். குழந்தைகளுடன் பேசி இதைத் தீர்மானியுங்கள். தங்கள் இலக்கை அடைய எந்தத் திசையில் நகரவேண்டும் என்பதைத் தீர்மானித்துக் கொள்ள உதவுங்கள்.

★ செய்ய வேண்டிய வேலைகளின் பட்டியலைத் தயாரித்ததும், அதை ஒழுங்காகப் பின்பற்ற வைக்க வேண்டும். இதற்கு எளிய வழி: நீங்கள் ஒரு பட்டியலைத் தயாரித்து அதை ஒழுங்காகப் பின்பற்றிக் காட்ட வேண்டும். உங்கள் குழந்தைகளுக்கு மிகச் சிறந்த ரோல் மாடல் நீங்கள்தான்.

★ செய்ய வேண்டிய வேலைகளின் பட்டியலைச் செழுமைப் படுத்தினால் குழந்தைகளின் செயல்திறன் அதிகரிக்கும். பள்ளிப் படிப்பிலும் சரி, பாடம் சாராத கலைகளிலும், பொழுது போக்கு அம்சங்களிலும் அவர்கள் சிறந்து விளங்குவார்கள்.

★ தங்களைத் தாங்களே மதிப்பிடக் குழந்தைகளுக்குக் கற்றுக் கொடுங்கள். நிகழ்ச்சிகள், விழாக்கள் போன்றவற்றைத் திட்டமிடக் குழந்தைகளுக்கு வாய்ப்புக் கொடுங்கள்.

6

விதிகளைக் கற்றுக் கொடுங்கள்

நோய்டாவில் இருந்த ஒரு தம்பதி ஒருமுறை என்னை இரவு விருந்துக்கு அழைத்திருந்தார்கள். முதல் மாடியில் இருந்த அவர்களுடைய வீட்டுக்குப் படி ஏறிச் செல்லும்போது குழந்தைகளின் கூச்சலும் கும்மாளமும் கேட்டது. மெட்ரோ நகர அடுக்குமாடிக் குடியிருப்புகளில் இது சகஜம்தான். குழந்தைகள் வீட்டுக்குள்ளேயே தான் விளையாடியாக வேண்டும். அந்த அடுக்குமாடிக் குடியிருப்பு மிகவும் அருமையாக இருந்தது. ஆனால், கதவைத் திறந்து வீட்டுக்குள் நுழைந்ததும் அங்கு கண்ட காட்சி என்னை அதிர்ச்சி அடைய வைத்தது. தலையணைகள், மெத்தைகள் இங்குமங்கும் வீசியெறியப்பட்டிருந்தன. புத்தகங்கள், காகிதங்கள், பொம்மைகள் தரையில் அலங்கோலமாகப் போடப்பட்டு இருந்தன. சுவர்களில் எல்லாம் கலர் பென்சில்களால் கன்னா பின்னாவென்று கிறுக்கப்பட்டு இருந்தன.

என்னை விருந்துக்கு அழைத்த தம்பதி இதையெல்லாம் பொருட்படுத்தியதாகவே தெரியவில்லை. அந்த வீட்டில் நடக்கும் எந்தக் களேபரத்துக்கும் அவர்களுக்கும் எந்தத் தொடர்பும் இல்லை என்பது போல் இருந்தார்கள். இரண்டு சிறுவர்கள் கையில் பொம்மைத் துப்பாக்கியுடன் ஒவ்வொரு அறையாக ஓடிப் பிடித்து விளையாடிக் கொண்டிருந்தனர்.

சிறுவர்களில் ஒருவனுக்கு ஐந்து வயது. இன்னொருவனுக்கு ஏழு வயது இருக்கும். கார்ட்டூன் பார்த்தார்கள். இடையிடையே சண்டை போட்டார்கள். சுவரில் போய்க் கிறுக்கினார்கள். சாப்பிடக் கூப்பிட்ட போது வரவே இல்லை. சாப்பிட வரவில்லையென்றால், டி.வியை அணைத்துவிடுவேன் என்று அம்மா மிரட்டிப் பார்த்தார். குழந்தைகள் மசியவில்லை. நிஜமாகவே டி.வி.யை அணைத்தார். ஆனால், குழந்தைகளோ டி.வியைவிட்டு விட்டுத் துப்பாக்கியை எடுத்துக்

கொண்டு விளையாடப் போனார்கள். அம்மாவால் அவர்களைக் கட்டுக்குள் கொண்டுவரவே முடியவில்லை.

ஒருவழியாக சாப்பிட்டு முடித்தோம். குழந்தைகளின் சேட்டைகள் பற்றி அம்மா புகார் தெரிவித்தார். என்ன சொன்னாலும் கேட்பதில்லை. பிடிவாதம் பிடிக்கிறார்கள். நீங்கள் ஒரு கல்வியாளர்தானே. என்ன செய்யலாம் என்று சொல்லுங்களேன் என்று கேட்டார். நான் எதையும் பூசி மறைக்கவில்லை. தவறு குழந்தைகள் மீது இல்லை. உங்களிடம் தான் இருக்கிறது என்று பளிச்சென்று போட்டு உடைத்தேன். பெற்றோர் எந்தவிதக் கட்டுப்பாடுகளும் விதிக்கவில்லையென்றால், இதுதான் நடக்கும். இதைத் தடுக்கவில்லையென்றால், நிலைமை இன்னும் மோசமாகத்தான் செய்யும் என்று சொன்னேன்.

கட்டுப்பாடுகள் - சட்டத் திட்டங்களை யார் உருவாக்குவது? அவை உண்மையிலேயே தேவையா?

முதலில் உங்கள் வீட்டில் ஏற்கெனவே இருக்கும் விதிமுறைகள் என்ன என்பதில் இருந்து ஆரம்பிக்க வேண்டும். உண்மையில் விதிகள் என்று ஏதாவது இருக்கின்றனவா? என்னென்ன இருக்கின்றன? குழந்தைகளுக்கும் உங்களுக்கும் அது தெளிவாகத் தெரியுமா? விதிமுறைகள் வெற்றிகரமாக அமலாக வேண்டுமானால், அவை வெளிப்படையாக இருக்க வேண்டும். உங்களுடைய மனநிலைக்குத் தகுந்ததுபோல் மாறுவதாக இருக்கக்கூடாது. தெளிவாக வரையறுக்கப்பட்டிருக்க வேண்டும். நன்கு புரிய வைக்கப்பட்டிருக்க வேண்டும். கறுப்பு வெள்ளையாக எழுதிக் கூட வைக்கலாம். விதிமுறைகள் தெளிவாக இல்லையென்றால் அதாவது பெற்றோர் ஒரே சீராக எதிர்வினை புரியவில்லையென்றால் குழந்தைகளுக்குக் குழப்பமாகிவிடும். உதாரணமாக, ஒருநாள் குழந்தை நான்கு மணி நேரம் டி.வி. பார்க்கிறது. நீங்கள் ஒன்றுமே சொல்லவில்லை. இன்னொரு நாள் அரை மணி நேரம் பார்த்ததுமே நீங்கள் திட்டினால் குழந்தைகளுக்குக் குழப்பம் வந்துவிடும்.

சம்பந்தப்பட்ட அனைவருக்குமே தெளிவாகச் சொல்லப்பட்டிருந்தால் மட்டுமே விதிமுறைகள் முறையாகப் பின்பற்றப்பட முடியும். எனவே, அதற்கான மிகச் சிறந்த வழி என்னவென்றால், விதிகளை உருவாக்கும்போது குழந்தைகளையும் பங்கு பெற வையுங்கள்.

விதிகள் உருவாக்கப்பட்டு அதை மக்கள் முறையாகப் பின்பற்றினால்தான் அங்கு ஓர் ஒழுங்கு உருவாகும். ஒழுங்கு இருந்தால்தான் வாழ்க்கை சிறக்கும். நம் இலக்குகளை எளிதில் அடைய முடியும். சாலை விதிகளை எடுத்துக் கொள்ளுங்கள். அனைவருமே விதிகளை

மதித்து நடந்தால், போக்குவரத்து பாதுகாப்பாகவும் எளிதாகவும் இருக்கும். விதிகளை ஒழுங்காகப் பின்பற்றவில்லையென்றால், சாலையில் வண்டியை ஓட்டிச் செல்வது பயங்கரமான, அபாயகரமான அனுபவமாக ஆகிவிடும்.

விதிகளை உருவாக்குவது எப்படி?

வேறு எந்த நெருக்கடியான வேலையும் இல்லாத ஓய்வு நேரத்தைத் தேர்ந்தெடுத்துக் கொள்ளுங்கள். குழந்தைகளை அழைத்து 30-60 நிமிடங்கள் நிதானமாக விஷயங்களை எடுத்துச் சொல்லுங்கள். வீட்டில் ஒழுங்கு நிலவ வேண்டுமென்றால், என்ன செய்ய வேண்டும். அனை வரும் சுமுகமாக வசிக்க என்னென்ன தேவை என்பதை விளக்கிச் சொல் லுங்கள். இந்த விதிகளுக்குக் குடும்ப விதிகள் அல்லது ராஜரத்தினம் வீட்டு அரசியல் சாசனம் என்று ஏதாவது பெயர் சூட்டுங்கள்.

விதிகளைப் பல்வேறு வகையாகப் பிரித்துக் கொள்ளுங்கள்.

- அன்றாடக் கடமைகள்
- தூய்மை
- உணவும் சாப்பிடும் முறையும்
- வீட்டு வேலைகள்
- வீட்டுப் பாடம்
- தொலைக்காட்சி

குழந்தைகள் இவற்றில் எதில் மிகவும் முரண்டு பிடிக்கிறார்கள் என்று பாருங்கள். அது தொடர்பான விதிகளை அவர்களைவிட்டே உருவாக்கிக் கொள்ளச் சொல்லுங்கள். உதாரணமாக, உங்கள் குழந்தைகள் சாப்பிடும் போது டி.வி பார்க்கிறார்களா? அல்லது தட்டில் போடும் முழு உணவையும் சாப்பிட்டு முடிப்பதில்லையா? கீழே இருப்பது போன்ற விதிகளை உருவாக்குங்கள்.

- சாப்பிடும்போது டி.வி. பார்க்க மாட்டோம்.
- நம்மால் என்னவெல்லாம், எவ்வளவு சாப்பிட முடியுமோ அதை மட்டுமே தட்டில் எடுத்துக் கொள்ளவேண்டும். உணவை வீணாக்கக் கூடாது.

விதிகளைக் குழந்தைகளைவிட்டே எழுதி வைக்கச் சொல்லுங்கள். அவர்களே எழுதும்போது கூடுதல் பொறுப்புணர்வு வரும். சுய கவுரவமும் அதிகரிக்கும்.

விதிகள் தீர்மானிக்கப்பட்டதும் முதலில் சாதாரணக் காகிதத்தில் எழுதச் சொல்லுங்கள். அதன் பிறகு, அழகாக சார்ட் ஒன்றில் தெளிவாக எழுதச்

சொல்லுங்கள். குழந்தைகளின் விருப்பத்துக்கு ஏற்ப அதை அலங்கரிக்கச் சொல்லுங்கள். தேவைப்படும்போதெல்லாம் எடுத்துப் பார்த்து விவாதிக்கும் வகையில் எளிதில் கைக்கு எட்டும் படும்படியான இடத்தில் வைத்திருங்கள். விதிகளை அவ்வப்போது மறுபரிசீலனை செய்யுங்கள். தேவைப்படும்போது மாற்றுங்கள். விதிகளுக்காகவே விதிகள் என்று இருக்கக்கூடாது. குடும்ப வாழ்க்கை நல்ல முறையில் நடக்க உதவ வேண்டும் என்ற அளவிலேயே விதிகள் பயன்படுத்தப்படவேண்டும்.

ஆலோசனை: பெரியவர்களுக்கும் சிறுவர்களுக்கும் வெவ்வேறு விதிகள் என்பதைக் குழந்தைகளுக்கு நன்கு புரியவையுங்கள். விதிகளை உருவாக்கிவிட்டு அதற்கேற்ப நடந்துகொண்டு குழந்தைகளுக்கு முன்மாதிரியாக விளங்குங்கள்.

வீடு தொடர்பான விதிகள்

இந்த வகையில் பல்வேறு விதிகள் உருவாக்கப்பட முடியும் என்றாலும் பெரும்பாலான பெற்றோர்கள், தொலைக்காட்சி, கைக்காசு ஆகிய இரண்டு விஷயம் தொடர்பாக மட்டுமே என்னிடம் அதிகமும் ஆலோசனை கேட்பார்கள். இந்த இரண்டு விஷயங்களைக் கையாள்வது தொடர்பாகச் சில வழிகள் சொல்கிறேன்.

தொலைக்காட்சி: எவ்வளவு பார்க்க அனுமதிக்கலாம்?

பல வகைகளில் தொலைக்காட்சி என்பது தவிர்க்க முடியாத தீமையாக ஆகிவிட்டிருக்கிறது. ஒருவகையில் தவறுதான் என்பது தெரிந்தபோதும் டி.வி பார்க்க அனைவருக்குமே பிடித்திருக்கிறது. வீட்டு வேலைகளைச் செய்யும் நேரத்தில் குழந்தைகளைச் சேட்டை செய்யாமல் இருக்க வைக்கத் தொலைக்காட்சிப் பெட்டி உதவுவதாகப் பெற்றோர் கருது கின்றனர். துணி துவைக்கும்போது, பாத்திரம் கழுவும்போது, வீட்டைச் சுத்தம் செய்யும்போது குழந்தைகளைப் பார்த்துக் கொள்ளப் பெற்றோரால் முடியாது. எனவே, அந்த நேரத்தில் டி.வி பெட்டி வசம் குழந்தைகளை ஒப்படைத்துவிடுகிறார்கள். அது அவர்களுக்குப் பெரிதும் உபயோகமாக இருக்கிறது. ஆனால், ஒருகட்டத்துக்கு மேல் இந்த முட்டாள் பெட்டியானது குழந்தைகளை வேறு எதையும் செய்யவிடாமல் கட்டுப் போட்டுவிடுகின்றன. இந்த நிலை கை மீறிப் போவதற்கு முன்பாக நீங்கள் ஏதாவது செய்தாக வேண்டும். இதோ சில வழிகள் :

- நாளொன்றுக்கு இரண்டு மணி நேரத்துக்கு மேல் டி.வி பார்க்க அனுமதிக்காதீர்கள்.

- உங்களுக்கும் குழந்தைகளுக்கும் உகந்த சேனல்கள், தொலைக் காட்சி நிகழ்ச்சிகள் என்ன என்பது குறித்த பட்டியலை உருவாக்குங்கள்.
- வீட்டுப் பாடம் எழுதும் போது டி.வி பார்க்க அனுமதிக்காதீர்கள்.
- சாப்பிட்டபடியே தொலைக்காட்சி பார்க்க அனுமதிக்காதீர்கள்.
- இரண்டு மூன்று குழந்தைகள் இருந்து ஒவ்வொருவரும் ஒவ்வொரு நிகழ்ச்சி பார்க்க விரும்பினால், என்ன செய்ய வேண்டும் தெரியுமா? ஒவ்வொரு குழந்தைக்கும் ஒவ்வொரு நாள் என்று ஒதுக்கி விடுங்கள். அந்தத் தினத்தில் அந்தக் குழந்தையின் விருப்பத்துக்கு ஏற்ப மட்டுமே டி.வி பார்க்க வேண்டும்.
- குழந்தைகளுடன் சேர்ந்து டி.வி பாருங்கள். என்னவெல்லாம் பார்க்கிறார்கள் என்று கலந்து பேசுங்கள்.
- டி.வி பார்ப்பது தொடர்பான விதிகளைத் தெளிவாக வரையறுத்துச் சொல்லிவிடுங்கள். மீறப்பட்டால் என்னென்ன தண்டனை என்பதை யும் சொல்லிவிடுங்கள். கறாராக இந்த விதிகளைப் பின்பற்றுங்கள்.

கைக்காசு: தரலாமா கூடாதா?

இந்த விஷயத்தில் பெற்றோருக்குப் பெரும் குழப்பம் ஏற்படும். குழந்தைகளுக்கு ஆறு ஏழு வயதானதும் கொஞ்சம் காசு கொடுப்பது நல்லது என்பதுதான் என் கருத்து. குறைவாகவே கொடுங்கள். ஆனால், சீராகக் கொடுங்கள். காசுகொடுப்பதால் சேமிப்பு, செலவுகளைத் திட்டமிடுதல் போன்ற விஷயங்களில் குழந்தைகளுக்குத் திறமை வளர வாய்ப்பு இருக்கிறது. பொம்மையோ, பொருளோ வாங்குவதற்காகப் பெற்றோரைத் தொடர்ந்து நச்சரிக்காமல் இருக்கவும் அவர்களைச் சாராமல் சில முடிவுகள் எடுக்கவும் உதவும்.

விளையாட்டுப் பொருள் ஏதாவது வாங்கித் தரச் சொன்னால், முதலில் குழந்தையிடம் இருக்கும் காசை வைத்தே வாங்கிக் கொள்ளச் சொல்லுங்கள். அப்படிச் சொன்னால், உடனே ஓர் அதிசயம் நடக்கும். அந்தப் பொருள் ரொம்பவும் தேவையாக இருந்தால் மட்டுமே அவர்கள் வாங்கிக் கொள்வார்கள். அந்தப் பொருளை வாங்கிக் கொள்ளும் அளவுக்கு அவர்களிடம் பணம் இல்லையென்றால், பணத்தைச் சேமித்து வாங்கிக் கொள்ளும்படிச் சொல்லுங்கள். அப்படிக் கொஞ்சம் கொஞ்சமாகக் காசு சேமித்து ஒரு பொருள் வாங்கினால் அவர்களுக்கு மிகப் பெரிய சந்தோஷத்தை அது தரும். மிகப் பெரிய சாதனையாக அதை நினைப்பார்கள். கைகாசு தொடர்பாக இந்த வழிமுறைகளைப் பின்பற்றுங்கள்:

- இவ்வளவுதான் கொடுக்க வேண்டும் என்று எதையும் சொல்ல முடியாது. நீங்களாகப் பார்த்து ஒரு தொகை கொடுங்கள். அதே நேரம் அதிகமாகக் கொடுக்க வேண்டாம். அப்படிக் கொடுத்தால் அதை வைத்துத் தவறான செயல்கள் செய்ய வாய்ப்பு இருக்கிறது.
- குறைந்த மதிப்பு கொண்ட ரூபாய் நோட்டுகளையே கொடுங்கள்.
- பணத்தை நீங்கள் கையில் வைத்துக்கொண்டு அவர்கள் கேட்கும் போது கொடுக்கலாம் என்று நினைக்காதீர்கள். அவர்களிடமே கொடுத்துவிடுங்கள். பணத்தை அவர்களாகவே நிர்வகிக்க இது வழி செய்து கொடுக்கும். பணம் கைக்கு வருவதும் செலவிடப்படுவதும் பவுதிகரீதியில் நடக்க வேண்டும். பத்து வயதுக்கு மேல் ஆகிவிட்டால் அவர்களுக்கென ஒரு வங்கிக் கணக்கு ஆரம்பித்துச் சேமிக்கக் கற்றுக் கொடுங்கள்.
- குழந்தைகள் பணத்தைக் கையாளுவதில் சில தவறுகள் செய்வார்கள். சில பொம்மைகளை வாங்குவார்கள். ஆனால், அது அவர்களுக்குச் சீக்கிரமே சலித்துவிடும். இதுபோன்ற சின்னச் சின்னத் தவறுகளை அவர்கள் செய்வதால் எந்தப் பிழையும் இல்லை. இது பெரிய அளவில் பிழைகள் செய்யாமல் தடுக்க உதவும் பாடமாக இருக்கும்.
- குழந்தைகளுடன் போதிய நேரத்தைச் செலவிடமுடியாமல் போவதால் அதை ஈடுகட்டக் காசு கொடுக்கும் பழக்கத்தை ஆரம்பிக்காதீர்கள்.
- நீங்கள் கொடுக்கும் காசில் பத்தில் ஒரு பங்கைப் பிறருக்கு உதவும் நோக்கில் செலவிடச் சொல்லிக் கொடுங்கள்.

வேணும்... ஆனா வேண்டாம்!

தன் ஆறு வயது மகன் கார்த்திக் பற்றி பெங்களூரில் இருந்து ஒருவர் எனக்கு மின்னஞ்சல் அனுப்பியிருந்தார். வெளியே அவனை அழைத்துச் செல்லும் போதெல்லாம் ஏதாவது பொம்மையோ, சாக்லேட்டோ, வேறு உணவுப் பொருளோ ஏதாவது வாங்கிக் கொடுக்கும்படி அடம்பிடிப்பான். அவனுடைய அப்பா மிகவும் பிஸியானவர். குழந்தையுடன் அதிக நேரம் செலவிட அவருக்கு முடிவதில்லை. எனவே, கார்த்திக் கேட்பதை யெல்லாம் வாங்கிக் கொடுத்துவிடுவார். ஆனால், காலப்போக்கில் இன்னொரு விஷயத்தை அவர் கவனித்தார். கார்த்திக் அடம் பிடித்து வாங்கிக் கொள்ளும் பொருட்கள் எல்லாவற்றையும் ஓரிரு நாட்கள் விளையாடிவிட்டுத் தூர எறிந்துவிடுவான். குளிர்பானம் வாங்கிக் கொடுத்தால் நாலைந்து மிடறு குடித்துவிட்டு வேண்டாம் என்று சொல்லிவிடுவான். சாக்லேட் வாங்கிக் கொடுத்தால் பாதியைத் தூர

எறிந்துவிடுவான். அந்தப் பொருட்களையெல்லாம் எதையாவது வாங்கியாக வேண்டும் என்ற வெறியினால் வாங்கினானே தவிர விரும்பி ஒன்றும் வாங்கவில்லை என்பது தெரியவந்தது. அவனை எப்படித் திருத்துவது என்று ஆலோசனை கேட்டார்.

நான் அவரிடம் விரிவாகப் பேசினேன்: தொலைக்காட்சியில் வரும் விளம்பரங்களைப் பார்த்ததினால் குழந்தைக்கு அந்தப் பொருட்களையெல்லாம் வாங்க வேண்டும் என்ற ஆசை ஏற்பட்டிருக்கிறது. உண்மையில் அவனுக்கு அது தேவையான ஒன்றே அல்ல. எனவேதான் பார்த்ததும் வாங்குபவன், வாங்கியதும் தூர போட்டுவிடுகிறான். இதைச் சமாளிக்க ஒரு வழி, காசைக் குழந்தையிடமே கொடுத்துவிடுங்கள். அப்படிச் செய்தால் பொறுப்பாக, மிகவும் தேவையாக இருந்தால் மட்டுமே வாங்கிக் கொள்வான். அப்படி இல்லாவிட்டாலும் தன் கைக்காசைப் போட்டு வாங்கினால் அதை உடனே தூரப் போடமாட்டான். அதே நேரத்தில் நீங்கள் ஒரு விஷயத்தில் கறாராக இருக்க வேண்டும். குழந்தை, காசு தீர்ந்துவிட்டது என்று கேட்டால் எடுத்து எடுத்துக் கொடுக்கக்கூடாது. ஏதாவது பொருள் வாங்கக் காசு வேண்டும் என்று கேட்டால், உனக்குக் கொடுக்கும் காசைச் சேர்த்து வைத்து வாங்கிக் கொள் என்று சொல்லிவிடுங்கள் என்று ஆலோசனை சொன்னேன்.

சில வாரங்கள் கழித்து கார்த்திக்கின் அப்பாவிடம் பேசினேன். நிலைமை கொஞ்சம் சீராகிவிட்டதாகச் சொன்னார். முன்பு போல் கேட்டதும் காசு கொடுக்கவில்லையென்றதும் கார்த்திக் முதலில் அப்பாவிடம் முரண்டு பிடித்திருக்கிறான். அழுதிருக்கிறான். ஆனால், நாளடைவில் சிக்கனமாக, பொறுப்பாக நடந்துகொள்ள ஆரம்பித்திருக்கிறான். எந்தப் பொருளை வாங்க வேண்டும்... எதை வாங்க வேண்டாம் என்பதில் கவனமாக இருக்க ஆரம்பித்துவிட்டான்.

குழந்தைகளிடம் காசு கொடுப்பதால் நிதி நிர்வாகத் திறமை வளரும். எவ்வளவு பணம் வாங்கியிருக்கிறார்கள். என்னவெல்லாம் செலவழித்திருக்கிறார்கள் என்பதை முறையாக எழுதி வைத்துக் கொள்ளச் சொல்லுங்கள். மாதம் அல்லது வாரம் ஒருமுறை அதை எடுத்துச் சரிபாருங்கள். குழந்தைகளுடன் நேரத்தைப் பயனுள்ள வகையில் செலவிட இது மிகவும் உதவும். கணிதம், நிதி நிர்வாகம் ஆகியவை தொடர்பாகக் குழந்தைகளின் அறிவு வளரும்.

இந்த விதிகளைக் குழந்தைகள் முறையாகப் பின்பற்ற நான் என்ன செய்ய வேண்டும்?

உங்கள் விதிகளை எழுதி வைக்கும்போது பிரமாதமான ஒன்றாகத்தான் தோன்றும். அதை முறையாக நடைமுறைப்படுத்தவில்லையென்றால்

எந்தப் பலனும் கிடைக்காது. பெரியவர்களுக்குப் புரியவைப்பதுபோல் குழந்தைகளுக்கு விதிகளைப் புரியவைப்பது கடினம் என்று பலர் நினைக்கிறார்கள். அது உண்மையல்ல.

வயது ஒரு முக்கியமான அம்சம்தான்

பெரியவர்களுக்கு மூளை மிகவும் சிக்கலாகிவிட்டிருக்கும். பல அனுபவங்கள், தகவல்கள் என ஏராளம் சேகரமாகியிருக்கும். எதிர்காலம் எப்படி இருக்கும் என்ற கற்பனை நிறைந்திருக்கும். கடந்த காலத்தை எப்படி வேறு கோணத்தில் பார்ப்பது என்பதும் தெரிந்திருக்கும். பெரியவர்கள் பொதுவாக எதிர்காலம் பற்றிய கனவுகளிலும் கடந்த கால நினைவுகளிலும் மூழ்கியிருப்பார்கள். நிகழ்காலம் பற்றிய சிந்தனை மிகவும் குறைவாகவே இருக்கும். குழந்தைகளின் நடத்தையைத் தீர்மானிக்கும் பாகம்தான் (முன் கார்டெக்ஸ் பகுதி - செயல் மையம்) மனித மூளையில் கடைசியாக வளர்ச்சி அடையும் அங்கமாகும். காட்சி, மொழி, கேட்டல் ஆகிய பாகங்கள் குழந்தையின் சிறு பிராயத்தில் நன்கு வளர்ச்சி அடைய ஆரம்பிக்கும். ஆனால், செயல் மையமான முன் கார்டெக்ஸ் பகுதியானது 19-20 வயதுக்குப் பிறகுதான் முழு வளர்ச்சியை அடையும். எனவே, குழந்தைகளுக்கு விதிகளைச் சொல்லிக் கொடுப்பதும் பின்பற்ற வைப்பதும் மிகவும் கடினமான ஒன்றுதான்.

குட்டிக் குழந்தைகள்

0-2.5 வயது வரையிலான பச்சிளம் குழந்தைகள், முற்றிலும் வேறான ஓர் உலகில் வசித்து வருவார்கள். சிக்கலான விஷயங்களை அவர்களால் புரிந்துகொள்ள முடியாது. நினைவாற்றலும் குறைவாகவே இருக்கும். எதிர்காலம் பற்றிய கனவுகளும் அவர்களுக்கு இருக்காது. தங்கள் வாழ்க்கையின் பெரும்பாலான நேரத்தை நிகழ் காலத்திலேயே கழிப்பார்கள்.

ஏனென்றால், அவர்களுடைய புரிந்துகொள்ளும் திறன் மிகவும் குறைவு. அவர்களுக்கு விதிகளைக் கற்றுக் கொடுப்பது மிகவும் சிரமம். எனவே, அவர்கள் செய்வது சரியா தவறா என்பதை உடல் மொழி மூலமாகப் புரிய வைக்க வேண்டும். குழந்தைகள் கோபமாகவோ, பிடிவாதமாகவோ எதையாவது செய்தாலோ கட்டுப்படுத்த முடியாமல் நடந்து கொண்டாலோ திட்டவோ அடிக்கவோ செய்யாதீர்கள். கவனத்தைத் திசை திருப்பும் வகையில் ஏதாவது செய்யுங்கள். அதுவே போதும்.

கொஞ்சம் பெரிய குழந்தை

நான்கு வயது ஆனதும் குழந்தைகளின் மன வளர்ச்சி ஓரளவுக்கு அதிகரித்திருக்கும். எதிர்காலத்தை யூகிக்கும் திறன் இப்போதும்

குறைவாகவே இருக்கும். என்றாலும் கடந்த காலத்தை அடிப்படையாக வைத்துச் செயல்படும் திறன் அதிகரித்திருக்கும். 'இரவு தூங்கும் நேரம் வந்துவிட்டது. எனவே, மிகவும் மெதுவாகப் பேசு' என்று சொல்வதைப் புரிந்துகொள்ளும் பக்குவம் வந்திருக்கும்.

இந்த வயதுக் குழந்தைகளின் நினைவறைகளில் நிறைய அனுபவங்கள் பதிவாகியிருக்கும். விதிகளையெல்லாம் கடந்த கால நிகழ்வுகளை நினைவுபடுத்திச் சொன்னால் அவர்களுக்குப் புரியும்.

- கடந்த முறை நாற்காலியில் இருந்து வேகமாக இறங்கின போது கீழே விழுந்து அடிபட்டுக் கொண்டது நினைவிருக்கிறதா?
- நேற்று மிக வேகமாக உடை அணிந்துகொண்டுவிட்டாயே... நினைவிருக்கிறதா.

இந்த வயதுக் குழந்தைகள் பிறருடைய அனுபவங்களில் இருந்து கற்றுக் கொள்ள ஆரம்பிப்பார்கள். உதா:

- சுரேஷ் கல்லை எடுத்து எறிந்தபோது குமாரின் மேல் பட்டு ரத்தம் வந்தது நினைவிருக்கிறதா?
- மீனா தன் எண்ணங்களை இதமாகப் பகிர்ந்து கொண்டதைப் பார்த்தாயே. எல்லாருக்கும் அவளை மிகவும் பிடித்தது அல்லவா?
- உங்கள் ஆலோசனை, கருத்தை ஒரு நிபுணர் போல் சொல்லுங்கள். சொந்த அனுபவத்தில் இருந்து சொன்னால் இன்னும் வலிமையாக இருக்கும்.
- அதைச் செய்யாதே. அப்படிச் செய்தால் உடைந்துபோகும். உனக்குத் தான் வருத்தமாக இருக்கும்.
- நான் குழந்தையாக இருந்தபோது நாயைச் சீண்டினேன். அது என்னைக் கடித்தது. ரொம்பவும் வலித்தது.

உங்களுடைய அறிவுரையும், அனுபவம் சார்ந்த தகவலும் பெரிய அளவுக்குப் பலன் தரமுடியாது. குழந்தைகளின் சொந்த அனுபவம்தான் அழுத்தமாக மனதில் பதியும்.

விதிமுறைகளுக்கும் அதன் பின்னால் இருக்கும் காரணங்களுக்கும் நேரடித் தொடர்புகள் இருக்காது என்றாலும் முடிந்தவரை காரணத்தை விளக்குங்கள். உதா: நீ உணவை இப்படித் தாறுமாறாகக் கிண்டினால் கீழே சிந்தும். வீடு அசிங்கமாகும். நான்தான் சிரமப்பட்டுக் கழுவ வேண்டியிருக்கும். அது என்னைச் சோர்வடைய வைத்துக் கோபத்தையே கடைசியில் தரும்.

இப்படிச் சொன்ன பிறகும் குழந்தைகள் விதிகளை மீறத்தான் செய்வார்கள். உணவைக் கீழே கொட்டுவார்கள் (உண்மையில் நீங்கள் சொல்வது சரியா என்று சோதிப்பதற்காகவே கூட அப்படிச் செய்து பார்ப்பார்கள்). நீங்கள் சொன்னதுபோலவே நடந்தால், சில விஷயங் களைக் கற்றுக் கொள்வார்கள். எதிர்காலத்தில் அதுபோல் நடந்து கொள்ளமாட்டார்கள். எனவே, நீங்கள் விதிகளை உருவாக்குவதிலும் அதை அமல்படுத்துவதிலும் ஒரே சீரான தன்மையோடு இருக்க வேண்டும்.

5-7 வயதுக் குழந்தைகள்

இந்த வயதுக் குழந்தைகள் விதிகளைப் பின்பற்றுவது, மீறுவது தொடர்பாக, பல விஷயங்களைப் புரிந்துகொள்ளும் திறமை பெற்றிருப் பார்கள். எதிர்காலம் குறித்து யூகிக்கும் திறமை பெற்றிருப்பார்கள். எனினும் விபத்துகள், தவறுகளைத் தவிர்க்கும்வகையில் அதைச் செய்யும் பக்குவம் வந்திருக்காது. இந்த வயதுக் குழந்தைகளிடம் கீழ்காணும் வழிமுறையைப் பின்பற்றுங்கள்:

- விதிகளை நினைவுபடுத்திச் சொல்லச் சொல்லுங்கள். உதா: அழுக்குத் துணிகளை எங்கு போடவேண்டும்?
- விதியை அனுசரித்த அல்லது மீறிய ஒரு சம்பவத்தை நினைவு படுத்திச் சொல்லச் சொல்லுங்கள். கடந்த வாரம் உன் அறையைச் சுத்தம் செய்தது நினைவிருக்கிறதா?
- பிற குழந்தைகள் விதிகளை மீறிய அல்லது அனுசரித்த சம்பவங் களை நினைவுபடுத்திச் சொல்லச் சொல்லுங்கள். ரமேஷ் தன் வீட்டுப் பாடத்தை எழுதாமல் இருந்தபோது என்ன நடந்தது நினை விருக்கிறதா?
- பின்விளைவுகள் குறித்துக் கேளுங்கள்: உன் தங்கையை வீட்டுப் பாடம் எழுதவிடாமல் தொந்தரவு செய்து வருகிறாயே? இதனால் என்ன நடக்கும் என்று உனக்குத் தெரியுமா?

எதிர்கால நிகழ்வுகள் குறித்துக் குழந்தைகளால் அதிகமாகவெல்லாம் சிந்திக்க முடியாது. பொய் சொன்னால், அடுத்த ஜென்மத்தில் கடவுள் தண்டிப்பார் என்று சொன்னால் புரிந்துகொள்ள முடியாது.

விதிகளை அனுசரிக்க விருதுகள்

எந்தவொரு நாளை எடுத்துக்கொண்டாலும் குழந்தைகள் சரியாகச் செய்ய வேண்டிய வேலைகள் நிறைய இருக்கவே செய்யும். காலையில் எழுந்திருக்க வேண்டும். பல் தேய்த்தல், குளித்தல், உடை அணிந்து

கொள்ளுதல், சாப்பிடுதல், வீட்டுப் பாடம் எழுதுதல் எனப் பல வேலைகள் இருக்கும். இவற்றுக்கெல்லாம் குழந்தைகளின் ஒத்துழைப்பைப் பெறுவது மிகவும் சிரமமான ஒன்று. அதிலும் உங்களுக்குப் பல்வேறு பொறுப்புகள் வேலைகள் வேறு இருக்கும். குறிப்பிட்ட நேரத்துக்குள் எல்லாவற்றையும் முடிக்க வேண்டிய நிர்பந்தமும் இருக்கும். அது மாதியான நேரங்களில் நீங்கள் சொல்வதைக் குழந்தைகள் கேட்கமாட்டார்கள். அவர்களை எப்படி வழிக்குக் கொண்டுவருவது என்று தெரியாமல் தவிப்பீர்கள். இதைச் சமாளிக்க இதோ ஓர் எளிய வழி: அவர்களுக்குப் பரிசு கொடுங்கள்.

ஒரு விஷயத்தைக் கவனத்தில் கொள்ளுங்கள்: இந்த பரிசுகளை மிகுந்த கவனத்துடன் எப்போதாவதுதான் தரவேண்டும். நல்ல காரியங்கள் செய்தால் நல்ல பலன் கிடைக்கும் என்பது குழந்தைகளுக்குப் புரிய வேண்டும். அதுதான் உங்கள் இலக்கு. குழந்தைகள் பரிசுகளுக்கு அடிமையாகிவிடக்கூடாது. ஏதாவது பரிசு கொடுத்தால்தான் எதையும் செய்வேன் என்று அவர்கள் சொல்லக்கூடாது. குறிப்பாக, பல் தேய்த்தல், உணவு உண்ணுதல் போன்ற அன்றாடக் கடமைகளுக்கு அப்படிக் கேட்க ஆரம்பித்துவிடக்கூடாது. பரிசுகள் கொடுத்து வேலை செய்ய வைக்கும் பெற்றோர் பிற்காலத்தில் பெரும் அதிர்ச்சியைச் சந்திக்க நேரும். ஏதாவது ஒரு வேலையைச் செய்யச் சொன்னால், இதைச் செய்தால் எனக்கு என்ன கிடைக்கும் என்று குழந்தைகள் கேட்கும் நிலை வந்துவிடும்.

கையூட்டு வேண்டாம்

பரிசுகளைக் கையூட்டு போல் பயன்படுத்தாதீர்கள். பரீட்சையில் நன்றாக எழுதினால், நூறு ரூபாய் தருவேன் என்றெல்லாம் சொல்லாதீர்கள். அவர்கள் சுயமாகவே செய்ய வேண்டிய ஒரு வேலைக்குக் காசு நிர்ணயிப்பது மிகவும் தவறு.

பரிசுக்கும் கையூட்டுக்கும் இடையில் நுட்பமான வித்தியாசம் இருக்கிறது. கையூட்டு ஒருபோதும் பரிசாக முடியாது. அதுபோல் பரிசு ஒருநாளும் கையூட்டாக முடியாது. ஒரு வேலையைச் செய்யச் சொல்லி அதைச் செய்வதற்கு முன்பாகத் தரப்படுவது கையூட்டு. ஒரு வேலையை நல்லமுறையில் செய்து முடித்த பிறகு பாராட்டிக் கொடுப்பது பரிசு.

ஒரு விஷயத்தை நினைவில் வைத்துக் கொள்ளுங்கள். குழந்தைகள் ஒரு விஷயத்தைச் செய்ய வேண்டும் என்று நினைப்பீர்கள். குழந்தைகள் வேறொன்றை விரும்புவார்கள். பள்ளி விட்டு வந்ததும் சீருடையைக் கழட்டி வைத்துவிட வேண்டும் என்று விரும்புவீர்கள். ஆனால், குழந்தைகளோ வீட்டுக்கு வந்ததும் நேராக நண்பர்களுடன் சேர்ந்து

விளையாட வேண்டும் என்று விரும்புவார்கள். சீருடையைக் கழட்டி வைத்து, கை கால் கழுவி விட்டு, டிபன் சாப்பிட்டுவிட்டுப் போக அவர்களுக்கு நேரம் செலவிட மனம் இருக்காது. இதையெல்லாம் நீங்கள் சொல்வதற்காகச் செய்ய வேண்டியிருக்கிறதே என்று அவர்கள் நினைக்கக்கூடாது. அவர்களுடைய கடமையாக, பொறுப்பாக நினைக்கவேண்டும். அவர்களுடைய நன்மைக்காகத்தான் இவை சொல்லப்படுகின்றன என்பதைப் புரிந்துகொண்டு அவர்கள் செயல்பட வேண்டும்.

எனவே, அவர்கள் செய்ய வேண்டும் என்று நீங்கள் விரும்பும் செயல்களை முதலில் செய்யும்படி அவர்களைத் தயார்படுத்துங்கள். அவர்கள் விரும்புவதை அடுத்ததாகச் செய்யச் சொல்லுங்கள்.

அதுமட்டுமல்லாமல், முன்கூட்டியே பரிசுகள் குறித்து நீங்கள் சொல்ல வேண்டிய அவசியம் இல்லை. உதா: பரீட்சையில் நல்ல மதிப்பெண்கள் எடுத்தால் ஐஸ்க்ரீம் பார்லருக்கு அழைத்துச் செல்ல அல்லது சினிமா பார்க்க அழைத்துச் செல்ல நீங்கள் விரும்பலாம். எதையாவது நல்லபடியாக முடித்தால், அது தொடர்பாக சந்தோஷப்படத் தகுதி உண்டு. அதைக் கொண்டாடத் தகுதி உண்டு என்று குழந்தைகள் புரிந்து கொள்ளும் வகையில் இதைச் செய்ய வேண்டும்.

> **ஆலோசனை:** நீங்கள் சொல்லும் வேலைகளைச் செய்யாமல் தப்பிக்க குழந்தைகள் விரும்புவார்கள். உதா: குழந்தைகள் வீடியோ கேம்ஸ் விளையாட விரும்பலாம். ஆனால், நீங்களோ பல் தேய்த்து, குளித்து, சாப்பிட்டுவிட்டு, வீட்டுப்பாடம் எழுத வேண்டும் என்று சொல்வீர்கள். பல்லைத் தேய்த்துவிட்டு வருவார்கள். உடனே விளையாடப் போகவா என்று கேட்பார்கள். குளித்துவிட்டு வருவார்கள். அடுத்ததாக விளையாடப் போகவா என்று கேட்பார்கள். அவர்கள் விருப்பத்துக்கு விட்டுக் கொடுத்தால், விதிகளை உடைக்கலாம் என்று புரிந்துகொண்டுவிடுவார்கள்.

குழந்தைகள் உங்களைக் கூர்ந்து கவனித்து வருவார்கள் என்பதை மனத்தில் வைத்துக் கொள்ளுங்கள். நீங்கள் சொல்வதையெல்லாம் செய்யாமல் தவிர்த்தால் உங்களுடைய எதிர்வினை என்னவாக இருக்கும் என்று அவர்கள் பல்வேறு தந்திரங்களைப் பின்பற்றுவார்கள். நீங்கள் உங்கள் செயலில் தீவிரமாகவும் சீராகவும் இருக்க வேண்டும். அப்போதுதான் அவர்கள் விரும்புவதைச் செய்வதற்கு முன்பாக, உங்கள் விருப்பத்தை முடிப்பது அவசியம் என்று புரிந்துகொள்வார்கள். பொறுத்திருந்து காரியம் சாதித்தல், பொறுப்பு ஆகிய நல்ல குணங்களை அது கற்றுக் கொடுக்கும். முதலில் பொறுப்புகளை முடிக்க வேண்டும், அதன் பிறகே ஜாலியாக இருக்க வேண்டும் என்று புரிந்துகொள்வார்கள்.

பரிசுகள்... தண்டனைகள்

குழந்தைகளுக்குப் பிடித்த ஒன்றைப் பரிசாகத் தருவதாகச் சொன்னால் அதற்கு நல்ல பலன் கிடைக்கும். உங்கள் குழந்தைக்கு கர்நாடக சங்கீதம் பிடிக்கும் என்று வைத்துக் கொள்வோம். பரீட்சையில் நல்ல மதிப்பெண்கள் பெற்றால், ஒரு கச்சேரிக்கு அழைத்துச் செல்வேன் என்று சொன்னால் மிகுந்த சந்தோஷத்தைத் தரும்.

தாங்கள் செய்யும் சாதனைக்குத் தக்க சன்மானம் கிடைக்கப் போவதாகச் சந்தோஷப்படுவார்கள். ஆனால், அதற்கு மாறாக, மேற்கத்திய இசைக் கச்சேரிக்கு அழைத்துச் சென்றால், அது எவ்வளவுதான் சிறப்பாக இருந்தாலும் அவர்களுக்குப் பிடிக்காது. அவர்களுடைய சாதனைக்கு உரிய மரியாதை தரப்படவில்லை என்றே வருந்துவார்கள்.

செய்ய வேண்டிய வேலையையும் பரிசையும் தொடர்புடையதாக ஆக்கிக் கொள்வது நல்ல பலன் தரும். உதா: உங்கள் குழந்தை தன் முதல் புத்தகத்தைப் படித்து முடித்துவிட்டதாக வைத்துக் கொள்ளுங்கள். இன்னொரு புத்தகத்தைப் பரிசாகக் கொடுங்கள். அது நிச்சயமாக, குழந்தைக்குப் பிடித்த துறை சார்ந்ததாக இருக்க வேண்டும். இல்லையென்றால் பரிசு என்பது தண்டனையாகிவிடும்!

குழந்தைகளுக்குத் தண்டனை கொடுப்பதானால், மிகவும் கவனமாக நடந்துகொள்ளுங்கள். பிரச்னையின் அடிப்படைக் காரணத்தைக் கண்டுபிடித்து அதைச் சரி செய்யும் ஒன்றாக தண்டனை இருக்க வேண்டும். ஆனால், குழந்தைகள் ஏதாவது தவறு செய்தால் பெற்றோர் உடனே அடிக்கவோ திட்டவோ செய்துவிடுகிறார்கள். குழந்தை ஏன் தேர்வு எழுதாமல் ஏமாற்றியது... ஏன் வகுப்புக்குச் செல்லவில்லை, ஏன் நண்பர்களுடன் கொட்டமடித்ததை மறைத்துவிட்டது... ஒரு தப்பு ஏன் செய்யப்படுகிறது என்ற காரணத்தை நிதானமாக யோசிப்பது கிடையாது. இதனால் ஒரு இடைவெளி பெற்றோருக்கும் குழந்தைக்கும் இடையில் உருவாகிவிடுகிறது. பிரச்னைகள் எழும்போது அது குறித்துக் கலந்துரையாடுவது சிரமமாகிவிடும். பிரச்னைகள் உருவாவதைத் தடுக்கும் நோக்கில் குழந்தைகள் பொய் சொல்ல ஆரம்பிப்பார்கள்.

தண்டனை தொடர்பாக இதோ சில ஆலோசனைகள்

- தண்டனைகள் முன்பே தீர்மானிக்கப்பட்டவையாக இருக்க வேண்டும். உங்கள் இஷ்டத்துக்குக் கொடுப்பவையாக இருக்கக் கூடாது.
- தவறின் அளவுக்கு ஏற்பவே தண்டனை இருக்க வேண்டும். ஒரு நாள் வீட்டுப்பாடம் எழுதத் தவறிவிட்டால் ஒரு மாதத்துக்கு டி.வி பார்க்கக்கூடாது என்று தண்டிக்கக்கூடாது.

- தண்டனைகளை அமல்படுத்த முடிந்தவையாக இருக்கட்டும். தொடர்ந்து சண்டை போட்டால் வீட்டை விட்டுத் துரத்திவிடுவேன் என்றெல்லாம் சொல்லாதீர்கள்.
- தண்டனை கொடுப்பதில் சீராகச் செயல்படுங்கள். கறாராக அமல்படுத்துங்கள். இல்லையென்றால் உங்கள் மிரட்டல்களை வெற்று வார்த்தைகளாகத் துச்சமாக மதித்துவிடுவார்கள். நீங்கள் சொல்வதைக் கேட்காமல் போய்விடுவார்கள்.
- ஒரு விதியை மீறினால் அதை வெளிப்படையாக ஒப்புக்கொள் ளும்படிப் பழக்குங்கள்.
- பிராயச்சித்தம் செய்ய வையுங்கள். மன்னிப்புக் கேட்பது, உடைந்த பொருளுக்கு நஷ்டஈடாகப் பணம் கொடுப்பது (ஒரு பகுதியோ முழுவதுமோ), கந்தரகோலமாக்கியதை அவர்களைக் கொண்டே சரி செய்யவைப்பது எனப் பழக்குங்கள்.
- ஏதாவது சலுகையை நிறுத்துங்கள். குறிப்பிட்ட காலகட்டத்துக்குக் கைக்காசு கொடுப்பதை நிறுத்துங்கள். தவறைத் திருத்திக் கொண்ட பிறகே மீண்டும் கொடுங்கள்.

குழந்தையை அடிக்கலாமா?

சில நேரங்களில் அடிக்க வேண்டிவந்துவிடும். என்னதான் சொன் னாலும் கேட்காமல் குழந்தைகள் ஏதாவது விஷமத்தனத்தைத் தொடர்ந்து செய்துகொண்டே இருப்பார்கள். பெரியவர்களுக்குப் பொறுமை போய்விடும். என்ன செய்ய என்று தெரியாத ஒரு நிலையில் பட்டென்று ஒரு அடி அடிப்பதுதான் அவர்கள் முன்னால் இருக்கும் எளிய வழியாக இருக்கும்.

கை நீட்டி அடிப்பது அந்த நேரத்துக்கு நல்ல பலன் தரும் ஒன்றாகத் தோன்றலாம். ஆனால், காலப்போக்கில் அது ஏற்படுத்தும் தீங்குதான் அதிகமாக இருக்கும். முதலாவதாக, கோபத்தை வெளிப்படுத்த வன்முறையைக் கைக்கொள்ளலாம் என்ற மோசமான பாடத்தைக் குழந்தைகளுக்குக் கற்றுக் கொடுத்துவிடும். காலப்போக்கில் கோபம் வந்தால் குழந்தைகளும் பிறரை அடிக்க ஆரம்பிக்கும். இரண்டாவதாக, அடிப்பதால் பிரச்னை தீராது. குழந்தை செய்யும் தவறுக்குப் பல காரணங்கள் இருக்கலாம். அதை நீங்கள் சரி செய்யவில்லையென்றால், அந்தத் தவறு மீண்டும் மீண்டும் வந்துகொண்டேதான் இருக்கும். மூன்றாவதாக, குழந்தைகள் தாங்கள் செய்த தவறை மறந்து விடுவார்கள். உங்களை வில்லனாகப் பார்க்க ஆரம்பித்துவிடுவார்கள். தாங்கள் செய்ததை நியாயப்படுத்துவார்கள். அடுத்தமுறை மாட்டிக் கொள்ளாமல் இருக்க என்ன செய்யலாம் என்று குறுக்குவழியில் யோசிப்பார்கள்.

குழந்தையை அடிப்பதற்கு முன்பாக யோசிக்க வேண்டிய ஐந்து விஷயங்கள் :

1. குழந்தைக்கு நீங்கள்தான் முன்மாதிரி. உங்களைப் போலவேதான் குழந்தை ஆக விரும்புகிறது.
2. ஏதாவது தவறு செய்தால் அதற்கான காரணத்தைக் கண்டுபிடித்து அதைச் சரி செய்யப் பாருங்கள்.
3. உங்களிடமிருந்தும் குடும்ப உறுப்பினர்களிடமிருந்தும் போதிய கவனம் குழந்தைக்குக் கிடைக்கிறதா என்று பாருங்கள். போதிய பாசம் கிடைக்காவிட்டாலும் குழந்தைகள் விஷமம் செய்வார்கள்.
4. உடனடியாகக் கையை ஓங்கிவிடாமல் கொஞ்சம் நிதானமாக இருங்கள். தவறைத் திருத்திக்கொள்ளக் குழந்தைக்கும் வாய்ப்புக் கொடுங்கள். கோபம் வந்தால் அந்த இடத்தைவிட்டு உடனே அகன்றுவிடுங்கள். அல்லது அவர்களை வேறொரு அறைக்குப் போகச் சொல்லிவிடுங்கள். நிதானத்துக்கு வாருங்கள். அதன் பிறகு குழந்தையை அழைத்துப் பேசுங்கள். பிரச்னைக்கு ஒரு தீர்வு காணுங்கள்.
5. அடிப்பதால் அந்த நேரத்தில் அந்தத் தவறைச் செய்வதில் இருந்து தடுத்துவிடலாம். ஆனால், குழந்தையின் நடத்தையைச் சரி செய்ய முடியாது. குழந்தை என்ன செய்ய வேண்டும் என்று விரும்புகிறீர்களோ அதைக் கற்றுக்கொடுக்க முயற்சி செய்யுங்கள்.

நம்பிக்கை கொடுங்கள்

செய்த தவறை உணரவேண்டும் என்பதுதான் திட்டுவது அல்லது அடிப்பதன் நோக்கம். எனவே, தண்டனையை அதற்கு ஏற்பவே தீர்மானித்துக் கொள்ளுங்கள். சீராக ஒரேமாதிரியாக நடந்துகொள்ளுங்கள்.

குழந்தைகளைத் தண்டிக்கும்போது உங்களுக்குள் மிக மோசமாக உணர்வீர்கள். குழந்தையும் கடும் கோபத்தை வெளிப்படுத்தும். ஆனால், அதை நினைத்து முடங்கிவிடாதீர்கள். சிறிது நேரத்துக்குப் பிறகு, உங்கள் குழந்தை உங்களை வழக்கம் போல் நேசிக்கும். மதிக்கும். சரியாக நடந்துகொள்ளும். கொஞ்சம் பொறுமையாக நீங்கள் இருக்க வேண்டும். நிச்சயமாக நல்ல முடிவுகள் கிடைக்கும்.

குறுக்கு வழிக்குத் தடை

ஒருமுறை, டில்லியில் இருந்து அமிர்தசரஸுக்குப் போனபோது, இளம் தம்பதியையும் அவர்களுடைய மகன் சதீஷையும் சந்தித்தேன். சதீஷைக் கட்டுப்படுத்தப் பெற்றோர் மிகவும் சிரமபட்டுக்

கொண்டிருந்தனர். பெற்றோர் அவனைத் திட்டினால் உடனே தாத்தாவிடம் ஓடிப் போவான். தாத்தா அவனுக்குச் சாதகமாகவே பேசுவார். இதனால் என்ன ஆனதென்றால், சதீஷ் பெற்றோரின் பேச்சைத் துளியும் கேட்கவே இல்லை.

தாங்கள் செய்ய விரும்பாதவற்றில் இருந்து தப்பிக்க குழந்தைகள் எப்போதும் ஒரு குறுக்குவழியைத் தேடிக் கண்டுபிடித்துவிடுவார்கள். பெற்றோர் செய்ய வேண்டியதெல்லாம் ஒன்றே ஒன்றுதான்... அந்த வழியை அடைத்துவிடவேண்டும். இந்த இடத்தில் சதீஷின் தாத்தாதான் பிரச்னைக்குக் காரணம். அவருடன் தனியாகக் கலந்து பேசவேண்டும். பெற்றோர் சொல்லும் கட்டுப்பாடுகளை அனுசரிக்க வேண்டும் என்று சதீஷுக்கு அவரும் கற்றுக் கொடுக்க வேண்டும். தாத்தா தன் பேரன் மீதான அன்பை வெளிப்படுத்துவதாக நினைத்து அப்படி நடந்து கொள்கிறார். ஆனால், அதன் மூலம் பெற்றோரின் அக்கறையை, அதிகாரத்தை மட்டுப்படுத்திவிடுகிறார். காலப் போக்கில் குழந்தைகள் பெற்றோர் பேச்சைத் துளியும் கேட்காமல் போய்விடுவார்கள் என்று அந்தத் தம்பதிக்கு அறிவுரை சொன்னேன்.

ஆலோசனை: பெரும்பாலான நேரங்களில் பெற்றோருக்கு வேறு எதிலாவது கோபம் இருக்கும். அதைக் குழந்தைகள் மீது காட்டுவார்கள். அடிப்பார்கள். நீங்களும் அப்படிச் செய்தால் அதன் பிறகு குழந்தைகளிடம் செய்த தவறை ஒப்புக்கொண்டு மன்னிப்புக் கேளுங்கள். நீங்கள் ஏன் அப்படி நடந்துகொள்ள நேர்ந்தது என்று சொல்லிப் புரியவையுங்கள்.

விதிகளும் அதற்கு அப்பாலும்

குழந்தைகளைக் கையாளுவதில் பெற்றோருக்கு ஏற்படும் மிகப் பெரிய பிரச்னை அவர்களுடைய மாறும் மன இயல்புதான். சிறு வயதில் குழந்தைகளுக்கு உணர்ச்சிகளைக் கட்டுப்படுத்தும் திறமை துளியும் இருக்காது. பெற்றோர்தான் அவர்கள் சவுகரியமாக இருப்பதற்குத் தோதான சூழலை ஏற்படுத்திக் கொடுக்கவேண்டும். நீங்களே பார்த்திருப்பீர்கள், பச்சிளம் குழந்தைகள் எந்தவிதக் காரணமும் இல்லாமல் சட்டென்று பொக்கை வாய் திறந்து சிரிப்பார்கள். திடீரென்று அழுவார்கள். சட் சட்டென்று மாறிக் கொண்டே இருப்பார்கள். குழந்தைகள் அழ ஆரம்பித்ததும் சிரிக்க வைப்பதற்காக நாம் என்ன வெல்லாமோ செய்து பார்ப்போம். எதற்கும் மசியாமல் அழுது கொண்டே இருக்கும். சில நேரங்கள் நாம் எதுவுமே செய்யாத போது கெக்கே பிக்கே என்று விழுந்து விழுந்து சிரிக்கும்.

வளர வளர குழந்தைகள் உணர்ச்சிகளைக் கட்டுப்படுத்துவதில் தேர்ச்சி பெறுவார்கள். உணர்ச்சிகளைக் கட்டுப்படுத்தும் விஷயத்தில்

பெற்றோர் எந்த அளவுக்கு உறுதுணையாக இருக்க முடியும் என்பது பற்றிப் பலருக்கும் தெரிவதில்லை. இதோ சில வழிமுறைகள்:

1. குழந்தைகளின் உணர்ச்சி பற்றி அடிக்கடிக் கேளுங்கள். உணர்வுகள் தொடர்பாக விளக்கிச் சொல்லப் பழக்கப்படுத்துங்கள்.
2. எது குழந்தையைக் கோபப்படுத்துகிறது என்று பாருங்கள். அவற்றைத் தவிர்க்கும்படிச் சொல்லிக் கொடுங்கள்.
3. மனதில் நினைப்பதை வாயால் சொல்லச் சொல்லுங்கள். உதா: நீ கோபமாக இருப்பதுபோல் தெரிகிறது. மனத்தில் என்ன நினைக்கிறாய் என்று சொல்லமுடியுமா? என்று கேளுங்கள். இந்தச் சுவரை என் கைகளால் உடைக்க வேண்டும் போல் இருக்கிறது என்று பதில் சொல்லக்கூடும்.
4. திட்டாமலோ அடிக்காமலோ எப்படி இந்தப் பிரச்னையைத் தீர்ப்பது என்று அவர்களிடம் கேளுங்கள்.
5. நிதானமாக மூச்சை இழுத்துவிடச் சொல்லுங்கள்.
6. குழந்தைகளின் உணர்வுகளை அங்கீகரியுங்கள். நீ மிகவும் மனம் தளர்ந்து இருக்கிறாய் என்பது தெரிகிறது. ஒருவருக்குப் பிடித்த பொம்மையை உடைத்தால் எந்த அளவுக்கு வேதனையைத் தரும் என்பது எனக்குத் தெரியும்.
7. அவர்கள் என்ன விரும்புகிறார்கள் என்பதை யூகியுங்கள். நாங்கள் இங்கிருந்து போகவேண்டும் என்று நீ விரும்புவதாக நினைக்கிறேன். சரியா?
8. தங்கள் உணர்வுகளை எழுதிக் காட்டச் சொல்லுங்கள். ஓவியம், படம் வரைதல், கவிதை எழுதுதல் எனக் கலை வடிவங்களின் மூலம் வெளிப்படுத்தச் சொல்லுங்கள்.
9. கோபம் வருவது இயல்புதான். ஆனால், வன்முறை மூலம் அதை வெளிப்படுத்துவது தவறு என்று புரியவையுங்கள்.
10. நிதானமாக இருங்கள். குழந்தைகளின் உணர்ச்சிகள் பெரும்பாலும் பெற்றோரைச் சார்ந்துதான் இருக்கும்.

குழந்தைகளுடன் மதிப்பீடுகள் பற்றிப் பேசுங்கள்

விதிகளை உருவாக்குவதற்கு ஒரு நியாயமான காரணம் இருக்கிறது. மனிதர்கள் ஒருவருக்கொருவர் சுமுகமாக வாழ்க்கையை நடத்திச் செல்ல அது மிக மிக அவசியம். ஆனால், குழந்தைகளுக்கு விதிகளுக்குப் பின்னால் இருக்கும் காரணம் அல்லது மதிப்பீட்டைப் புரிந்துகொள்ளத் தெரியாது. புரிந்து கொள்ள முடியாது. இரண்டு மணி

நேரங்களுக்கு மேல் தொலைக்காட்சியைப் பார்க்கக் கூடாது என்று சொல்கிறீர்கள் என்று வைத்துக் கொள்வோம். தொலைக்காட்சியில் காட்டப்படும் லவுகிக விஷயங்கள் ஒருவருடைய நடத்தையைப் பாதித்து ஆன்மிக, படைப்பூக்க வளர்ச்சியைத் தடுத்துவிடுகிறது என்பதால்தான் அப்படிச் சொல்கிறீர்கள் என்ற விஷயத்தைக் குழந்தை களால் புரிந்துகொள்ள முடியாது. அல்லது அட்டவணை போட்டு அதன் படி செயல்படவேண்டும் என்று சொல்வதாக வைத்துக்கொள்வோம். அப்படிச் செய்தால் நேரத்தைச் சரியாகப் பயன்படுத்த முடியும். சுய ஒழுங்கு வளரும். வேலைகளை எளிதில் திறமையாகச் செய்து முடிக்க முடியும் என்ற விஷயங்களைக் குழந்தைகளால் புரிந்துகொள்ள முடியாது. ஏனென்றால், இந்த மதிப்பீடுகள், காரணங்கள் எல்லாம் உடனே புரியும் விஷயங்கள் அல்ல. வெளிப்படையாகத் தெரிபவை அல்ல. விதிகள், அதை உருவாக்கும் விதம், அதற்குப் பின்னால் இருக்கும் காரணங்கள் இவற்றை நிதானமாக அலசி ஆராய்ந்து பார்க்க வேண்டும். தொடர்ச்சியாக நடைமுறைப்படுத்திய பிறகே பலன் கிடைக்கும்.

நீங்கள் முன்மாதிரியாக நடந்து காட்டுங்கள்

விதிமுறைகளைக் குழந்தைகள் சரியாக அனுசரிக்க வேண்டுமா? பெற்றோர் முதலில் அதைப் பின்பற்றிக் காட்ட வேண்டும். குழந்தைகளிடம் என்ன நல்ல குணத்தை வளர்க்க விரும்புகிறீர்களோ அதை நீங்கள் முதலில் முன்மாதிரியாகப் பின்பற்றுங்கள். குழந்தைகள் தினமும் காலையில் சீக்கிரமே எழுந்திரிக்க வேண்டும் என்று விரும்புகிறீர்களா? நீங்கள் சீக்கிரம் எழுந்திருங்கள். தினமும் இரண்டு நேரம் பல் தேய்க்க வேண்டும் என்று விரும்புகிறீர்களா? நீங்கள் அதைச் செய்யுங்கள். மனித மூளையில் கண்ணாடி போல் பிரதிபலிக்கும் செல்கள் லட்சக்கணக்கில் இருக்கின்றன. அவை பிறர் செய்வதைப் பார்த்து அப்படியே நகலெடுக்கும். தொலைக்காட்சி பார்த்தபடியே சாப்பிடக்கூடாது என்று குழந்தைகளுக்கு உத்தரவு போட்டுவிட்டு நீங்கள் அதைச் செய்தால் குழந்தைகள் நீங்கள் சொல்வதைக் கேட்கமாட்டார்கள். நீங்கள் இப்படி இரட்டை வேடம் போட்டால், குழந்தைகள் உங்களை மதிக்கமாட்டார்கள். உங்களைப் போலவே சொல்வது ஒன்றாகவும் செய்வது ஒன்றாகவும் இருக்க ஆரம்பித்துவிடுவார்கள்.

ஆலோசனை: குழந்தைகளுக்கும் பெற்றோருக்கும் வெவ்வேறு விதிகள் உண்டு என்பதைக் குழந்தைகளுக்குப் புரியவையுங்கள். அதற்கான காரணத்தையும் சொல்லிப் புரியவையுங்கள். உதாரண மாக, பெரியவர்கள் தனியாக வெளியே செல்லலாம். குழந்தைகள் போகக்கூடாது. பெரியவர்கள் இரவில் சற்று அதிக நேரம் கண் விழிக்கலாம். குழந்தைகள் கூடாது.

சாராம்சம்

★ குழந்தைகள் தங்கள் இலக்கை அடைவதற்கு, விதிகள் உதவுகின்றன.

★ பல தளங்களில் விதிகளை உருவாக்க முடியும். பல்வேறு நூதன வழிகள் இருக்கின்றன. மன வளர்ச்சிக்கு ஏற்ப வெவ்வேறு வயதைச் சேர்ந்த குழந்தைகள் வெவ்வேறு வகையில் விதிகளுக்கு எதிர்வினை புரிவார்கள்.

★ பரிசுகள், தண்டனைகளைப் பொறுத்தவரையில், நியாயமான, சீரான தன்மை இருக்கவேண்டும். தவறுகளைச் சரி செய்யும் நோக்கில்தான் தண்டனை தரப்படவேண்டும். பரிசுகளைக் கையூட்டு போல் பயன்படுத்தாதீர்கள்.

★ விதிகளுக்குப் பின்னால் இருக்கும் காரணங்கள், மதிப்பீடுகளைப் புரியவையுங்கள். தானாகவே உந்துதல் பெற்றுச் சரியான செயல்களைச் செய்ய வையுங்கள்.

★ விதிகளை வகுப்பதிலும் நடைமுறைப்படுத்துவதிலும் முன்மாதிரி யாக நடந்து காட்டுங்கள்.

7

பயிற்சி செய்யக் கற்றுக் கொடுங்கள்

ஒருவர் வெற்றி பெற உதவும் அம்சங்கள் என்னென்ன என்பதை 2008-ல் வெளியான அவுட்லியர்ஸ் என்ற பிரபலமான புத்தகத்தில் மால்கம் கிளாட்வெல் விரிவாக அலசியிருக்கிறார். பிறப்பிலேயே சிலருக்கு அசாத்தியமான திறமைகள் கைவந்துவிடுவதாகப் பெரும்பாலானவர்கள் நம்புகிறார்கள். ஆனால், கிளாட்வெல் மாறுபட்ட கருத்தை முன்வைக்கிறார். அபார வெற்றி பெற்ற பலரை ஆராய்ச்சி செய்து பார்த்தார். அவர்களிடையே ஒரு பொதுவான அம்சம் இருப்பதைக் கண்டுபிடித்தார். அவர்கள் அனைவருமே தங்களுடைய துறையில் சுமார் 10,000 மணி நேரப் பயிற்சியை பெற்றிருந்தார்களாம்!

13 வயதிலேயே பில் கேட்ஸும் அவருடைய நண்பர்கள் சிலரும் கம்ப்யூட்டர் ப்ரோக்ராமிங்கில் ஈடுபட ஆரம்பித்துவிட்டார்கள். வாய்ப்புக் கிடைத்த ஒவ்வொரு நொடியும் அவர்கள் கம்ப்யூட்டர் முன்னாலேயே தவம் கிடந்தார்கள். வீட்டுக்குத் தெரியாமல் நள்ளிரவில் கூடக் கல்லூரிக்குப் போய் கம்ப்யூட்டரில் பயிற்சி செய்திருக்கிறார்கள். டெண்டுல்கரை எடுத்துக் கொள்ளுங்கள். சிறு வயதிலேயே கிரிக்கெட்டில் கடுமையாகப் பயிற்சி செய்ய ஆரம்பித்து விட்டார். அவருடைய பள்ளித் தோழர்கள் எல்லாரும் ஆழ்ந்த தூக்கத்தில் இருப்பார்கள். இவரோ காலையில் நான்கு மணிக்கே எழுந்து பயிற்சி செய்யப் போய்விடுவார்.

ரஜினிகாந்த், இளையராஜா, ஏ.ஆர்.ரஹ்மான், ஜும்பா லஹரி, எம்.எஃப்.ஹுஸேன், அமிதாப் பச்சன், லதா மங்கேஷ்கர் என யாரை வேண்டுமானாலும் எடுத்துக் கொள்ளுங்கள். இறைவன் அவர்களுக்குக் கொடுத்த திறமை பற்றிப் பணிவுடன் சொல்வார்கள். அதேநேரம் மிகக் கடுமையான பயிற்சியிலும் அவர்கள் ஈடுபட்டிருப்பார்கள். சுமார் 10,000 மணி நேரத்துக்கு மேல் நிச்சயம் பயிற்சியில் ஈடு பட்டிருப்பார்கள்.

இந்த உலகில் தங்கள் குழந்தைகள் மீது மிகப் பெரிய எதிர்பார்ப்பை வைத்திருக்கும் பெற்றோர்கள் லட்சக்கணக்கில் இருப்பார்கள். வெற்றி மீது வெற்றியைத் தங்கள் குழந்தைகள் குவிக்க வேண்டும் என்று விரும்புவார்கள். ஆனால், எல்லாராலும் தங்கள் இலக்கில் வெற்றி பெற முடிவதில்லையே. அது ஏன்? தங்களுக்குப் பிறப்பிலேயே விசேஷத் திறமைகள் இல்லை என்று சிலர் நினைப்பார்கள். ஆனால், உண்மையில் போதிய அளவுக்குப் பயிற்சி செய்திருக்கமாட்டார்கள். அல்லது சரியான வழியில் பயிற்சி செய்திருக்க மாட்டார்கள்.

படிப்பைத் தாண்டி சாதித்தல்

உங்கள் குழந்தைகள் மணிக்கணக்கில் விழுந்து விழுந்து பாடப் புத்தகங்களைப் படித்துக் கொண்டே இருக்கலாம். ஆனால், ஒரு விஷயத்தை நினைவில் கொள்ளுங்கள்: விழுந்து விழுந்து படிப்பதற்கும் புரிந்து படிப்பதற்கும் இடையில் நிறைய வித்தியாசம் இருக்கிறது. இந்த இடத்தில் நீங்கள் கேட்க வேண்டிய ஒரு கேள்வி: அவர்கள் கடினமாக உழைக்கிறார்களா? புத்திசாலித்தனமாக உழைக்கிறார்களா?

கடின உழைப்பு என்றால், அதிக நேரம் புத்தகங்களிலேயே நேரத்தைச் செலவிடுதல் என்று அர்த்தம். இந்த வகையான உழைப்பில் அதிக நேரத்தில் குறைவாகவே படித்துமுடிப்பார்கள். அதோடு படித்ததைச் சீக்கிரமே மறந்தும்விடுவார்கள். புத்திசாலித்தனமான உழைப்பு என்றால், குறைவான நேரத்தைச் செலவிட்டு மிக அதிகமாகப் புரிந்து கொள்வது என்று அர்த்தம். அதோடு படித்தவற்றை நீண்ட நாட்கள் நினைவில் வைத்திருப்பார்கள். இந்த அத்தியாயத்தில் நாம் புத்திசாலித் தனமாகப் பயிற்சி செய்வது எப்படி என்று பார்க்கப் போகிறோம்.

கற்றல் வெளி

ஒருவிஷயத்தைப் புரிந்து கற்றுக் கொள்ள வேண்டுமென்றால் அதற்கான சூழல் இருக்க வேண்டும். குழந்தைகளும் அதற்கான சரியான மன அமைப்புடன் இருக்க வேண்டும். இதைத்தான் கற்றலுக்கான வெளி என்று சொல்கிறேன். பவுதிக அளவிலும் மனதளவிலும் இது சரியாக இருக்க வேண்டும்.

பவுதிக கற்றல் வெளி

குழந்தைகள் அமர்ந்து படிக்கும் இடத்தை இது குறிக்கும். படுக்கை யறையோ, படிப்பறையோ, சாப்பாட்டு அறையோ எதுவாகவேண்டு மானாலும் இருக்கலாம். இதோ குழந்தைகளுக்கு உகந்த சூழலை உருவாக்கச் சில வழிமுறைகள்:

1. நன்கு வெளிச்சமாக இருக்க வேண்டும்
2. காற்றோட்டமாக இருக்க வேண்டும்.
3. அதிகக் குளிராகவோ சூடாகவோ இருக்கக்கூடாது.
4. கைக்கு எட்டும் தூரத்தில் குடி நீர் இருக்க வேண்டும்.
5. தொலைக்காட்சி, விருந்தினர், அழும் குழந்தைகள் என எந்தவிதத் தொந்தரவுகளும் இருக்கக்கூடாது.

தனியறையில் படிப்பதுதான் குழந்தைகளுக்கு நல்லது. மனத்தை ஒருமுகப்படுத்த முடியும். அதற்கான வாய்ப்பு இல்லையென்றால், குறைந்தபட்சம் குழந்தைகள் படிக்கும் நேரத்தில் வீட்டில் இருக்கும் பிறர் விளையாடவோ, டி.வி பார்க்கவோ, சத்தம் போடவோ செய்யாமல் இருக்கும்படிப் பார்த்துக் கொள்ளுங்கள்.

கற்றலுக்கான மன வெளி

கற்றுக் கொள்ளும் விஷயங்கள் நன்கு பதியும் வகையில் மனம் தெளிவாக நிதானமாக இருக்க வேண்டும். இதற்குக் கீழ்கண்ட வழிமுறைகளைப் பின்பற்றுங்கள்.

- குழந்தைகளுக்கு அதிக நெருக்கடி கொடுக்காதீர்கள்
- அதேநேரம் போதிய நெருக்குதல் இல்லாமலும் இருக்கக்கூடாது. படித்து முடிக்க வேண்டும் என்ற உத்வேகம் கட்டாயம் இருக்க வேண்டும்.
- அதிக நெருக்கடிக்குள் இருந்தால் அதைப் போக்க நீங்கள் உதவவேண்டும்.

சில பிரச்னைகள் - சில தீர்வுகள்	
1. நீண்ட நேரம் படித்தல்	ஓய்வு கொடுங்கள்
2. ஆக்ஸிஜன் குறைவு	நீர் அருந்தச் சொல்லுங்கள். உடம்பை அசைத்து இறுக்கத்தைத் தளர்த்திக் கொள்ள வையுங்கள்.
3. தாகம்	நீர் அருந்தச் சொல்லுங்கள்
4. பசி	பழங்கள், பருப்புகள் போன்ற இயற்கையான ஊட்டச் சத்து உள்ளவற்றைச் சாப்பிடச் சொல்லுங்கள்.
5. சோர்வடைந்த கண்கள்	ஓய்வு. கண்களைக் கழுவிக் கொள்ளச் சொல்லுங்கள். கைகளால் முகத்தை, கண்களை மசாஜ் செய்யச் சொல்லுங்கள்.

> வேறு சில வழிமுறைகள்.
> இசைக் கருவியை இசைக்கச் சொல்லலாம்.
> காலாறச் சிறிது நடக்கலாம். உடற்பயிற்சி செய்யலாம்.

தங்களுக்கு உகந்த கற்றல் வெளி எதுஎன்பதைத் தெரிந்து கொள்ளக் குழந்தைகளுக்கு உதவுங்கள். பவுதிக வெளியானாலும், மன வெளி யானாலும் நீண்ட நேரம் நல்ல முறையில் கற்றுக் கொள்ளத் தேவையான சூழலை உருவாக்கிக் கொள்ளக் கற்றுக் கொடுங்கள். படிக்கும் நேரத்தில் ஏற்படும் திசை திருப்பல்களையெல்லாம் சமாளித்துப் பாடத்தில் முழுக் கவனத்தையும் குவிக்க அவர்கள் கற்றுக் கொள்ளவேண்டும்.

ஆலோசனை: படிக்கும் இடம் தொடர்பாக ஒரு பரிசோதனைப் பட்டியல் ஒன்றைத் தயாரித்துக் கொள்ளச் சொல்லுங்கள். படிக்கும் இடம் எவ்வளவு சிறப்பாக இருக்கிறது என்று அவர்களைவிட்டு மதிப்பிடச் சொல்லுங்கள். என்னென்ன சிக்கல்கள் வரக்கூடும். அவற்றை எப்படிச் சமாளித்து கற்றல் திறமையை அதிகரிக்க முடியும் என்று அவர்களைக் கண்டுபிடிக்கச் சொல்லுங்கள்.

அட்டவணை தயாரிப்பு

திட்டமிடுதலின் முக்கியத்துவத்தை ஐந்தாம் விதி நமக்குத் தெளிவாகச் சொல்லியிருக்கிறது. குழந்தைகள் தங்கள் இலக்கை அடைய, திட்ட மிடுதல் எப்படியெல்லாம் உதவும் என்பதை அந்த அத்தியாயத்தில் பார்த்திருக்கிறோம். படிக்கும் விஷயத்திலும் திட்டமிடல் மிகவும் அவசியம். படிக்கும் நேரத்தை முறையாக நிர்வகிக்க முடிந்தால், குழந்தைகளால் குறைவான நேரத்தில் அதிக விஷயங்களை எளிதில் புரிந்துகொள்ள முடியும்.

அன்றாடக் கடமைகளுக்கு அட்டவணை போட்டிருப்பது போலவே, படிப்புக்கும் வார அட்டவணை போட்டுக் கொள்ளச் சொல்லுங்கள். இதில் எந்தெந்தத்துறையில் எந்தெந்தப் பாடத்தைப் படிக்க வேண்டும் என்பதைக் குறித்துக் கொள்ளச் சொல்லுங்கள். இதோ, 9-ம் வகுப்பு மாணவர் ஒருவருக்கான அட்டவணை:

6.00	எழுந்திருத்தல்
6.00 - 7.30	பள்ளிக்குப் புறப்படுதல்
7.30-8.00	பள்ளிக்கூட பஸ்ஸைப் பிடித்துப் பள்ளிக்குச் செல்லுதல்
8.00 - 2.00	பள்ளியில் இருத்தல்

2.00 - 2.30		வீடு திரும்புதல்
2.30 - 3.00		உடைகளை மாற்றிக் கொள்ளுதல், உணவு எடுத்துக் கொள்ளுதல்
3.00 - 3.30		டி.வி பார்த்தல்
3.30 - 5.30		வீட்டுப் பாடம் எழுதுதல்
5.30 - 6.30		நடன வகுப்பு (திங்கள், செவ்வாய், புதன்) / நண்பர்களுடன் விளையாட்டு (வியாழன், வெள்ளி, சனி)
6.30 - 7.30		டி.வி பார்த்தல்
7.30 - 8.00		விளையாட்டு / ஓய்வு நேரம்
8.00 - 8.30		குடும்பத்தினருடன் இரவு உணவு
8.30 - 9.00		வீட்டுப் பாடம்
9.30 - 10.00		ஏதாவது புத்தகம் வாசித்தல்
10.00		தூங்குதல்

படுக்கையறை அல்லது படிப்பறை என இந்த அட்டவணையை எளிதில் பார்க்க முடிந்த ஓரிடத்தில் ஒட்டிவையுங்கள்.

படிப்பு நேரம் - ஓய்வுகள்

புத்தகத்தைக் கண் முன்னால் விரித்து வைத்தபடி உட்கார்ந்திருந்தால் படித்துக் கொண்டிருக்கிறார்கள் என்று அர்த்தமில்லை. இரண்டு மணி நேரம் அப்படி உட்கார்ந்திருந்தாலும் சுமார் 20 நிமிடம் மட்டுமே மனம் படிப்பில் லயிக்கும். அதாவது சுமார் ஒன்றரை மணி நேரத்துக்கு மேல் வீணாகிறது என்று அர்த்தம்.

நாளொன்றுக்கு எத்தனை மணி நேரம் படிக்க வேண்டும் என்று ஒரு சிறுமி என்னிடம் கேட்டாள். எவ்வளவு நேரம் படிக்கிறீர்கள் என்பது முக்கியமில்லை. எவ்வளவு நேரம் மனம் படிப்பில் ஒருமுகப்படுகிறது என்பதுதான் முக்கியம் என்று சொன்னேன். நாளொன்றுக்கு எட்டு மணி நேரம் மனத்தை ஒருமுகப்படுத்திப் படிக்க முடியுமானால், தினமும் கட்டாயம் எட்டு மணி நேரம் படிக்கலாம் (பொதுவாக, நான் அதைப் பரிந்துரைக்க மாட்டேன்). ஆனால், ஓரிரு மணி நேரம் மட்டுமே மனதை ஒருமுகப்படுத்த முடியும் என்றால், அவ்வளவு நேரம் படித்தாலே போதும். அப்படியானால், எவ்வளவு நேரம்தான் மனத்தை ஒருமுகப்படுத்த முடியும்? இந்தக் கேள்விக்கான பதிலைக் குழந்தைகள் தான் சொல்ல முடியும்.

- அதிக நேரம் மனத்தை ஒருமுகப்படுத்திப் படிக்க நீங்கள் குழந்தைகளுக்கு ஒரு உதவி செய்து கொடுக்க முடியும்.

- பதினைந்து நிமிடம் படிப்பு... ஐந்து நிமிடம் இடைவெளி... மீண்டும் 15 நிமிடப் படிப்பு... ஐந்து நிமிடம் இடைவெளி என்று சிறு சிறு பாகமாகப் பிரித்துப் படிக்கச் சொல்லலாம்.
- படிப்பு நேர அட்டவணையைக் குழந்தைகள் தாங்களே உருவாக்கிக் கொள்ளச் சொல்லுங்கள். ஒரு மணி நேரமா, இரண்டு மணி நேரமா என்பதை குழந்தைகளின் வயதுக்கு ஏற்பத் தீர்மானித்துக் கொள்ளச் சொல்லுங்கள்.
- படிக்கும் நேரம், ஓய்வு நேரம் என்ற பிரிவுகளை அவர்களுக்கு உகந்த வகையில் உருவாக்கிக் கொள்ளச் சொல்லுங்கள்.
- உரிய ஓய்வு நேரம் எடுத்துக் கொள்கிறார்களா என்று பாருங்கள்.
- 20-30 நிமிடம் தொடர்ந்து படித்தால் அதற்குத் தகுந்தாற்போல் இடைவெளி விட்டுக் கொள்ளச் சொல்லுங்கள்.

இடைவெளி எனும் மந்திரம்

நீண்ட நேரம் படிக்கும்போது இடையிடையே இடைவெளி மிகவும் அவசியம். இந்த இடைவெளி மூளைக்கு ஓய்வு கொடுப்பதோடு, புதிதாகக் கற்றுக் கொண்ட விஷயத்தை நன்கு மனத்தில் பதிந்து கொள்ளவும் உதவும். இடைவெளி கொடுப்பது என்பது உணவு சமைத்து முடித்ததும் சிறிது நேரம் சூட்டிலேயே உணவை இருக்கவிடுவதைப் போன்றது. இளஞ்சூட்டில் இருக்கும் இந்த நேரத்தில் சேர்மானப் பொருட்கள் உணவுடன் நன்கு கலக்கும். அதுபோலவே, படிக்கும்போது இடைவெளிவிடுவதால் படித்த விஷயங்கள் குழந்தைகளின் மூளையில் நன்கு பதியும். குழந்தைகளின் மன ஒருமுகப்பாட்டை அதிகரிக்கச் சில வழிகள் :

- எந்தவிதத் திசை திருப்பல்களும் இல்லாமல் பார்த்துக் கொள்ளுங்கள்.
- படிக்கும்போது வேறு எதிலும் கவனம் செலுத்தக் கூடாது என்று குழந்தைகளை முதலிலேயே தீர்மானம் செய்துகொள்ளச் சொல்லுங்கள்.
- நீர் அருந்தச் சொல்லுங்கள்.
- சவுகரியமான நிலையில் அமர்ந்து படிக்க வேண்டும்.
- இடையிடையே மூன்று வகையில் சிறிய உடல் பயிற்சி செய்து கொள்ளச் சொல்லுங்கள் 1. கைகள், முழங்கைகளைப் பின் புறம் கட்டிக் கொள்ளச் சொல்லுங்கள். 2. தோள்பட்டையை மேலும் கீழும் அசைக்கச் சொல்லுங்கள். 3. தலையை வட்டமாகச் சுற்றச் சொல்லுங்கள். ஒவ்வொரு பயிற்சியையும் 30 விநாடிகள் செய்யச் சொல்லுங்கள்.

- *30 விநாடிகள் வயிற்றால் ஆழமாகச் சுவாசிக்கச் சொல்லுங்கள். அதன் பிறகு முப்பது விநாடிகள் காத்திருக்கவும். பிறகு படிக்கச் சொல்லுங்கள். உடம்பைத் தளர்த்திக் கொண்டபிறகு ஆழமாக மூச்சுவிடுவது மிகவும் நல்லது.*
- *லட்சியங்களைப் பற்றி அடிக்கடி நினைவுபடுத்திக் கொள்ளச் சொல்லுங்கள். அது தரும் உத்வேகம் படிப்பில் முழுக் கவனத்தைக் குவிக்க வழிவகுக்கும்.*

சௌமியாவின் பிரச்னை

16 வயது சௌமியா எனக்கு ஒரு மின்னஞ்சல் அனுப்பியிருந்தாள். தன்னால் தொடர்ந்து 30 நிமிடங்களுக்கு மேல் படிப்பில் கவனம் செலுத்த முடியவில்லை என்று சொல்லியிருந்தாள். குறைந்தது ஒரு மணி நேர ஓய்வாவது எடுத்துக் கொண்ட பிறகுதான் மறுபடியும் படிக்க முடிகிறது என்று சொல்லியிருந்தாள்.

ஒவ்வொருவருக்கும் ஒவ்வொருவிதமான உடல் வலிமை இருக்கும். அதற்கு ஏற்ப படிப்பதுதான் நல்லது. நீ முப்பது நிமிடம் தொடர்ச்சியாகத் தீவிரமாக மனத்தை ஒருமுகப்படுத்திப் படிக்கிறாய். அதனால் மூளையும் உடலும் களைத்துவிடுகிறது. மீண்டும் சக்தி பெற ஒரு மணி நேர ஓய்வு தேவைப்படுகிறது. உன் வயது மாணவர்களைப் பொறுத்தவரையில் இவ்வளவு நேரம் மனத்தை ஒருமுகப்படுத்துவது சிரமம்தான். எனவே, படிக்கும் நேரத்தைக் கொஞ்சம் கொஞ்சமாகப் பிரித்துக்கொள். ஏழு நிமிடங்கள் படி. அதன் பிறகு மூன்று நிமிடம் ஓய்வு எடுத்துக்கொள். இப்படியாகப் படித்தால் அதிக நேரம் படிக்க முடியும் என்று ஆலோசனை கூறினேன். ஆரம்பத்தில் இப்படிச் செய்துகொள். அதன் பிறகு எட்டு நிமிடம், பத்து நிமிடம் என்று அதிகரித்துக் கொள். படிக்கும்போது உடம்பில் நீர்ச் சத்து போதிய அளவு இருக்கும்படிப் பார்த்துக்கொள். போதிய நீர் அருந்திக் கொள். இடைவேளை நேரத்தில் ஆழமாக மூச்சை இழுத்துவிடு. வயிற்றில் இருந்து மூச்சை இழுத்துவிடு என்று அறிவுரை கூறினேன். நான் சொன்ன ஆலோசனைப் படி இரண்டு மூன்று வாரங்கள் செய்து பார்த்தாள். நல்ல முன்னேற்றம் இருக்கிறது. இப்போது என்னால் நீண்ட நேரம் மனத்தை ஒருமுகப்படுத்த முடிகிறது. படித்தவற்றை நினைவில் வைத்துக் கொள்வதும் எளிதாக இருக்கிறது என்று சொன்னாள்.

தொடக்கங்கள்... நிறுத்தங்கள்

படிக்கும்போது, தொடங்கும் இடம், முடிக்கும் இடம் ஆகியவற்றை நன்கு அடையாளப்படுத்திக் கொள்ளச் சொல்லுங்கள். மனதுக்குள்

குறித்துக் கொள்ளலாம். அல்லது இந்த இடத்தில் ஆரம்பித்தேன். இந்தந்த விஷயங்களைப் படித்து முடித்திருக்கிறேன். இந்த இடத்தில் முடித்திருக்கிறேன் என்று சத்தமாகச் சொல்லிக் கொள்ளச் சொல்லுங்கள். தெளிவான தொடக்கம், முடிவு போன்றவை இருப்பது நினைவாற்றலை அதிகப்படுத்தும். விஷயங்களை நன்கு ஒருங்கிணைக்கவும் மனத்தில் பதிந்து கொள்ளவும் உதவியாக இருக்கும். தேவைப்படும்போது எளிதில் நினைவுக்குக் கொண்டுவருவதும் எளிதாக இருக்கும்.

திரும்பிப் பார்த்தல்

படிப்பதில் மிகவும் முக்கியமான அங்கம் படித்தவற்றை மீண்டும் திரும்பிப் பார்ப்பதுதான். ஓர் அறைக்கு வெள்ளை அல்லது பெயிண்ட் அடிப்பதாக இருந்தால் பூச்சு மிகவும் வலுவாகப் பிடித்துக்கொள்ள வேண்டுமானால், ஒருமுறைக்கு இரு முறை கூடுதலாக அடிப்பதைப் பார்த்திருப்பீர்கள். அதுபோல் படித்த விஷயங்களை நன்கு மனத்தில் பதிந்துகொள்ள மீண்டும் ஒருமுறை திரும்பிப் பார்ப்பது நல்லது. இதோ அதற்கான சில எளிய வழிகள் :

ரிபீட்... ரிபீட்... ரிபீட்

இசை வகுப்பில் முதலில் படித்ததை எந்தத் தப்பும் இல்லாமல் மூன்றுமுறை திரும்பத் திரும்ப வாசித்த பிறகே அடுத்த வரிக்குப் போக வேண்டும் என்று என் ஆசிரியர் இளம் வயதில் சொன்னது நினைவுக்கு வருகிறது. ஒரு விஷயத்தை நன்கு முடித்துவிட்டால் மனத்துக்குள் தன்னம்பிக்கை பிறக்கும். அடுத்ததை எளிதில் உற்சாகத்துடன் முடிக்க முடியும். இசைக்கு மட்டுமல்ல இந்த வழிமுறை மொழி, கணிதம், விஞ்ஞானம் என எந்தப் பாடத்துக்கும் பொருத்தமான ஒன்றுதான்.

திரும்பத் திரும்ப ஒன்றைச் சொல்லிக் கொடுப்பது பற்றிச் சிலர் விமர்சிப்பார்கள். ஆனால், அதில் ஒரு சூட்சுமம் இருக்கிறது. நீங்கள் படித்த விஷயத்தை நன்கு உள்வாங்கிக் கொள்ளத் திரும்பத் திரும்பச் சொல்வது மிகவும் உதவியாக இருக்கும். பொதுவாக, முதலில் படித்த விஷயம் முழுவதும் மனத்தில் பதிவதற்கு முன்பாகவே அடுத்த விஷயத்துக்கு எல்லாரும் போய்விடுவார்கள். மறுபடியும் முதல் பாடத்துக்குத் திரும்பும் போது பல விஷயங்கள் புரியாமல் இருப்பதைப் பார்த்துக் குழம்புவார்கள். இது நல்லதல்ல.

24 மணி நேர விதி

கற்றுக் கொண்ட விஷயத்தில் 80%த்தை 24 மணி நேரத்துக்குள் ஒருவர் மறந்துவிடுவார் என்பது உங்களுக்குத் தெரியுமா? உங்கள் குழந்தைகள் புதிதாகப் படித்த ஒரு விஷயத்தை 24 மணி நேரத்துக்குள் திரும்பப் படித்தாக வேண்டும்.

படிக்கும் நேரத்தில் ஐம்பது சதவிகிதத்தைத் திரும்பிப் படிப்பதற்குப் பயன்படுத்தும் படி குழந்தைகளுக்குக் கற்றுக் கொடுங்கள். பெரும் பாலான குழந்தைகள் வெறும் ஐந்து சதவிகித நேரத்தை மட்டுமே திரும்பிப் படிக்கச் செலவிடுகிறார்கள். இது தவறு. புதிய ஒன்றைப் படிப்பதற்கு எவ்வளவு முக்கியத்துவம் தரவேண்டுமோ அதே அளவுக்குப் பழைய பாடத்தைத் திரும்பிப் பார்க்கவும் கொடுக்க வேண்டும்.

ஆலோசனை: திரும்பிப் படிப்பது என்பது, புதிதாகப் போட்ட சிமெண்ட் தளத்தின் மீது நீர் ஊற்றுவதைப் போன்றது. வீடு கட்டும்போது சிமெண்ட் தளம் போடுவதைப் பார்த்திருப்பீர்கள். அடுத்த நாளே பைப்பினால் நீர் தெளிப்பதைப் பார்த்திருப்பீர்கள். அப்படிச் செய்வதன் மூலம் சிமெண்ட் மேலும் இறுக்கமடையும். கட்டடம் வலுவாகும். திரும்பப் படிப்பதும் அதுபோன்ற ஒரு விஷயத்தையே செய்யும். இதை நினைவில் வைத்துக் கொள்ளுங்கள். பழைய பாடங்களை அடிக்கடி திரும்பிப் படிக்கச் சொல்லுங்கள்.

திரும்பிப் படிப்பதில் சில வழிமுறைகள்

குறைவான நேரத்தில் அதிக விஷயங்களைப் புரிந்துகொள்ளவும், புரிந்துகொண்டதை நீண்ட நேரம் நினைவில் வைத்துக் கொள்ளவும் உதவும் சில வழிமுறைகளை இங்கு தருகிறேன்.

ஃப்ளாஷ் கார்டுகள்

பாடங்களைத் திரும்பிப் படிக்க ஃப்ளாஷ் கார்டுகளை உபயோகிப்பது நல்ல பலன் தரும். வார்த்தைகள், விளக்கங்கள், சமன்பாடுகள், சரித்திரத் தகவல்கள் போன்ற அனைத்தையும் எழுதிவைத்துப் பயன் படுத்துவது நல்ல பலன் தரும். கடைகளில் இருந்து இன்டெக்ஸ் கார்டுகள் வாங்கி அதைப் பயன்படுத்தலாம். அல்லது கெட்டியான அட்டைகளை வெட்டி குழந்தைகளே இதைத் தயாரித்துக் கொள்ளலாம்.

குழந்தைகள் புதிய வார்த்தைகளைக் கற்றுக் கொள்ள அதைப் பயன்படுத்துவதாக இருந்தால், வார்த்தையை ஒரு பக்கத்திலும் அதன் அர்த்தத்தை இன்னொரு பக்கத்திலும் எழுதி வைத்துக் கொண்டு படிக்கலாம். ஃப்ளாஷ் கார்டுகளைப் பயனுள்ள வகையில் பயன்படுத்த இதோ சில வழிமுறைகள் :

ஆரம்பத்தில் குறைவான கார்டுகளையே பயன்படுத்தச் சொல்லுங்கள். உதா 10-15 கார்டுகள்

லேசாகப் பார்த்துக் கொள்ளச் சொல்லிவிட்டு கார்டுகளை வாங்கி வைத்துக் கொண்டுவிடுங்கள். பிறகு அது தொடர்பான கேள்விகளைக் கேளுங்கள்.

குறிப்பிட்ட கார்டுகளில் இருக்கும் தகவல்களை நன்கு புரிந்துகொண்டு விட்டார்கள் என்றால், அதை ஒரு தொகுப்பாகத் தனியாக வைத்துக் கொள்ளச் சொல்லுங்கள். சிக்கலாக இருக்கும் விஷயங்களைத் தனியாக வைத்துக் கொள்ளச் சொல்லுங்கள். அவற்றை மீண்டும் நன்கு படித்த பிறகு முதல் பிரிவில் சேர்த்துக் கொள்ளச் சொல்லுங்கள்.

ஃப்ளாஷ் கார்டுகளைப் பயன்படுத்தி என்னவெல்லாம் செய்யலாம் என்பதைக் குழந்தைகளைவிட்டே தீர்மானித்துக் கொள்ளச் சொல்லுங்கள்.

இது தொடர்பாக எனக்கு மிகவும் பிடித்த ஒரு விஷயத்தை உங்களுடன் பகிர்ந்து கொள்கிறேன். முதலில் மூன்று ஃப்ளாஷ் கார்டுகளுடன் ஆரம்பியுங்கள். மூன்று வார்த்தைகளையும் அவற்றின் விளக்கங்களையும் அதில் எழுதிக் கொள்ளுங்கள். உங்கள் முன்னால் அதைப் பரத்தி வைத்துக் கொள்ளுங்கள். முதல் கார்டைச் சுட்டிக் காட்டுங்கள். அதில் இருக்கும் வார்த்தையையும் அதன் விளக்கத்தையும் சொல்லச் சொல்லுங்கள். இரண்டாவது மூன்றாவது என்று வரிசையாக அதுபோல் சொல்லச் சொல்லுங்கள். பிறகு மூன்றையும் கலந்து விடுங்கள். புதிதாக ஒரு கார்டைச் சேர்த்துக் கொள்ளுங்கள். இந்த முறை முதல் மூன்றோடு சேர்த்து நான்காவது கார்டில் இருப்பதையும் சொல்லச் சொல்லுங்கள். இப்படியாகப் புதிது புதிதாக கார்டுகளைச் சேர்த்துக் கொண்டே வாருங்கள். பதினைந்து கார்டுகள் சேரும்வரை இந்தப் பயிற்சியைத் தொடர்ந்து செய்யுங்கள்.

ஃப்ளாஷ் கார்டுகள் கைக்கு அடக்கமானவை. எனவே, குழந்தைகள் எங்கு வேண்டுமானாலும் அதைக் கொண்டு செல்ல முடியும். பள்ளிக்குப் போகும்போது, திரும்பி வரும்போது, வகுப்பு இடைவேளைகளின் போது, உறவினர்களின் வீடுகளுக்குப் போகும்போது என எப்போது வேண்டுமானாலும் இதை எடுத்துப் படிக்க முடியும். நேரம் கிடைக்கும்போதெல்லாம் உட்கார்ந்து பாடங்களைத் திரும்பிப் பார்த்துக் கொள்ள முடியும்.

எல்லாப் புலன்களையும் பயன்படுத்து

பொதுவாகப் பாடங்களைப் படிக்கும்போது குழந்தைகள், மவுனமாக மனத்துக்குள் படிப்பது வழக்கம். ஆனால், உடம்பின் அனைத்துப் புலன்களையும் பயன்படுத்திப் படித்தால் அதிக விஷயங்களை எளிதில் நினைவில் கொள்ள முடியும் என்று நரம்பியல் விஞ்ஞானம் சொல்கிறது. இதோ அது தொடர்பான சில வழிமுறைகள் :

1. படிக்கும் போது வாய்விட்டுச் சத்தமாகப் படிக்கச் சொல்லுங்கள். குரலை ஏற்றி இறக்கிப் படிக்கச் சொல்லுங்கள்.

2. கைகளை ஆட்டி அசைத்தபடிப் படிக்கச் சொல்லுங்கள்.

3. ஆடிப் பாடியபடிப் படிக்கச் சொல்லுங்கள். இது ஏதோ வேடிக் கையானதாகத் தோன்றலாம். ஆனால், ஒளிச்சேர்க்கை நடப்பதை குழந்தைகள் தாங்களாகவே ஆடிப் பாடிப் படிக்கச் சொல்லுங்கள். விளைவைப் பார்த்து நீங்களே அதிசயித்துவிடுவீர்கள்.

பல மாணவர்கள், தேர்வுகளுக்கு எப்படித் தயார் செய்வது என்று கேட்பார்கள். கடைசி நேரத்தில் அரக்கப் படிக்கப் படிப்பது, அனைத்தையும் உருப்போடுவதுதான் இவைதான் பலரும் செய்யும் பிழையாக இருக்கிறது.

ஒரு விஷயத்தை நினைவில் கொள்ளுங்கள். நம் மூளைக்குக் கொஞ்சம் போல நெருக்கடி இருப்பது மிகவும் பிடிக்கும். பரீட்சை குறித்த சிந்தனைகள் படிக்க வேண்டும் என்ற உத்வேகத்தைக் கொடுக்கும். ஆனால், பரீட்சை அருகில் நெருங்கும்வரை எதையும் படிக்காமல் இருந்தால் நெருக்கடியானது உச்சத்தை எட்டிவிடும். அதை நம் மூளை விரும்பாது. நெருக்கடி கூடுதலானால், மூளையின் புரிந்துகொள்ளும் திறனும் நினைவில் கொள்ளும் திறனும் குறைந்துவிடும். எனவே, எவ்வளவு முன்னதாகவே தேர்வுக்குத் தயாராக முடியுமோ அவ்வளவு சீக்கிரமாகவே குழந்தைகளைத் தயார்படுத்த ஆரம்பித்துவிடுங்கள். இதனால் உருப்போடும் கட்டாயத்தில் இருந்து தப்பிக்க முடியும். குழந்தைகளைத் தேர்வுக்கு முந்தின நாளில் இரவு சீக்கிரமே தூங்கச் சொல்லிவிடுங்கள். இரவு நீண்ட நேரம் கண் முழித்துப் படிக்கவோ திரும்பிப் பார்க்கவோ வேண்டாம். இந்தக் காலகட்டத்தில் அவர்களால் புதிதாக எதையும் கற்றுக் கொள்வது மிகவும் சிரமம்தான். கண் முழித்து மிகவும் சிரமப்பட்டுப் படித்தால் தேர்வு நேரத்தில் மனமும் மூளையும் சோர்ந்து போய் பிரச்னைதான் அதிகமாகும். எனவே, முந்தின நாள் கொஞ்சம் கூடுதல் ஓய்வு எடுத்துக் கொள்வதுதான் மிகவும் நல்லது.

ஈடுபாடு... ஆசிரியரே எல்லாம்

நான் பள்ளியில் இருந்தபோது சில வருடங்கள் கால் பந்து குழுவில் இருந்தேன். சுமார் பத்து வருடங்களாக எங்கள் அணி மிக மோச மாகவே விளையாடி வந்திருந்தது. எப்போதும் கடைசி இடத்தையே பிடித்து வந்தோம். ஒருமுறை கூட ஃபைனலுக்குப் போனது இல்லை. ஒவ்வொரு ஆண்டும் எவ்வளவோ கடுமையாக முயற்சி செய்தும் நாங்கள் வெற்றி பெறவே முடிந்ததில்லை.

அந்த நேரத்தில் ஒரு புதிய பயிற்சியாளர் எங்களுக்குக் கிடைத்தார். பயிற்சி நேரத்தில் எங்களுக்குப் பலப் பல புதிய வழிமுறைகளைச் சொல்லிக் கொடுத்தார். அதோடு, முன்பெல்லாம் வருட ஆரம்பத்தின்

போது மிகவும் சுறுசுறுப்பாகப் பயிற்சிகள் செய்வோம். அதன் பிறகு மெள்ள மெள்ள வேகம் குறைந்துவிடும். போட்டிகள் நடக்க ஆரம்பிப்பதற்கு முன்பாக மீண்டும் சுறுசுறுப்பாகப் பயிற்சியில் ஈடுபடுவோம். குழு வீரர்களிடையே ஒருங்கிணைப்பு ஏற்பட்டு எங்கள் ஆட்டம் ஒரு ஒழுங்குக்குள் வருவதற்குள் போட்டிகள் முடிவடைந்து விடும். புதிதாக வந்த பயிற்சியாளர் முக்கியமான ஒரு விஷயம் செய்தார். அவர் பயிற்சியை இடையில் நிறுத்தவே இல்லை. தொடர்ந்து ஒவ்வொரு கட்டத்திலும் எங்களைத் தீவிரமாகப் பயிற்சி எடுக்க வைத்தார். அந்த வருடத்தில் யாரும் எதிர்பார்க்காத வகையில் தொடர்ந்து வெற்றிகளைக் குவித்தோம். இறுதிச் சுற்றுக்குத் தேர்வு செய்யப்பட்டோம். மிகவும் கடுமையாகப் போராடினோம். இறுதிப் போட்டியில் மயிரிழையில் தோற்றுப் போனோம். என்றாலும் அந்த வருடம் நாங்கள் சாம்பியன்ஷிப்பை வென்றதுபோலவே மகிழ்ச்சியில் திளைத்தோம். ஏனென்றால் பூஜ்ஜியத்தில் இருந்து நாங்கள் இறுதிப் போட்டிவரை முன்னேறியிருந்தோம்.

அன்று நாங்கள் ஒரு விஷயத்தைப் புரிந்துகொண்டோம். வெற்றி பெற வேண்டுமானால், திறமையான நபர்கள் அணியில் இருந்தால் மட்டும் போதாது. ஒருங்கிணைந்து செயல்பட வைக்க ஒரு பயிற்சியாளர் அவசியம். அதோடு இடைவிடாத பயிற்சியும் மிகவும் அவசியம் என்பதையும் புரிந்துகொண்டோம். குழந்தைகளுக்குப் பெற்றோர்தான் பயிற்சியாளர்கள். அந்த வகையில் நீங்கள் ஒவ்வொரு கட்டத்திலும் குழந்தையை அடுத்த கட்டத்துக்கு வழிகாட்டியாக வேண்டும். இலக்குகளை அடையச் சொல்லித் தொடர்ந்து உத்வேகப்படுத்தி வர வேண்டும். குழந்தைகளின் திறமை அதிகரிப்பதற்குப் பெற்றோரின் தொடர்ந்த தீவிரமான கண்காணிப்பு மிகவும் அவசியம் என்று ஆய்வுகள் தெரிவிக்கின்றன. ஆசிரியர்கள், டியூஷன் ஆசிரியர்கள் ஆகியோரிடம் பொறுப்பை ஒப்படைத்துவிட்டு நீங்கள் சும்மா இருந்து விடக்கூடாது.

முத்துகள் மூன்று

ஒரு பயிற்சியாளருக்கு முக்கியமாகத் தெரிய வேண்டிய இன்னொரு விஷயம் இருக்கிறது. யாரை எப்படி உத்வேகப்படுத்த வேண்டும். ஒருவருடைய முழுத் திறமையை வெளிக்கொண்டுவர என்னவிதமாகத் தூண்ட வேண்டும் என்பது கட்டாயம் தெரிந்திருக்க வேண்டும். தேவையான உந்துதல் கொடுக்கவில்லையென்றால் குழந்தைகள் முழுத் திறமையுடன் செயல்பட மாட்டார்கள். அளவுக்கு அதிகமாக நெருக்கடி கொடுத்தால் அப்போதும் சரியாகச் செயல்படமாட்டார்கள். அது உடல், மனரீதியாக பல பிரச்னைகளையும் கொண்டுவரும். சரி...

அப்படியானால் என்னதான் செய்வது? இதோ இந்த பிரச்னையைத் தீர்க்க ஒரு வழிமுறை. இதன் பெயர் முத்துகள் மூன்று. இந்த வழிமுறையைப் பின்பற்றினால், குழந்தைகளின் மன ஒருமுகப்பாட்டை அதிகரிக்க முடியும். தாங்களாகவே தங்கள் தேவைகளைத் திறமையாக முடிக்க முடியும்.

ரொம்பவும் களைப்பாக இருக்கிறது. இதற்கு மேல் படிக்க முடியாது என்று குழந்தைகள் எப்போதெல்லாம் சொல்கிறார்களோ அப்போது இந்த முத்துகள் மூன்று வழியைப் பின்பற்றுங்கள். அதாவது, இன்னும் மூன்று பக்கம் மட்டும் படித்து முடித்துவிடு அல்லது மூன்றே கேள்வி களுக்கு மட்டும் பதில் சொல்லிவிடு. அல்லது மூன்றே மூன்று சமன்பாடுகளை மட்டும் எழுதிவிடு என்று சொல்லுங்கள். இப்படி லேசாக அவர்களுடைய எல்லையை விரிவுபடுத்துவதன் மூலம் அவர் களுடைய திறமையை நீங்கள் அதிகரிக்கிறீர்கள். இன்னும் அரைமணி நேரம் கூடுதலாகப் படி என்றோ பத்து கேள்விகளுக்கு பதில் சொல்லு என்றோ கட்டாயப்படுத்தினால் அவர்களுக்கு அது மிகவும் சிரமமாகத் தோன்றும். மூன்று விஷயங்களை முடித்துவிட்டு உடனே திரும்பி உங்களிடம் வந்தால் அவர்களுடைய உற்சாகத்தைப் பொறுத்து மேலும் ஒரு மூன்று என்று சொல்லுங்கள். உங்கள் குழந்தையின் மனநிலை யையும் வயதையும் பொறுத்து இன்னும் ஒன்றே ஒன்று அல்லது நான்கே நான்கு என்று கூடச் சொல்லலாம்.

குழந்தைகளுக்குச் சொல்லித் தரவோ படிக்கும் போது அவர்களுக்கு உடன் இருந்து உதவவோ நேரம் இருப்பதில்லை என்று பல பெற்றோர்கள் சொல்வதுண்டு. போதிய நேரம் இல்லையென்றாலும் பரவாயில்லை. குறைவான நேரத்தையும் ஒரே சீராகக் குழந்தை களுடன் செலவிடுங்கள். உதாரணமாக, தினமும் குறிப்பிட்ட அளவு நேரத்தைக் குழந்தையுடன் செலவிடுவது என்று வைத்துக் கொள்ளுங்கள். வெறும் ஒரு 15 நிமிடம் குழந்தைகளின் படிப்பு, பிற விஷயங்களில் தீவிரமாகக் கவனம் செலுத்தினாலே கூடப் போதும். மிகப் பெரிய தாக்கத்தை அது ஏற்படுத்திவிடும். வீட்டுப்பாட டைரியைத் தினமும் எடுத்துப் பாருங்கள். என்னென்ன எழுதச் சொல்லிப் பள்ளி ஆசிரியர் சொல்லியிருக்கிறார்... குழந்தைகள் எதையெல்லாம் சரியாக முடித்திருக்கிறார்களென்று பாருங்கள். உங்களுக்கு அந்தப் பாடம் புரியவில்லையென்றாலும் பரவாயில்லை. குழந்தைகள் தங்கள் பாடத்தை முடிக்கிறார்களா என்று மட்டும் பார்த்தாலே போதும்.

எதிர்வினையில் கவனம்

நாம் ஏதாவது ஒரு விஷயத்தைச் செய்வதாக இருந்தால் அதற்கு என்ன எதிர்வினை வருகிறது என்று தொடர்ந்து கவனித்து அதற்கு ஏற்ப நம்மை

வளர்த்துக் கொள்ளவேண்டும். ஆசிரியர்கள், பெற்றோர், நண்பர்கள் எனப் பலரிடமிருந்தும் நம்மைப் பற்றியும் நம் செயல்களைப் பற்றியும் என்ன சொல்கிறார்கள் என்று கேட்டுத் தெரிந்துகொள்ளவேண்டும்... ஏன் சில நேரங்களில் நாமே கூட நம் செயல்பாடுகளை மதிப்பிட்டுப் பார்க்க வேண்டும். நாம் செய்தது சந்தோஷத்தைத் தருகிறதா... தன்னம்பிக்கையைத் தருகிறதா? என்றெல்லாம் பார்த்துக் கொள்ள வேண்டும். பிறர் சொல்வதோ அல்லது சுய மதிப்பீடோ எதுவானாலும் இந்த எதிர்வினை ஒருவருடைய வளர்ச்சிக்கு மிகவும் அவசியம்.

தாங்கள் செய்வது எதுவாக இருந்தாலும் அதன் எதிர்வினையைப் பெறும்படிக் குழந்தைகளுக்குக் கற்றுக் கொடுக்க வேண்டும். அதுவும் உடனடியாக இந்த எதிர்வினையைப் பெறும்படிச் சொல்லவேண்டும். இல்லையென்றால், தாங்கள் செய்வது தவறாக இருந்தாலும் யாரும் அதைச் சுட்டிக் காட்டவில்லையென்றால் மனது அதைச் சரி என்று நினைத்துக் கொண்டேதான் இருக்கும். குழந்தைகள் விஷயத்தில் ஒரு தவறைத் தொடர்ந்து நீண்ட நாட்கள் செய்துவந்துவிட்டால் அதன் பிறகு அதைத் திருத்துவது மிகவும் கடினம்.

இதை நீங்களும் உங்கள் சிறு வயதில் உணர்ந்திருப்பீர்கள். சிலருடைய பெயரை ஆரம்பத்திலிருந்தே தவறாகவே உச்சரித்து வந்திருப்பீர்கள். அல்லது ஏதாவது ஒரு எழுத்தைத் தவறாகவே எழுதிப் பழகி இருப்பீர்கள். அதைத் திருத்துவதற்கு நீங்கள் மிகவும் சிரமப் பட்டிருப்பீர்கள். குழந்தைகள் கற்றுக் கொள்ளும் எல்லா விஷயங் களுக்கும் இது பொருந்தும். எனவே, எதிர்வினையை உடனே பெறச் சொல்லுங்கள்.

குழந்தைகளுக்கு எதிர்வினை தரும்போது ஒருவிஷயத்தை மனதில் வைத்துக் கொள்ளுங்கள். அது பல பரிமாணங்களைக் கொண்டது. குழந்தைகள் ஏதாவது தவறு செய்யும்போது நாம் கண்டிப்பது அல்லது திருத்துவது எல்லாம் எதிர்மறையான எதிர்வினையில் அடங்கும். பெரும்பாலான பெற்றோர்கள் இதில் மட்டுமே கூடுதல் கவனத்தைச் செலுத்துகிறார்கள். நல்ல விதமான எதிர்வினை என்ற ஒன்றும் இருக்கிறது. குழந்தைகள் சரியாக ஒரு விஷயத்தைச் செய்யும்போது அதைப் பாராட்டி, தட்டிக் கொடுக்க வேண்டும். இரண்டு வகையான எதிர்வினைகளுமே முக்கியமானவைதான். ஆனால், பெரும்பாலான பெற்றோர் குறைகளை மட்டுமே அதிகக் கவனத்துடன் பார்க்கிறார்கள்.

எதிர்மறை அபிப்ராயத்தை வெளிப்படுத்தும்போது, கோபப்படாமல், உணர்ச்சிவசப்படாமல் அதை வெளிப்படுத்துங்கள். ஏன் செய்ய மாட்டேன் என்கிறாய்? இதை உனக்கு நூறுமுறை விளக்கிச் சொல்லி விட்டேன். நீ என்ன செவிடா அல்லது ஊமையா என்றெல்லாம்

கோபமாகத் திட்டாதீர்கள். குழந்தைகளுக்கும் பதிலுக்குக் கோபம் வரும். பயந்து ஒடுங்கிப் போகக்கூடும். இது மன அழுத்தத்தை அதிகரித்துக் குழந்தையின் சுய கவுரவத்தைக் காயப்படுத்திவிடும். எதிர்வினைகளைப் பெற்றுத் தங்களை மேம்படுத்திக் கொள்ளவிடாமல் குழந்தைகளை முடக்கிப் போட்டுவிடும். எதிர்மறையான அபிப்ராயத்தை வெளிப்படுத்த வேண்டியிருந்தால் முதலில் நல்ல விஷயங்களைச் சொல்லிப் பாராட்டுங்கள். அப்போதுதான் குழந்தைகள் நீங்கள் சொல்வதை ஏற்றுக் கொள்ளும் மனநிலைக்கு வருவார்கள். அதன் பிறகு எதிர்மறைக் கருத்தை நாசூக்காக வெகு இயல்பாகச் சொல்லுங்கள். உதா:

- கூட்டல் கணக்குகளை நீ மிகவும் சரியாக எழுதுகிறாயே. ரொம்பவும் நல்லது. எனினும் கழித்தல் கணக்குகளில் நீ கூடுதல் கவனத்தைச் செலுத்த வேண்டியிருக்கிறது.

எதிர்மறை அபிப்ராயத்தைச் சொல்லும்போது சரியான விடை என்ன என்பதை நீங்களாகவே சொல்லிவிடாதீர்கள். தவறு என்பதைச் சூசகமாகச் சொல்லிக் காட்டுங்கள். அவர்களாகவே திருத்திக் கொள்ள வாய்ப்புக் கொடுங்கள். உதா:

- எல்லாம் சரியாக எழுதிவிட்டதாக உறுதியாக நம்புகிறாயா?
- சிறிய வாக்கியங்களை நீ சரியாக எழுதிவிடுகிறாய். நன்று. ஆனால், நீளமான வாக்கியங்களை எழுதும்போது சில தவறுகள் தென்படு கின்றன.

தொடர்ந்து அதே தவறைச் செய்தால், நேரடியாகப் பதிலைச் சொல்லிக் கொடுக்காமல் வேறு பல குறிப்புகளைச் சூசகமாகச் சொல்லுங்கள்.

- 'அவைகள்' என்ற வார்த்தையில் என்ன தவறு இருக்கிறது, சொல் பார்க்கலாம்.

ஆசிரியர்கள் செய்யும் எல்லாத் திருத்தங்களையும் பெரும்பாலான மாணவர்கள் பொருட்படுத்துவதே இல்லை. எல்லாத் தவறுகளையும் ஒரே பெரிய தவறாகவே பார்த்துவிடுவார்கள். செய்யும் தவறுகள் எல்லாம் கற்றுக் கொள்வதற்கான ஒரு வாய்ப்பு என்று குழந்தை களுக்குப் புரியவையுங்கள். தேர்வுத் தாள் திருத்தப்பட்டு வந்ததும் என்னென்ன தவறுகள் செய்திருக்கிறார்கள் என்பதைச் சொல்லிப் புரியவையுங்கள். குழப்பங்கள், சந்தேகங்கள் ஏதேனும் இருந்தால் அதைத் தீர்க்க உதவுங்கள். அப்படிச் செய்யவில்லையென்றால் அதே தவறு மீண்டும் மீண்டும் வரத்தான் செய்யும்.

என்ன வகையான தவறு என்பதைத் தெரிந்து கொள்வது அதைத் தீர்க்கப் பெரிதும் உதவும்.

- குழந்தைகளுக்கு ஒரு விஷயம் புரியாமல் இருக்கலாம்.
- தவறாகப் புரிந்து கொண்டிருக்கலாம்.
- குழந்தைக்கு விஷயம் புரிகிறது. ஆனால், கவனக் குறைவு, அலட்சியம், பயிற்சி இன்மை, கவனச் சிதறல் ஆகியவற்றால் தவறு செய்திருக்கலாம்.

ஒவ்வொரு விஷயத்தையும் ஒவ்வொருவிதமாகக் கையாள வேண்டியிருக்கும்.

ஒரு விஷயம் குழந்தைக்குப் புரியவே இல்லையென்றால், ஆரம்பத்தில் இருந்து அதை விளக்கிச் சொல்லிப் புரிய வைக்க வேண்டியிருக்கும். தவறாகப் புரிந்து கொண்டிருந்தால் என்ன புரிந்து கொண்டிருக்கிறார்கள் என்பதை முதலில் சொல்லச் சொல்ல வேண்டும். அது மிகவும் முக்கியம். ஏனென்றால், தவறாக என்ன புரிந்து கொண்டிருக்கிறார்கள் என்பது உங்களுக்குத் தெரிந்தால்தான் அதைச் சரி செய்ய முடியும். அடுத்ததாக, சரியானது எது என்று நீங்கள் வளவளவென வகுப்பெடுக்க ஆரம்பித்துவிடக்கூடாது. கவனக்குறைவு, அலட்சியம் போன்ற வற்றாலோ தவறுதலாகவோ ஏதேனும் தவறு நடந்திருந்தால், அந்தப் பாடம் பற்றி அதிகம் பேச வேண்டிய தேவையில்லை. மனத்தை ஒருமுகப்படுத்தவும் தொடர்ந்து பயிற்சி செய்யவும் உற்சாகப் படுத்தினாலே போதும்.

உடனடியாக எதிர்வினைகளைப் பெறுவது நல்லதுதான். ஆனால், குழந்தைகள் அதையே அதிகம் சார்ந்து இருக்கவும் கூடாது. ஒவ்வொரு வரியும் எழுதிவிட்டு, சரியா... சரியா... என்று கேட்டுக் கொண்டிருந்தால் அது நல்லதில்லை. நாலைந்து பத்திகள் எழுதிவிட்டு அல்லது நாலைந்து கணக்குகள் எழுதிவிட்டு எதிர்வினையைக் கேட்கச் சொல்லுங்கள். கொஞ்சம் கொஞ்சமாக அந்த எண்ணிக்கையை அதிகரியுங்கள். சந்தேகம் வரும் இடங்களில் கேள்விக் குறி போட்டுக் கொள்ளச் சொல்லுங்கள். முழுவதும் படித்து முடித்த பிறகு எந்த இடத்தில் எல்லாம் கேள்விக் குறியிருக்கிறதோ அதை மட்டும் ஒரேயடி யாகச் சொல்லிக் கொடுங்கள்.

ஆலோசனை: குழந்தைகள் எக்கச்சக்கமாகக் கேள்வி கேட்டால் அதற்கு ஒரு எல்லை வகுத்துவிடுங்கள். குழந்தைகளிடம் பல துண்டு காகிதங்களைக் கொடுத்து வையுங்கள். ஒவ்வொரு கேள்வி கேட்டதும் ஒரு துண்டு காகிதத்தை வாங்கிக் கொண்டுவிடுங்கள். துண்டு காகிதங்கள் தீர்ந்துவிட்டால் அதன் பிறகு கேள்விகள் கேட்கக்கூடாது. இதனால், கேள்விகள் கேட்பதில் கொஞ்சம் பொறுப்புணர்வும் கவனமும் அதிகரிக்கும்.

முதலில் நிறைய துண்டு காகிதங்களைக் கொடுங்கள். காலப்போக்கில் அதன் எண்ணிக்கையைக் குறைத்துக் கொண்டு வாருங்கள். அப்போதுதான் மிகவும் தேவை என்ற விஷயங்களுக்கு மட்டுமே உங்களிடம் உதவி கேட்டு வருவார்கள்.

பயிற்சி செய்யப் பயிற்சி

பயிற்சியை எந்த மனோபாவத்துடன் செய்கிறோம் என்பது மிகவும் முக்கியம். அரைகுறையாக, வேண்டா வெறுப்பாகச் செய்தால் எந்தப் பயிற்சியினாலும் பலன் கிடைக்காது. ஒட்டுமொத்தக் கவனமும் கற்றலில் குவியவேண்டும். வேதத்தின் வார்த்தையில் சொல்வதானால் இதை 'சாதனா' என்று சொல்லலாம். வெறுமனே ஒரு செயலைச் செய்வது அல்ல. மிகுந்த அர்ப்பண உணர்வுடன் ஒருவருடைய வளர்ச்சிக்குச் செய்யப்படும் செயல் என்று அர்த்தம்.

மனத்தை வேறெதிலோ வைத்தபடி ஏனோதானோ என்று ஒரு விஷயத்தைச் செய்த யாரும் வெற்றி பெற்றதாகச் சரித்திரம் கிடையாது. உடல், பொருள், ஆவி என அனைத்தையும் அர்ப்பணித்துச் செயல்படு பவரே வெற்றிபெற முடியும்.

சாராம்சம்

★ படிப்பதற்கு உகந்த மன, பவுதிக வெளியை உருவாக்கிக் கொடுங்கள்.

★ படிப்புத் திட்டம் (அட்டவணை) ஒன்றை உருவாக்கிக் கொடுங்கள். கடைசி நேரத்தில் முட்டி மோதிச் சிரமப்படுவதில் இருந்து இது காப்பாற்றும்.

★ படிப்பு நேரத்தை ஒருங்கிணைத்துக்கொள்ளக் குழந்தைகளுக்கு உதவுங்கள். போதிய இடைவெளிகளுடன் சிறு சிறு துண்டுகளாகப் படிக்கச் சொல்லுங்கள்.

★ படித்தவற்றை மனத்தில் நன்கு பதிய வைத்துக்கொள்ள, திரும்பிப் பார்க்கச் சொல்லுங்கள். பெற்றோராக மட்டும் இருக்காதீர்கள். பயிற்சியாளராகவும் செயல்படுங்கள்.

★ நேர்மறை மனோபாவத்துடன் முழுக் கவனத்துடன் பயிற்சிகளில் ஈடுபடச் சொல்லுங்கள்.

8

விளையாடக் கற்றுக் கொடுங்கள்

நான் இந்த அத்தியாயத்தை எழுத உட்கார்ந்தபோது ஜன்னல் வழியே வெளியே குழந்தைகள் உற்சாகத்துடன் விளையாடுவதைப் பார்த்தேன். பள்ளி இடைவேளை நேரம் அது. அதி தூண்டுதல் பெற்ற எலக்ட்ரான்கள் ஒரு மூலக்கூற்றில் குறுக்கும் மறுக்குமாக ஓடுவதுபோல் குழந்தைகள் இங்குமங்கும் ஓடிப் பிடித்து விளையாடிக் கொண்டிருந் தனர். ஐந்து சிறுவர்கள் பேஸ்பால் ஒன்றைப் பெறச் சண்டை போட்டுக் கொண்டிருந்தனர். மூன்று சிறுமிகள் பயங்கரமாகச் சிரித்தபடி ஒரே ஸ்கிப்பிங் கயிற்றில் சீராகத் துள்ளிக் குதித்து விளையாடிக் கொண்டிருந்தனர். இரண்டு பெண்கள் குழு கோ-கோ விளையாடிக் கொண்டிருந்தது. கீழே விழுந்த சிறுவன் ‘ஓ’வென்று அழுது கொண்டிருக்க அவனுடைய நண்பன் கைத்தாங்கலாக மைதானத்தை விட்டு அழைத்துச் சென்றான்.

காட்டுக் கூச்சலும் குழப்பமுமாக மைதானம் ஏக களேபரமாக இருந்தது. என்றாலும் அங்கு அவர்கள் ஒரு விஷயத்தைக் கற்றுக் கொண்டிருந்தார்கள். கூர்ந்து பார்த்தால் இந்த இடைவேளை நேரம் மிக முக்கியமான கற்றல் நேரம்தான். குழு உணர்வு, போட்டி, கூட்டுறவு, வியூகம், நட்பு, ஒற்றுமை, ஸ்நேகம், சவால்களைச் சந்தித்தல் என பல உணர்வுகளைக் கற்றுக் கொள்ளும் மிக முக்கியமான நேரம் இது. இன்னும் சொல்லப்போனால் வகுப்பில் கற்றுக் கொள்ளும் பாடத்தைவிட இந்த இடைவேளை நேரத்தில் கற்றுக் கொள்ளும் விஷயங்களே குழந்தைகளை வெகுவாக வடிவமைக்கும்.

டாக் ஸ்டூவர்ட் பிரவுன் என்ற மனோ தத்துவ மேதை ஓர் ஆய்வு நடத்தினார். மனிதர்கள், நாய்கள், பூனைகள், குரங்குகள், கரடிகள் ஏன் எறும்புகளில் கூட விளையாட்டு மனோபாவம் இருப்பதைக் கண்டுபிடித்தார். விளையாட்டு என்பது நேரத்தைப் போக்குவதற்காக

வெறுமனே செய்யும் ஒரு செயல் அல்ல. வாழ்க்கைக்கு மிகவும் முக்கியமான செயல்பாடு. தனி நபர்கள் வளரவும் முன்னேறவும் அது மிகவும் அவசியம். தங்கள் திறமையைத் தெரிந்து கொள்ளவும், உலகின் விதிமுறைகளைப் புரிந்துகொண்டு நடக்கவும் சமூகப் பரிமாற்றத்தைத் தெரிந்துகொள்ளவும் விளையாட்டு மிகவும் அவசியம். எல்லா வற்றுக்கும் மேலாக, விளையாட்டு மன அழுத்தத்தைக் குறைத்து ஒருவருடைய உடல், மன ஆரோக்கியத்தை மேம்படுத்துகிறது. சுருக்க மாகச் சொல்வதானால், விளையாட்டு மனிதர்கள் கற்றுக் கொள்ளவும், தகவமைத்துக் கொள்ளவும், வளரவும் உதவுகிறது.

துரதிர்ஷ்டவசமாக, படிப்பில் குழந்தைகள் முதலில் வரவேண்டும் என்ற ஒரே ஒரு விஷயத்துக்கே பெற்றோர் அதீத முக்கியத்துவம் தருவதால் விளையாட்டு பின்னுக்குத் தள்ளப்பட்டுவிடுகிறது. கிரிக்கெட், வீடியோ கேம்ஸ், நடனம் அல்லது ஓவியம் வரைதல் போன்றவற்றில் குழந்தைகள் ஆர்வம் காட்டினால், படிப்பில் கவனம் குறைந்துவிடும் என்று பெற்றோர் நினைக்கிறார்கள். அது தவறு. விளையாட்டு குறித்து வித்தியாசமாகச் சிந்திக்க உங்களுக்குக் கற்றுத் தரப்போகிறேன். சாப்பிடுதல், தூங்குதல், படித்தல் ஆகியவை எந்த அளவுக்கு முக்கிய மானவையோ அதே அளவுக்கு விளையாட்டும் முக்கியம் என்பதைப் புரியவைக்கப் போகிறேன். விளையாட்டுக்குப் போதிய முக்கியத்துவம் கொடுத்துக் குழந்தைகளுக்குள் இருக்கும் சாம்பியனை வெளியே கொண்டுவர நீங்கள் உதவுவீர்கள் என்று நம்புகிறேன்.

விளையாட்டு என்றால் என்ன?

சந்தோஷம், சாகசம் ஆகியவற்றுக்காகத் தன்னார்வத்துடன் ஒருவர் ஈடுபடும் செயல் என்று சொல்லலாம். தனியாகவும் இதைச் செய்ய லாம். பலருடன் சேர்ந்தும் செய்யலாம். வயதானவர்கள், இளைஞர்கள் என அனைவரும் விளையாடலாம். பல்வேறு பொம்மைகள், விளையாட்டுப் பொருட்களின் துணையுடன் விளையாடலாம். விளையாட்டுகள் தெளிவாக வரையறுக்கப்பட்டவையாக இருக்கும். குறிப்பிட்ட இலக்குகள், விதிகளைக் கொண்டதாக இருக்கும். சில நேரங்களில் பெரிய விதிகள் இல்லாமல் மனம் போன போக்கில் ஈடுபடும் ஒன்றாகவும் இருக்கும்.

- **உடல் சார்ந்த விளையாட்டு:** நீச்சல், நீளம்-உயரம் தாண்டுதல், மலை ஏறுதல், பனிச்சறுக்கு, ஊஞ்சல் ஆடுதல் போன்ற உடலுக்கு மட்டுமே வேலை கொடுக்கும் வகை.

- **உடல் - மூளை சார்ந்த விளையாட்டு:** புதிர்களை அவிழ்த்தல், பொருட்களை வகைப்படுத்துதல் என மூளைக்கும் உடம்புக்கும் சேர்த்து வேலை கொடுக்கும் விளையாட்டுகள்.

- வீடுகள், கோட்டைகள், கப்பல்கள் கட்டுதல் போல் படைப் பூக்கமும் கற்பனையும் கொண்டு ஆடப்படும் விளையாட்டுகள்
- **நடிப்பு:** இந்த வகை விளையாட்டில் குழந்தைகள் கற்பனையாக ஒரு சூழலை உருவாக்கிக் கொண்டு அதற்கு ஏற்ப எதிர்வினை புரிந்து விளையாடுவார்கள்.
- **மொழி விளையாட்டு:** கவிதைகள், கதைகள், பாட்டுகள், புதிய வார்த்தைகள் என உருவாக்கி விளையாடும் விளையாட்டு.
- **கலை விளையாட்டு:** கைக்குக் கிடைக்கும் எல்லாப் பொருட்களை வைத்தும் குழந்தைகள் வரைய முயற்சி செய்வார்கள். இசையை உருவாக்குவார்கள். நிழலை வைத்து அல்லது பொம்மலாட்டம் போன்ற விளையாட்டுகள் விளையாடுவார்கள். கலையைப் பயன் படுத்தித் தங்கள் எண்ணங்கள், உணர்ச்சிகளைச் சொல்ல முற்படு வார்கள்.
- **கரடு முரடான விளையாட்டு:** இந்த வகையில் குழந்தைகள் முரட்டுத்தனமாக விளையாடுவார்கள். யாருக்கும் எந்தத் தீங்கும் ஏற்படாத வகையில் ஓர் எல்லை வகுத்துக் கொண்டு விளையாடு வார்கள். இது கொஞ்சம் அபாயகரமானது.

ஏன் விளையாட வேண்டும்?

அதற்குப் பல காரணங்கள் இருக்கின்றன. முதல் காரணம் துணை ஒன்றின் தேவைக்கான ஏக்கம். விளையாடும்போது நட்பு, உரிமை, சமூக மனோபாவம், நம்பிக்கை போன்ற உணர்வுகளை வெளிப் படுத்துகிறோம். நம்மைப் பற்றித் தெரிந்து கொள்ளவும் இந்த உலகம் எப்படி வேலை செய்கிறது என்பதைத் தெரிந்து கொள்ளவும் அது உதவுகிறது. நம் உடல் எப்படிச் செயல்படுகிறது, அதை எப்படிக் கட்டுப் படுத்தலாம், அதை எப்படி செழுமைப்படுத்தலாம் என்றெல்லாம் கற்றுக் கொள்ள முடியும். நடப்பதில் ஆரம்பித்து மலையேறுவது வரை கற்றுக் கொள்ள முடியும். பந்தில் ஆரம்பித்து பல்வேறு பொருட்களை எப்படிக் கையாளுவது என்பதையும் தெரிந்து கொள்ள முடியும். சமூகத்தில் என்னவிதமான இடத்தைப் பிடிக்கப் போகிறோம் என்பதைப் பழகிப் பார்த்துக் கொள்ளவும் உதவும். குழந்தைகள் பெரும்பாலும் பெற்றோரை நகல் செய்வார்கள். சமைப்பது, வீட்டைச் சுத்தம் செய்வது, விருந்தினரை உபசரிப்பது என பல விஷயங்களைப் பெற்றோரைப் பார்த்துச் செய்வார்கள். மகிழ்ச்சி, பொழுதுபோக்கு, புதிய யோசனைகளைக் கண்டடைதல் எனப் பல காரணங்களுக்காக நம் கற்பனைத் திறனை அவிழ்த்துவிடவும் இது வழிசெய்து தரும்.

விளையாட்டின் நன்மைகள்

விளையாட்டின் மூலம் பல்வேறு நன்மைகளைப் பெற முடியும்.

- சமூக உணர்வை வளர்க்கிறது.
- நியாயம், பகிர்ந்து கொள்ளுதல் ஆகியவற்றைக் கற்றுக் கொடுக் கிறது.
- மொழித் திறமையை வளர்க்கிறது (பள்ளியிலும் ஆசிரியர்களுடனும் பேசுவதை விட மிகவும் இயல்பாகப் பேச முடியும்)
- சாமர்த்தியம் மிகுந்தவராக ஆக்கும்.
- படைப்பூக்கத்தை அதிகரிக்கும்.
- பிரச்னைகளைத் தீர்க்கும் திறமையை வளர்க்கும்.

விளையாட்டுக்கும் வாழ்க்கையில் வெற்றி பெறுவதற்கும் இடையில் நெருக்கமான தொடர்பு இருப்பது பல்வேறு ஆய்வுகளின் மூலம் நிரூபணமாகியிருக்கிறது. நோபல் பரிசு பெற்றவர்கள், வர்த்தக மேதைகள் போன்ற சாதனைப் படைத்த பல மனிதர்கள் தங்கள் சிறு பிராயத்திலும் வளர்ந்த பிறகும் விளையாட்டில் மிகுந்த ஆர்வத்துடன் இருந்ததாக டாக்டர் ஸ்டூவர்ட் பிரவுன், தான் மேற்கொண்ட ஆராய்ச்சி யில் தெரிவித்துள்ளார். அதோடு, விளையாட்டில் ஆர்வத்துடன் ஈடுபடாதவர்கள் பின்னாளில் படைப்பூக்கம் குறைந்தவர்களாகவும் புதிய விஷயங்களைக் கற்றுக் கொள்ள முடியாதவர்களாகவும் சமூக அளவிலும் மனத்தளவிலும் பல்வேறு பிரச்னைகளை எதிர்கொள்ள நேர்வதாகவும் தன் ஆய்வில் தெரியவந்துள்ளதாகச் சொல்லியிருக்கிறார்.

குழந்தைகள் நிறைய விளையாட வேண்டும்

இப்போதெல்லாம் குழந்தைகள் நிறைய விளையாடுவதே இல்லை... அது ஏன்? விலங்குகள் கூட விளையாடுகின்றன. அந்த அளவுக்கு விளையாட்டு என்பது அனைத்து உயிரினத்தின் உள்ளார்ந்த விஷயமாக இருக்கிறது. இருந்தும் பெற்றோர் ஏன் குழந்தைகளைப் போதிய அளவுக்கு விளையாட விடுவதில்லை. அதற்குப் பல காரணங்கள் இருக்கின்றன.

இன்றைய கல்வி முறை மிகவும் இறுக்கமானதாக இருக்கிறது. குழந்தை களின் மூளைக்குள் தகவல்கள், அறிவுகள்,பாடங்கள் அனைத்தையும் குத்திக் குத்தித் திணிக்கும் தொழிற்சாலை போல் இயங்குகின்றன. 20 வருட முடிவில் தொழில் புரட்சிக்கு உதவக்கூடிய திறமைகளைக் கொண்ட இயந்திரங்களைப் போல் குழந்தைகளை ஆக்குவதையே லட்சியமாகக் கொண்டிருக்கிறது. கலைகளுடனான அறிமுகம்,

விளையாட்டு போல் பல முக்கியமான விஷயங்கள் குழந்தைகளின் வாழ்க்கையில் இருந்து அப்புறப்படுத்தப்பட்டுவிட்டன. மாறாகக் கல்வி என்பது வருடா வருடம் குழந்தைகளின் மீது கடுமையான சுமை களைத் தொடர்ந்து ஏற்றிக் கொண்டுவருகிறது. போதாதகுறைக்குத் தேர்வுகள் என்ற பூதமும் பயமுறுத்தி வருகிறது. உலகில் நம் தேசத்தைப் போன்ற நாடுகளில், குறிப்பாக நகர்ப்புறங்களில், குழந்தைகள் வீட்டுக் குள்ளேயே அடைபட்டுக் கிடக்கிறார்கள். போக்குவரத்து நெரிசல் மிகுந்த சாலைகள், பூங்காக்கள், மைதானங்கள் இல்லாத நிலை போன்றவற்றால் குழந்தைகளுக்கு வெளியே வந்து விளையாட முடிவதில்லை. கூட்டுக் குடும்பம் சிதைந்துவிட்டது. எனவே, குழந்தை களுக்கு விளையாட ஆட்கள் கிடைப்பதுமில்லை. எல்லாவற்றுக்கும் மேலாக, தொலைக்காட்சிப் பெட்டி குழந்தைகளின் விளையாட்டு நேரம் முழுவதையும் ஒரேயடியாக முழுங்கி வருகிறது.

பாடத் திட்டங்களை மேலும் மேலும் அதிகரித்து வருகிறோம். மன அழுத்தம், நெருக்கடி ஆகியவற்றில் இருந்து விடுபட மிகவும் அவசியமான விளையாட்டை மறுத்து வருகிறோம். இது மிகவும் தவறான செயல்.

குழந்தைகளின் வாழ்க்கையை மேலும் சந்தோஷமாக ஆக்குவது எப்படி?

குழந்தைகளின் வாழ்க்கையில் விளையாட்டு அம்சத்தை அதிகரிக்க என்ன செய்யலாம்? இதோ சில யோசனைகள்:

- தினமும் குறிப்பிட்ட நேரத்தை விளையாடுவதற்கென்று ஒதுக்கிக் கொடுங்கள்.

- பல்வேறு வகையான விளையாட்டுகளில் குழந்தைகள் ஈடுபடும்படி உற்சாகப்படுத்துங்கள்.

- வீட்டிலேயே விளையாடுவதற்கான சூழலை உருவாக்குங்கள். பொம்மைகள், அட்டைகள், கலர் பென்சில்கள் போன்றவற்றை வீட்டில் வாங்கி வைத்துக் கொள்ளுங்கள்.

- குழந்தைகளைப் பாதுகாப்பாகக் கவனித்துக் கொள்கிறேன் என்ற போர்வையில் குழந்தைகளுக்கு சாகசம் செய்யவோ, சவால்களை எதிர்கொள்ளவோ எந்த வாய்ப்பும் இல்லாமல் செய்துவிடாதீர்கள். அதே நேரத்தில் ரொம்பவும் அலட்சியமாக எதை வேண்டு மானாலும் செய்து கொள்ளட்டும் என்றும் விட்டுவிடாதீர்கள். இரண்டுமே சமநிலையில் இருக்கும்படிப் பார்த்துக் கொள்ளுங்கள்.

- உண்மையான வேலைகளில் குழந்தைகளை அடிக்கடி ஈடுபடுத்துங்கள். அது குழந்தைகளின் கற்பனைத் திறனை அதிகரிக்க உதவும்.

* பல்வேறு விளையாட்டுகளில் குழந்தைகளை ஈடுபடுத்துங்கள் என்று நான் பெற்றோருக்கு அறிவுரை சொல்லும்போது, டி.வி பார்ப்பதைத் தவிர வேறு எதிலும் குழந்தைகள் ஆர்வம் காட்டுவதில்லையே என்று என்னிடம் வருத்தத்துடன் சொல்வார்கள்.

இதற்கு ஒரே ஒரு காரணம்தான் இருக்க முடியும். குழந்தைகளுக்கு விளையாட்டுகள் எதுவுமே அறிமுகப்படுத்தப்பட்டிருக்காது. அதனால் அதில் ஆர்வம் இல்லை. எனவே, டி.வி பார்க்கும் நேரத்தைக் குறையுங்கள். உதா: நாளொன்றுக்கு 1-2 மணி நேரம். அதுபோல் குறிப்பிட்ட நேரத்தை விளையாட்டுக்கு என்று ஒதுக்குங்கள். அதன் பிறகு பல்வேறு விளையாட்டுகளைச் சொல்லிக் குழந்தைகளுக்கு எது பிடிக்கிறதோ அதை விளையாடச் சொல்லுங்கள். காலப்போக்கில் டி.வி மீதான ஆர்வம் தானாகவே குறைந்து போய்விடும்.

ஆலோசனை: குழந்தைகளுக்கு உகந்த விஷயங்கள் எது என்பதை அவர்களை விட்டே தேர்ந்தெடுக்கச் சொல்லுங்கள். அதுதான் அவர்களுக்கு மிகுந்த சந்தோஷத்தைத் தரும். அதில்தான் அவர்கள் எளிதில் வெற்றியும் பெற முடியும்.

விளையாட்டுகள் - பொழுது போக்குகள்

அறிவியல்

வானவியல்	மின் பொருட்கள்
ரிமோட் வாகனங்கள்	பாறை - கல் சேகரிப்பு
ரோபோட்டிக்ஸ்	

கைவினைப் பொருட்கள்

இசைக்கருவிகள் தயாரித்தல்	மண் பானை தயாரித்தல்
சிற்பம்	ஃபிலிம் உருவாக்குதல்
பொம்மை தயாரித்தல்	பழம் பொருள் சேகரிப்பு
கோட்டோவியம், வண்ண ஓவியம்	
பிரேஸ்லெட் தயாரித்தல்	சோப் தயாரித்தல்
தோட்ட வேலை	மலை ஏற்றம்
பறவை ரசனை	மர வேலைப்பாடு
மெழுகுவர்த்தி செய்தல்	அகல் விளக்குகள் செய்தல்
சமைத்தல்	ஜிக்ஸா புதிர்கள்
தையல்	ஸ்க்ராப் புக் தயாரிப்பு
காகித வேலைப்பாடுகள் செய்தல் (ஓரிகமி)	
நகை செய்தல்	பூத்தையல்
மரச் சிற்பம்	வெளி அரங்க விளையாட்டுகள்

பட்டம் விடுதல்	கிரிக்கெட்
டென்னிஸ்	பேட்மிண்டன்
பாரம்பரியக் கலைகள்	கால்பந்து
டேபிள் டென்னிஸ்	கூடைப் பந்து
குதிரை ஏற்றம்	

சேகரிப்பு

நாணயம்	சி.டி.ராம்கள்
புத்தகங்கள்	பாட்டில்கள், கேன்கள்
காமிக்ஸ் புத்தகங்கள்	கரன்ஸி
பொம்மைகள்	கிடார்கள்
விசைப்பலகைகள்	சிதார்கள்
பாடல் சி.டிகள், ஆல்பங்கள்	இசை அமைத்தல்
ஸ்டாம்புகள்	போஸ்டர்கள்
திரைப்படங்கள்	பூச்சிகள்
படிகங்கள், பாறைகள், கனிமங்கள்	
பேனாக்கள்	டிரம்ஸ்கள்
தபலாக்கள்	

நிகழ்த்து கலைகள்

நடனம்	பாடல்
கவிதை வாசிப்பு	பொம்மலாட்டம்
மந்திர வித்தைகள்	நடிப்பு / டிராமா
கதை சொல்லுதல்	

பிற

வாசிப்பு	கம்ப்யூட்டர் ப்ரோக்ராமிங்
தொட்டியின் மீன் வளர்த்தல்	பிளாகில் எழுதுதல்
புகைப்படம் எடுத்தல்	வெப்சைட் உருவாக்கம்
பத்திரிகை/கட்டுரைகள் எழுதுதல்	
உடற்பயிற்சி	மருதாணி வேலைப்பாடுகள்

பொழுதுபோக்குகள்

பல்வேறு விளையாட்டுகளுக்குக் குழந்தைகள் அறிமுகப்படுத்தப்படும் போது ஏதாவது ஒரு சில விளையாட்டுகள் அவர்களுக்கு மிகவும் பிடித்துப்போகும். சிறு தீப்பொறியானது தழலாகப் பற்ற ஆரம்பித்ததும் அதை அடுத்த கட்டத்துக்குக் கொண்டு செல்ல நீங்கள் உற்சாகம் கொடுக்க வேண்டும். அவர்களுக்குப் பிடித்த விஷயத்தில் கூடுதல் நேரத்தைச் செலவிட வழி செய்து கொடுங்கள். ஆயிரக்கணக்கான

பொழுதுபோக்குகள் இருக்கின்றன. உங்கள் குழந்தைக்கு ஏதாவது ஒரு பொழுதுபோக்கு அம்சம் இருக்க வேண்டும். அதற்கான காரணத்தைக் கீழே தருகிறேன்:

1. **உத்வேகத்தை அதிகரிக்கும்:** ஒரு விஷயத்தில் ஏற்படும் ஆர்வம் மெள்ளத் தணியாத தாகமாக மாறிவிட்டால் குழந்தைகளுக்கு வாழ்க்கை மீதான பிடிப்பு அதிகரிக்கும்.

2. **திறமைகள் அதிகரிக்கும்:** பொழுதுபோக்கில் இருந்து பல திறமைகளை வளர்த்துக் கொள்ள முடியும். மொழி அறிவு, உடல் வலு என அவர்களுடைய பன்முக அறிவுக்கு ஏற்ப பல விஷயங்களைக் கற்றுக் கொள்ள முடியும்.

3. **தன்னம்பிக்கையை அதிகரிக்கும்:** பொழுதுபோக்கு அம்சத்தில் அதிக நேரம் செலுத்தும்போது அதில் சிறந்து விளங்க ஆரம்பிப்பார்கள். அது அவர்களுக்கு சுய கவுரவத்தை அதிகரிக்கும்.

4. **வாசிப்புப் பழக்கம் அதிகரிக்கும்:** ஏதாவது ஒரு பொழுதுபோக்குப் பழக்கம் தொற்றிக் கொண்டுவிட்டால் அது தொடர்பான புத்தகங்களைப் படிக்கும் ஆர்வம் தானாக ஏற்படும். வழி காட்டிக் குறிப்புகள், வாழ்க்கை வரலாறுகள், ஒரு செயல்பாடு அல்லது பொருளின் வரலாறு எனப் படிக்க ஆரம்பிப்பார்கள்.

5. **படிப்பில் ஆர்வம் அதிகரிக்கும்:** பொழுதுபோக்குகளுக்கும் படிப்புக்கும் இடையில் ஓர் இணைப்பை உருவாக்கிக் கொள்ள முடிந்தால், படிப்பில் அவர்களுடைய ஆர்வம் பல மடங்கு அதிகரிக்கும்.

6. **படைப்பூக்கம் அதிகரிக்கும்:** பொழுதுபோக்குகள் படைப்பூக்கப் பொறியைத் தூண்டிவிடும். புதிய சிந்தனைகளை உருவாக்கும்.

7. **மன ஒருமுகப்பாடு, கவனம் அதிகரிக்கும்:** ஒரு விஷயத்தில் தாமாக ஆர்வத்துடன் ஈடுபட்டால் அதில் அதிக நேரத்தைச் செலவிட வழி பிறக்கும். அப்படிச் செய்வது எந்தவொரு விஷயத்திலும் மன ஒருமுகப்பாட்டை அதிகரிக்கும்.

8. **டி.வி பார்க்கும் நேரம் குறையும்:** பொழுதுபோக்கு அம்சம் எதிலாவது தீவிர ஆர்வம் ஏற்பட்டுவிட்டால், குழந்தைகள் டி.வி பார்ப்பதை வெகுவாகக் குறைத்துவிடுவார்கள்.

9. **மன அழுத்தத்தைக் குறைக்கும்:** பொழுதுபோக்குகள், அன்றாடக் கடமைகளில் இருக்கும் சோர்வு, மந்தம், பதற்றம் ஆகியவற்றைப் போக்கும். மனத்துக்குப் புத்துணர்ச்சி ஊட்டும்.

10. **விருப்பமான தொழில் நோக்கி நகர்த்தும்:** பொழுதுபோக்கு விஷயத்தில் தீவிரமாக ஈடுபடுவதால், காலப்போக்கில்

விருப்பத்துக்குரிய துறையிலேயே தொழில் வாழ்க்கையை அமைத்துக் கொள்ள வழி பிறக்கும்.

ஆலோசனை: குழந்தைகளின் பொழுது போக்குக்குப் போதிய நேரத்தை ஒதுக்கிக் கொடுங்கள். சில பொழுது போக்கு அம்சங்களுக்கு வண்ணம் தீட்டுதல், வெட்டி ஒட்டுதல், அடுக்குதல், கட்டுதல் என பல வேலைகள் செய்ய வேண்டியிருக்கும். அந்த இடம் கொஞ்சம் அலங்கோலமாகும். எனவே, பொழுதுபோக்கு அம்சத்தில் ஈடுபட என்று தனியாக இடம் ஒதுக்கிக் கொடுங்கள். ஏதாவது உடைந்துவிடுமோ, அழுக்காகிவிடுமோ, வீணாகிவிடுமோ என்ற பயம் இல்லாமல் அவர்கள் செயல்பட வழி கிடைக்கும். உங்களுக்கும் கோபப்படுவது குறையும். வேறென்ன... அலங்கோலப்படுத்துவதும் கலைத்துப் போடுவதும் படைப்பூக்கத்தின் ஒரு வழிதானே.

விளையாட்டு ஆரம்பிக்கட்டும்

எப்படி விளையாட வேண்டும் என்று குழந்தைகளுக்குக் கற்றுக் கொடுங்கள். அப்போதுதான் முழுச் சந்தோஷத்தைப் பெற முடியும்.

விளையாட்டு மனோபாவம்

எந்தவகையான விளையாட்டில் ஈடுபட்டாலும் பரவாயில்லை... நேர்மை உணர்வை ஒருபோதும் இழக்கக்கூடாது. வெற்றியைக் குறிக்கோளாகக் கொள்வதில் தவறில்லை. ஆனால், தவறான வழியில் போக நினைக்கவே கூடாது. அடுத்தவர்கள் என்ன சொல்கிறார்கள் என்பதைப் பற்றிக் கவலைப்படக்கூடாது. அடுத்தவர்களின் திறமையைப் பார்த்துப் பொறாமைப்படக்கூடாது. விளையாட்டில் எந்தவிதப் பதற்றமும் நெருக்குதலும் இல்லாமல் இயல்பாக ஈடுபட வேண்டும். இது தொடர்பாகப் பெற்றோர், குழந்தைகளுக்கு வழிகாட்ட வேண்டும். சந்தோஷமாக ஈடுபட வேண்டும் என்பதுதான் நோக்கம். வெற்றி பெறுகிறோமா தோல்வி பெறுகிறோமா என்பது முக்கியமில்லை. எப்படி விளையாடுகிறீர்கள் என்பதுதான் முக்கியம்.

குழு உணர்வு

பிறருடன் விளையாடும்போது குழந்தைகளுக்கு சமுதாய உணர்வுகள், திறமைகள் வளர வழி பிறக்கும். குழு விளையாட்டுகளில் இது நன்கு வெளிப்படும். ஒவ்வொரு வீரரும் அணிக்குக் கொண்டுவரும் விசேஷமான அம்சத்தைப் புரிந்து கொள்ள வேண்டும். ஒவ்வொரு வருடைய திறமையும் முழு அளவில் வெளிப்பட உற்சாகப்படுத்த வேண்டும். பிற்காலத்தில் இந்தக் குணங்கள் தொழில் வாழ்க்கையில்

நிர்வாகிகள், மேலாளர்கள், உரிமையாளர்கள் என ஆவதற்குப் பெரிதும் உதவிகரமாக இருக்கும். என்ன சூழலாக இருந்தாலும் என்ன செயலாக இருந்தாலும் ஒருவர் தங்களுடைய தனித்தன்மையைக் கண்டடைய வேண்டும்.

இதோ அதற்கான பத்து வழிகள்

1. **விதிகளுக்கு உட்பட்டு விளையாடு:** அனைவரும் சந்தோஷமாக ஈடுபடத்தான் விளையாட்டில் விதிகள் என்ற ஒன்று இருக்கிறது. அதை அனுசரித்தே ஆக வேண்டும்.

2. **ஒவ்வொருவருக்கும் வாய்ப்பு:** ஒரு சிலரே ஆட்டத்தை முழுவதும் ஆக்கிரமித்தால், எந்த சுவாரசியமும் இருக்காது.

3. **எதையாவது எடுத்தால் திரும்ப வைக்க வேண்டும்:** விளையாட்டுப் பொருட்களை எடுத்த இடத்தில் வைக்கச் சொல்லுங்கள். கண்ட இடத்தில் போட்டுவிட்டுப் போகவிடாதீர்கள்.

4. **நீங்களே செய்யுங்கள்:** பிறர் முதுகில் ஏறி உட்காராதீர்கள். நீங்கள் செய்ய வேண்டிய வேலைகளை நீங்களே ஆர்வத்துடன் செய்யுங்கள்.

5. **கலைத்துப் போட்டால் அதைச் சரி செய்யுங்கள்:** விளையாடும்போது எதையாவது உடைத்தாலோ, சீர்குலைத்தாலோ நீங்களே சரி செய்யுங்கள். வேறு யாராவது வந்து செய்ய வேண்டும் என்று எதிர்பார்க்காதீர்கள்.

6. **மற்றவர்களின் நேரத்தை மதியுங்கள்:** குழுவாக ஒரு வேலை செய்யும்போது சரியான திட்டமிடலும் ஒருங்கிணைப்பும் மிகவும் அவசியம். சொன்ன இடத்துக்குச் சொன்ன நேரத்தில் போய்விட வேண்டும்.

7. **பாராட்டுங்கள்:** பிறருடைய பங்களிப்பைப் பாராட்டுங்கள். அவர்களுடைய தனித்தன்மை வாய்ந்த செயலை உற்சாகப்படுத்துங்கள்.

8. **இதமாக வெல்லுங்கள்:** உங்கள் வெற்றிக்கு உதவியவர்களுக்கு நன்றி தெரிவியுங்கள். அவர்களுடைய பங்கை அங்கீகரியுங்கள். எதிர் தரப்பினரை நட்புணர்வுடன் நடத்துங்கள்.

9. **தோல்வியை இதமாக ஏற்றுக் கொள்ளுங்கள்:** தோல்வியைக் கம்பீரமாக ஏற்றுக் கொள்ளுங்கள். இம் முறை செய்த தவறைத் திருத்திக்கொண்டு அடுத்தமுறை வெற்றி பெற முயற்சி செய்யுங்கள். தோல்வியை ஏற்காமல் ஆவேசமோ ஆத்திரமோ படுபவர்களை யாரும் விரும்பமாட்டார்கள்.

10. **ஜாலியாக இருங்கள்:** விளையாட்டின் முக்கியமான நோக்கமே சந்தோஷமாக இருப்பதுதான் என்பதை மறக்காதீர்கள்.

ஆலோசனை: விளையாடும்போது மற்றவர்கள் ஏதாவது திருட்டுத் தனத்தில் ஈடுபட்டால், அதற்கு ஒத்துழைப்புக் கொடுக்கக்கூடாது. நியாயமற்ற முறையில் செய்யும் செயலை எதிர்த்துத் திடமாக நிற்க வேண்டும். அதற்குத் துணை போகக்கூடாது.

விதிகள் இல்லா ஒரு விளையாட்டு

ஒரு சிறுவன் விளையாடும்போது மிகவும் முரட்டுத்தனமாக நடந்து கொள்வதாகவும் அதைக் கட்டுப்படுத்தத் தெரியவில்லை என்றும் அவனுடைய அம்மா என்னிடம் ஆலோசனை கேட்டார். விளையாடும் போது சண்டை போடுவது மிகவும் இயல்பானதுதான் என்று அந்த அம்மாவுக்குப் புரியவைத்தேன். உண்மையில் அந்த மனோபாவம் குழந்தையின் சமூக, உணர்வுபூர்வ வளர்ச்சிக்கு மிகவும் நல்ல முறையில் உதவும் என்று ஆராய்ச்சியாளர்கள் தெரிவித்திருக்கிறார்கள். அந்த முரட்டுத்தனத்தை ஒரு கட்டுக்குள் கொண்டுவரப் பெற்றோர் அருகில் இருந்து உதவ வேண்டும் என்று சொன்னேன். அதற்கு அந்தப் பெண் சம்மதித்தார். தாறுமாறாக விளையாட என்று குறிப்பிட்ட நேரத்தை ஒதுக்கிக் கொடுத்தார். அந்த நேரத்தில் குழந்தைகள் என்ன வேண்டுமானாலும் செய்து கொள்ளலாம். ஆனால், யாரையும் காயப்படுத்தக்கூடாது. ஒருவருக்குப் பிடிக்கவில்லையென்றால் விட்டுவிடவேண்டும். அந்த வேடிக்கை சண்டைகளை அந்தப் பெண் மேற்பார்வை பார்த்தார். அந்தவகை விளையாட்டில் ஆர்வம் உள்ளவர்கள் மட்டுமே ஈடுபடவேண்டும். விளையாட்டுச் சண்டை நிஜச் சண்டையாக மாறிவிடக்கூடாது எனறெல்லாம் கண்கணித்துக் கொண்டார். இப்படிச் செய்ததன் மூலம் அவருடைய குழந்தையின் முரட்டுத்தனம் நாளடைவில் குறைந்தது.

உங்கள் விளையாட்டு முறை

உங்கள் குழந்தைகளை வெறுமனே நிறைய விளையாடச் சொன்னால் மட்டும் போதாது. நீங்களும் ஒரு நல்ல விளையாட்டு வீரராக முன்மாதிரியாக நடந்து கொள்ளவேண்டும். விளையாட்டுகளில் அவர் களுடன் ஈடுபடுங்கள். அல்லது அவர்களுடைய பொழுதுபோக்கில் நீங்களும் ஈடுபடுங்கள். ஒன்றை நினைவில் கொள்ளுங்கள். இதுபோல் நீங்கள் அவர்களுடன் செலவிடும் நேரம் மிகுந்த நெருக்கத்தை உங்களுக்கிடையே உருவாக்கும். வாழ்க்கை முழுவதும் குழந்தையுடன் உணர்வுபூர்வமாக நெருக்கமாக இருக்க வழிபிறக்கும்.

குழந்தைகளுக்கும் எங்களுக்கும் பொதுவான அம்சங்கள் எதுவுமே இல்லை. இருவரும் வேறு வேறு உலகில் வாழ்கிறோம் என்று பல

பெற்றோர் என்னிடம் புகார் தெரிவிப்பார்கள். இன்றைய காலகட்டத்துக் குழந்தைகள் பேசும் மொழி புரியவில்லை. அவர்கள் பயன்படுத்தும் கருவிகளை நமக்குப் பயன்படுத்தத் தெரியவில்லை. அவர்களுடைய வாழ்க்கை ரசனை புரியவில்லை. அவர்களுக்கு எந்தவிதமான ஆடைகள் பிடிக்கும் என்பது தெரியவில்லை. என்றெல்லாம் ஒரு பெற்றோர் நினைப்பது மிகவும் வேதனை தரக்கூடிய ஒன்றுதான். உங்களுக்கும் குழந்தைகளுக்கும் இடையில் இடைவெளி அதிகரித்தால் தொடர்பு கொள்வது மிகவும் சிரமமாகத்தான் இருக்கும். ஒரு விஷயத்தை நினைவில் கொள்ளுங்கள். நெருக்கமான பாசப் பிணைப்புகள் காலப்போக்கில்தான் உருவாகிவரும். குழந்தைகளுடன் தொடர்ந்து விளையாடுவது அதற்கான ஒரு நல்ல வழி.

நீங்கள் விளையாட்டில் ஈடுபடுவதால் உங்கள் மூளையும் நன்கு வேலை செய்ய ஆரம்பிக்கும். வயதான பிறகும் புதுப் புது வேலை களில் ஈடுபட்டு, விளையாட்டுகளில் ஆர்வத்துடன் ஈடுபட்டு வருபவர் களின் ஞாபக சக்தி அதிகமாக இருப்பதாக ஆராய்ச்சிகள் தெரிவிக் கின்றன. தினமும் கொஞ்சம் நேரம் விளையாடுவது உங்கள் உடல் ஆரோக்கியத்துக்கும் மன நிம்மதிக்கும் வழிபிறக்கும்.

தலைமுறை இடைவெளியா?

மும்பையில் வசித்துவரும் சாக்ஷியின் அம்மா ஒருநாள் என்னைச் சந்திக்க வந்தார். பதின் பருவத்தில் இருக்கும் சாக்ஷி தன்னுடன் சரியாகப் பேசுவதில்லை என்று புகார் தெரிவித்தார். பள்ளியில் இருந்து வீட்டுக்கு வந்ததும் நேராகத் தன்னுடைய அறைக்குள் போய்ப் பூட்டிக் கொண்டுவிடுவாள். சாப்பிடும் நேரத்துக்கு வெளியே வருவாள். பிறகு மீண்டும் அறைக்குள் போய்த் தாழிட்டுக் கொண்டுவிடுவாள். என்ன வெல்லாமோ செய்து பார்த்துவிட்டேன் என்னுடன் ஆசையாகப் பேசுவதே இல்லை. எப்போது பார்த்தாலும் யாருடனாவது போனில் பேசிக் கொண்டிருக்கிறாள். அல்லது எஸ்.எம்.எஸ். அனுப்பிக் கொண் டிருக்கிறாள். டி.வி பார்த்துக் கொண்டிருக்கிறாள். அவள் அணியும் ஆடைகளும் அவ்வளவு சரியாக இல்லை. நான் என்ன செய்ய என்று வருத்தத்துடன் சொன்னார்.

பெண்ணுடன் நேரடியாகப் பிரச்னை எதுவும் செய்யவேண்டாம். அது நிச்சயம் மோசமான விளைவைத்தான் ஏற்படுத்தும். இருவரும் ஒத்துப் போகும் விஷயங்களில் முதலில் ஈடுபடுங்கள் என்று சொன்னேன். அதன்படியே அவரும் செய்தார். சாக்ஷிக்கு நவ நாகரிக ஆடை, அணிகலன்களில் ஆர்வம் இருந்தது. அவருடைய அம்மாவும் நகை வடிவமைப்பில் ஆர்வத்துடன் இருந்திருக்கிறார். திருமணத்துக்குப்

பிறகு அதை விட்டுவிட்டிருந்தார். இப்போது தன் பழைய கலை ஆர்வத்தைப் புதுப்பித்துக்கொண்டார். சாக்ஷிக்கு அம்மாவின் நகை வடிவமைப்புத் திறமையைப் பார்த்து பெரும் மதிப்பும் மரியாதையும் ஏற்பட்டது. புதிய புதிய நகைகள் கிடைத்ததால் கூடுதல் நேரத்தை அம்மாவுடன் செலவிட்டார். முத்துகள், கண்ணாடிகள், வயர்கள் எனப் பல நகைகளை இருவரும் ஆர்வத்துடன் செய்தனர். அம்மாவுக்கும் மகளுக்கும் இடையில் ஆழமான நெருக்கம் ஏற்பட்டது. இருவரும் வெளிப்படையாகப் பேசிக் கொள்ள வழி பிறந்தது.

சாராம்சம்

★ உடம்பை அசைத்து செயல்படுதல், பொருட்களைக் கையாளுதல், கற்பனைத் திறனை வெளிப்படுத்துதல் ஆகியவற்றுக்கு வழிசெய்துகொடுக்கும் விளையாட்டுகள், பொழுதுபோக்குகளில் குழந்தைகளைக் கணிசமான நேரம் ஈடுபடச் சொல்லுங்கள்.

★ விளையாடுவதற்குப் போதிய நேரம் கொடுக்காமல் படி... படி என்று குழந்தையைத் தொடர்ந்து நெருக்கடிக்குள்ளாகிவந்தால் குழந்தையின் எதிர்காலத்தை வீணாக்குகிறீர்கள் என்றுதான் அர்த்தம்

★ குழந்தைகளின் அன்றாடச் செயல்பாடுகளில் விளையாட்டு அம்சங்களுக்கு அதிக இடம் கொடுக்க வையுங்கள். சமுதாய உணர்வு, படைப்பாளுமை, தன்னம்பிக்கை போன்றவை அதிகரிக்க அது நிச்சயம் உதவும்.

★ ஏனென்றால், விளையாட்டில் பலரும் இணைவதால், குழு உணர்வு அதிகரிக்கும். நேர்மையாக இருக்கவேண்டும் என்ற உணர்வும் அதிகரிக்கும். இந்தத் திறமைகள் பிற்காலத்தில் தொழில்ரீதியாகவும் சொந்த வாழ்க்கையிலும் நல்ல நிலையை அடைய உதவும்.

★ என்ன செய்கிறோம் என்பதைவிட என்ன மனோபாவத்துடன் செய்கிறோம் என்பதே முக்கியம். ஜாலியான மனத்துடன் இருந்தால் தாங்கள் செய்யும் எல்லா வேலைகளிலும் ஆர்வத்துடன் ஈடுபட முடியும். மிகுந்த மகிழ்ச்சியை அடையவும் முடியும்.

9

சூட்சுமங்களைக் கற்றுக் கொடுங்கள்

முதல் முதலாக நானாகவே சப்பாத்தி தயாரித்த நாளை என்னால் மறக்கவே முடியாது. எல்லாரையும்போல முதலில் மாவை நன்றாகப் பிசைந்து கொண்டேன். உலர்ந்த மாவில் லேசாக ஒற்றிக்கொண்டு சூரியன் போல் வட்ட வடிவில் அருமையாகச் சப்பாத்தி உருட்ட வேண்டும் என்று ஆரம்பித்தேன். ஆனால், பிள்ளையார் பிடிக்கப் போய்க் குரங்கான கதையாக, நான் உருவாக்கிய சப்பாத்தி இந்திய வரைபடம் போல் இங்கும் அங்குமாக இழுத்துக் கொண்டு வந்தது. பிரம்மப் பிரயத்தனம் செய்து பார்த்தேன். எதுவும் சரியாகவில்லை. என் நண்பரின் மனைவி மிகவும் அருமையாக, வட்டமாகச் சப்பாத்தி இடுவார். அதுபோல் எவ்வளவு முயன்று பார்த்தும் வரவில்லை.

ஒருநாள் அதன் ரகசியத்தை எனக்குச் சொல்லிக் கொடுத்தார். மெதுவாக, வட்டமாக உருட்ட வேண்டும். வட்டப் பலகையில் சப்பாத்தியும் வட்டமாகவே வருவதுபோல் பார்த்து உருட்டினால் போதும். அவர் சொல்லிக் கொடுத்ததைக் கவனமாகக் கேட்டுக் கொண்டேன். அதுபோலவே செய்து பார்த்தேன். முன்பை விட ஓரளவுக்கு நன்றாக வந்தது. ஏழெட்டு தடவை செய்ததும் நன்கு வட்டமாக வந்துவிட்டது. சரியான ஆலோசனை... எளிய தந்திரம்... அதுதான் தேவை. அது கிடைத்ததும் சப்பாத்தி செய்யும் கலை எனக்குக் கைவந்துவிட்டது!

வாழ்க்கையிலும் இதுபோன்ற பல தந்திரங்கள் ஒருவருக்குத் தேவைப்படும். விளையாட்டு, கணிதம், இசை, தோட்ட வேலை, தையல், கம்ப்யூட்டர் கிராஃபிக்ஸ், வடிவமைப்பு என எதுவாக இருந்தாலும் அவற்றுக்கென ஒரு வழிமுறை, சூட்சுமம் இருக்கும். அதைக் கற்றுக்கொண்டு மனத்தில் பதிந்துகொண்டுவிட்டால் எந்த வேலையும் சுலபமாகிவிடும்.

சூட்சுமங்களைக் கற்றுக் கொள்வதன் பலன்களை இங்கு சொல்கிறேன்.

- செயல் திறன் அதிகரிக்க உதவும்
- நேரம், சக்தியை மிச்சம் பிடிக்க முடியும்
- போட்டியில் முன்னலை பெற உதவும்
- வேடிக்கை மிகுந்ததாக இருக்கும்
- தன்னம்பிக்கை அதிகரிக்கும்

எந்தவொரு விஷயமாக இருந்தாலும் அதில் மேதைமையை அடைய வேண்டுமென்றால், அதற்கு நிச்சயமாக, இந்தச் சூட்சுமங்களைக் கற்றுக்கொள்வது அவசியம். இன்றைய காலகட்டத்தில் குழந்தைகளுக்கு நிறைய ஞாபக சக்தி தேவைப்படுகிறது. எனவேதான் சூட்சுமங்களைக் கற்றுக் கொள்வதற்கென்றே ஒரு அத்தியாயத்தை ஒதுக்கியிருக்கிறேன். எந்தவொரு பாடத்துக்கும் குழந்தைகள் இதைப் பயன்படுத்தலாம். நடனம், இசை, நாடகம், மேடைப் பேச்சு என வேறு எந்தத் துறையாக இருந்தாலும் அது மிகவும் பயன்படும். இந்தத் தந்திரங்களைக் கற்றுக் கொள்வது அப்படி ஒன்றும் சிரமமான காரியம் அல்ல. அதைத் தெரிந்துகொண்டுவிட்டால் முன்பை விட ஆர்வமும் அதிகரிக்கும்.

முதல் எழுத்து மந்திரம்

எந்தவொரு பெரிய விஷயத்தை நினைவில் வைத்துக் கொள்வதானாலும் அதன் முதல் எழுத்துகளை மட்டும் நினைவில் வைத்துக் கொண்டாலே போதும். வானவில்லின் நிறங்கள் எந்த வரிசையில் இருக்கும் என்பதை நினைவில் வைத்துக் கொள்ள வேண்டுமானால், விப்ஜியார் (VIBGYOR) என்பதை நினைவில் வைத்துக் கொண்டால் போதும் என்று சிறுவயதில் சொல்லிக் கொடுத்திருப்பார்களே. வயலட், இண்டிகோ, நீலம், பச்சை, மஞ்சள், ஆரஞ்சு, சிவப்பு என்ற வரிசையை நினைவில் வைக்கச் சிரமப்படுபவர்கள் விப்ஜியார் என்பதை எளிதில் நினைவில் வைத்துக்கொள்ள முடியும். அதில் இருந்து வரிசையாக ஏழு நிறங்களை நினைவுக்குக் கொண்டுவந்துவிட முடியும். இதுபோல் குழந்தைகள் தங்களுக்குச் சிரமமாக இருக்கும் எல்லாவற்றின் முதல் எழுத்தையும் தொகுத்துப் புதிதாக ஒன்றை உருவாக்கிக் கொள்ள முடியும். உதா: My (Mercury) Very (Venus) Elegant (Earth) Mother (Mars) Just (Jupitor) Served (Saturn) Us (Uranus) Noodles (Neptune). இந்த வாக்கியத்தை நினைவில் கொள்வது எளிது. இதில் இருந்து எளிதில் கிரகங்களின் வரிசையை நினைவுக்குக் கொண்டு வந்துவிட முடியும்.

காட்சித் தொடர்புகள்

வார்த்தைகள், கோட்பாடுகளுடன் படங்களை இணைத்து நினைவு படுத்திக் கொள்ளலாம். வெற்றிகரமாக நினைவில் கொள்ளவேண்டு மென்றால் படங்கள் தெளிவாக, வேடிக்கையாக, மிகைப்படுத்தப் பட்டவையாக இருக்க வேண்டும்.

அப்படிச் செய்யவில்லையென்றால் அவற்றை எளிதில் மறந்து விடுவீர்கள்.

ஆலோசனை

நிறைய வார்த்தைகளை நினைவில் வைத்துக் கொள்ள வேண்டு மென்றால், ஒரு நிகழ்வாக, கதையாக ஆக்கிக் கொண்டுவிடுங்கள்.

கடந்த வருடம் சில மாணவர்களுடன் ஒரு பரிசோதனை முயற்சியில் ஈடுபட்டேன். அவர்கள் மிகவும் கடினமானதாக நினைக்கும் பாடத்தைக் கொண்டுவரச் சொன்னேன். 9வது வகுப்பில் படிக்கும் ஒரு மாணவர் உயிரியல் பாடத்தில் சிறுநீரகம் பற்றிய பாடம் மிகவும் சிரமமாக இருப்பதாகச் சொன்னான். நெப்ரான் குழாய்கள், மால்பீஜியன் குழாய்கள், ரெனெல் ட்யூபுலஸ், கலெக்ஷன் குழாய்கள், பவ்மன்ஸ் காப்ஸ்யூல், க்ளோமெரூலஸ், ஹென்லேஸ் லூப் என விரிவான எக்கச்சக்கமான குறிப்புகளைக் கொண்ட படங்கள் அவனை மிகவும் பயமுறுத்தியது. நான் அவனுடைய பிரச்னையைப் புரிந்து கொண்டேன். ஆழமாகப் பெருமூச்சுவிட்டேன். சரி இவற்றை வைத்து ஒரு கதை எழுதிக் கொள்வோம் என்று சொன்னேன்.

முதலில் நெப்ரான். அது எப்படி ஒலிக்கிறது. நெப்யூ என்பதுபோல் இருக்கிறது. இல்லையா? எனவே, சிறுநீரகத்துக்கு ஒரு நெப்யூ இருப்ப தாக நினைத்துக் கொள். மால் என்றால் மாலை. அடுத்ததாக உள்ள பிஜியன் (pighian) என்ற ஆங்கில வார்த்தையை நினைவில் கொள்ள அதில் இருக்கும் பிக் (pig) என்பதை எடுத்துக் கொள். அதாவது பன்றி. அடுத்ததாக, ரெனல் என்பது எதை நினைவுபடுத்துகிறது? சரி... ரெனா என்றவர் பன்றியைத் தொடர்ந்து பின்னால் போகிறார். ஏனென்றால், அந்தப் பன்றி ஏராளமான கலெக்ஷன் குழாய்களைத் திருடிக் கொண்டு ஓடுகிறது. இப்போது, பன்றியை அம்பு (Bow - பவ்) வீசிப் பிடிக்க ஒருவர் வருகிறார். அதாவது பவ்மன் (bowman). அவர், சில மாத்திரை களை (கேப்ஸ்யூல்) பன்றியின் மீது அம்பில் வைத்து தாக்குகிறார் (பவ்மேன்ஸ் கேப்ஸ்யூல்). பன்றி அலறியடித்துக் கொண்டே ஒரு ஃபேஷன் ஷோ நடக்கும் இடத்துக்கு ஓடிவிடுகிறது. அங்கு அழகான (க்ளாமெரஸ்) பலர் இருக்கிறார்கள். அதன் பிறகு அங்கிருந்து வேறொரு இடத்துக்கு ஓடுகிறது. அங்கு ஒரு கோழி (ஹென்) இருக்கிறது. அது

ஒரு ராட்டினத்தில் சுற்றிக் கொண்டிருக்கிறது. ஒவ்வொருமுறை சுற்றி வரும்போதும் (லூப்) ஒரு முட்டை போடுகிறது. ஹென் லே லூப்... அதாவது ஹென்லேஸ்லூப்! இப்படியாகக் கதைபோல் எழுதி வைத்துக் கொண்டால் மறக்கவே செய்யாது.

ஆலோசனை: குழந்தைகளுக்குக் கதையின் உள்ளடக்கம் நன்கு புரியும்படிப் பார்த்துக் கொள்ளுங்கள். இல்லையென்றால் அர்த்தம் அனர்த்தமாகிவிடும்.

ஸ்பெல்லிங் தந்திரங்கள்

ஒருவகையில் பார்த்தால் ஆங்கிலம் மிகவும் பைத்தியக்காரத்தனமான மொழிதான். laugh என்று எழுதுவதை laff என்று எழுதினால் என்ன? taught என்பது taut என்று எழுதினாலும் ஒரேமாதிரித்தானே உச்சரிக்கப் போகிறோம். எதற்காக gh? ஆங்கிலம் என்பது அவியல் போன்றது. செல்டிக், ஜெர்மன், லத்தீன், ஃப்ரெஞ்சு என பல மொழிகளின் கலவை தான். எனவே, ஆங்கில வார்த்தைகளை நினைவில் வைத்துக்கொள்ள இதோ சில வழிகள் :

1. எப்போது ie, எப்போது ei என்பதைப் பயன்படுத்த என்பதை நினைவில் வைக்க ஒரு பாடல்
   i before e except after c
   'e' க்கு முன்னால் i, 'c'க்குப் பின்னால் நீங்கலாக
   அல்லது
   when sounding like a
   As in neighbour and weigh

2. ing வந்தால் e ஓடிவிடும்.
   உதா: take - taking. make - making.

3. காட்சி தந்திரம்
   பெரிய வார்த்தைக்குள் இருக்கும் சிறிய வார்த்தைகளைக் கண்டுபிடியுங்கள்.
   sat - is - fact - or - y.
   super - in - ten - dent.

ஒலி தந்திரம்

வார்த்தைகளைப் பிரித்துப் பார்த்துப் புரிந்துகொள்ளச் சொல்லுங்கள்.
Feb - ru - a ry.
Wed - nes - day
in - de - pen - dent.

உடல் வழிமுறை

காற்றில் அல்லது மேஜையில் கையால் எழுதிப் பழகலாம்.

காகிதத் துண்டுகளில் வார்த்தைகளைத் தனித்தனியாக எழுதிப் பிறகு அவற்றை ஒன்று சேர்த்துப் படிக்கலாம்.

ஆலோசனை: சூட்சுமங்களை அதிகம் நம்பவேண்டாம். தாங்கள் படிக்கும் விஷயத்தில் குழந்தைகள் சிறந்து விளங்க வேண்டும். சூட்சுமங்கள் என்பவை கூடுதலான ஒரு வழிமுறை மட்டுமே.

நீளமான பதிலை மனப்பாடம் செய்யச் சில வழிகளைச் சொல்லித் தருகிறேன்.

- பேச்சுகள், நாடக வசனங்கள் போன்றவற்றை நினைவில் வைத்துக் கொள்ளவும் இந்த வழிமுறை உதவும்.
- முதல் வாக்கியத்தை மிகவும் சத்தமாகப் படிக்க வேண்டும். (வானம் பொழிகிறது... பூமி விளைகிறது... உனக்கேன் கொடுக்க வேண்டும் கிஸ்தி)
- வாக்கியத்தின் தாள லயத்தை உள்வாங்கிக் கொள்ள வேண்டும்.
- கடைசி வார்த்தையில் இருந்து சொல்லில் கொண்டு வாருங்கள். (உதா: கிஸ்தி... கொடுக்க வேண்டும் கிஸ்தி... உனக்கேன் கொடுக்க வேண்டும் கிஸ்தி. இது போல் முழு வாக்கியம் வரைவரை சொல்லிப் பாருங்கள்.

வார்த்தையை நீக்கும் வழி

- முழு வாக்கியத்தையும் முதலில் எழுதுங்கள்.
- ஒரு வார்த்தையை நீக்குங்கள் (முதல் வார்த்தை நீங்கலாக). அந்த வார்த்தை மீது மார்க்கர் மூலம் வண்ணம் தீட்டுவதன் மூலம் இதைச் செய்யலாம். இப்போது அந்த வாக்கியத்தைச் சொல்லிப் பாருங்கள்
- இன்னொரு வார்த்தையையும் இதுபோல் நீக்குங்கள். அதன் பிறகு சொல்லிப் பாருங்கள்.
- அனைத்து எழுத்துகளையும் நீக்குவது வரை இப்படியே செய்யுங்கள்.

முதல் எழுத்து வழிமுறை

- ஒவ்வொரு வார்த்தையின் முதல் எழுத்தை எழுதிக் கொள்ளுங்கள். வா - பொ - பூ - வி - உ - கொ - வே - கி. அதன் பிறகு ஒவ்வொரு வார்த்தையிலும் விடுபட்ட எழுத்துகளை எழுதுங்கள்.
- கடைசி வார்த்தையை விட்டுவிடுங்கள். வா - பொ - பூ - வி - உ - கொ - வே . இப்போது அந்த வாக்கியத்தைச் சொல்லிப் பாருங்கள்.

* கடைசி வார்த்தை நீக்கப்படுவதுவரை இந்தப் பயிற்சியைச் செய்யுங்கள்.

மன வரைபடம்

மன வரைபடங்களை நினைவில் வைத்துக்கொள்ளக் குழந்தைகளுக்கு உதவுங்கள். தகவல்களின் காட்சிரீதியிலான விளக்கம்தான் மன வரை படம். அது ஒரே ஒரு கருப்பொருளை அடிப்படையாகக் கொண்டிருக்கும். பல வார்த்தைகள், குறிப்புகள், பிற அம்சங்கள் இடம்பெற்றிருக்கலாம். அவை பிரதான அம்சத்துடன் அம்புக்குறிகள், கிளைகள் மூலம் இணைக்கப்பட்டிருக்கும். பார்ப்பதற்கு மிகவும் அருமையான இருக்கும். பல்வேறு விஷயங்களுக்கு இடையிலான தொடர்பைப் புரிந்துகொள்ள உதவும். அதோடு, தகவலை வகைப்படுத்துதல், புரிந்துகொள்ளுதல், பிரச்னைகளைத் தீர்த்தல் ஆகியவற்றுக்கு உதவும்.

இதோ மாசுபடுதல் தொடர்பான ஒரு வரைபடம்.

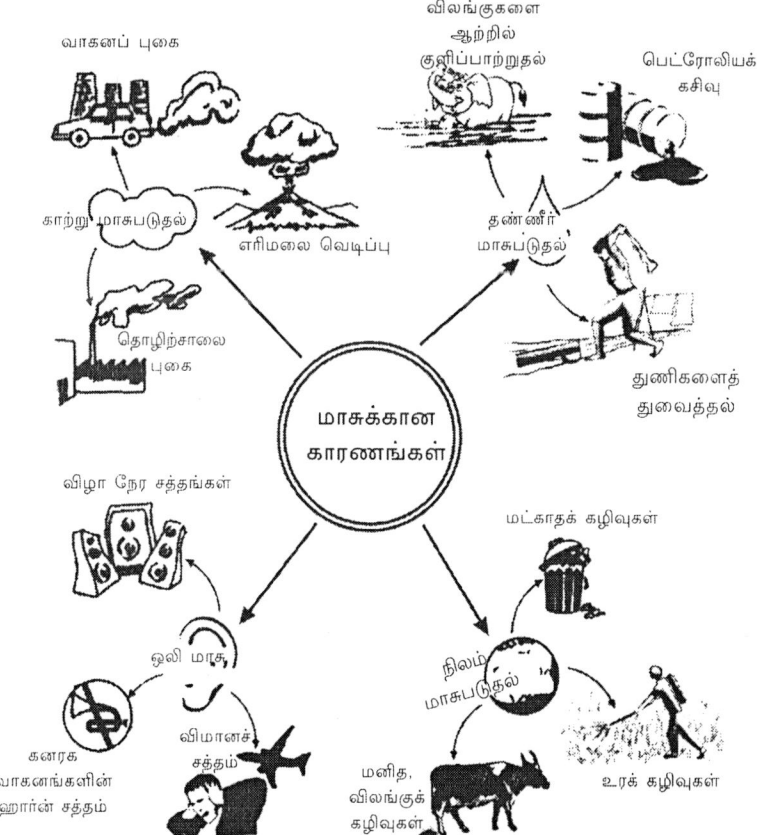

மாசுபடுதலில் வகைகள்

- நீர் மாசுபடுதல் - எண்ணெய் பொருட்கல் கசிதல் - துணி துவைத்தல் - விலங்குகளைக் குளிப்பாட்டுதல்
- காற்று மாசுபடுதல் - எரிமலை வெடிப்பு, வாகனப் புகை, தொழிற்சாலை புகை
- ஒலி மாசு - விமானங்களின் இரைச்சல், வாகன ஹார்ன், திருவிழா மைக் செட்கள்
- நில மாசுபாடு - பூச்சிக் கொல்லி உரங்கள், மனித விலங்கு கழிவுகள், மட்காத குப்பைகள்

சமூக விஞ்ஞானம், அறிவியல், புவியியல், கம்ப்யூட்டர், மொழி, கலைகள், கணிதம் என எந்தப் பாடப் பிரிவாக இருந்தாலும் மன வரைபடம் மிகவும் உபயோகமாக இருக்கும்.

மன வரைபடம் தயாரிக்க வேண்டுமானால், உங்கள் குழந்தையிடம் ஒரு வெற்றுக் காகிதத்தை எடுத்துக் கொள்ளச் சொல்லுங்கள். பிரதான விஷயத்தை மையத்தில் எழுதச் சொல்லுங்கள். மையத்தில் இருந்து பல அம்புக்குறிகளை வரைந்து கொள்ளச் சொல்லுங்கள். கிளைபிரிந்து செல்லும் விஷயங்கள், கோட்பாடுகள் போன்றவற்றை அம்புக்குறியின் முடிவில் எழுதச் சொல்லுங்கள். இந்தத் துணைக் கிளைகளில் இருந்து மேலும் பல கிளைகளைக் குழந்தையைவிட்டு எழுதச் சொல்லுங்கள். இந்த மனவரைபடம் எளிதில் படித்துப் புரிந்துகொள்ள உதவுவதோடு திரும்பிப் பார்க்கவும் உதவும். ஏதாவது விஷயத்தைக் குழந்தையால் புரிந்து கொள்ள முடியவில்லையா... மன வரைபடம் தயாரிக்கச் சொல்லுங்கள். அல்லது புரியாத அந்தப் பாடத்தை ஒரு தடவை படிக்கச் சொல்லிவிட்டு காட்சிபூர்வமாக அதைக் குறித்துக் கொள்ளச் சொல்லுங்கள்.

ஒன்றுக்கொன்று தொடர்புபடுத்திப் பார்த்துக் கொள்ளச் சொல்லுங்கள்.

மன வரைபடம் தயாரிக்கும் வேலையை மிகவும் வேடிக்கையாகச் செய்யச் சொல்லிக் கொடுங்கள். வண்ண பென்சில்கள், ஸ்கெட்ச்கள் கொண்டு அடையாளப்படுத்தச் சொல்லுங்கள். பார்ப்பதற்கு அழகாகப் பளிச்சென்று இருக்கும். பாடம் சம்பந்தப்பட்ட படங்களையும் பயன்படுத்திக் கொள்ளலாம். போக்குவரத்து தொடர்பான மன வரைபடம் என்றால் சாலையை பிரதானமாக வைத்துக் கொண்டு பல்வேறு வாகனங்களின் படங்களை அதில் இடம் பெறச் செய்யலாம். விவசாயம் தொடர்பான படம் என்றால் ஆறில் இருந்து கால்வாய்கள் பிரிவதுபோல் போல் கிளை பிரித்துக் கொண்டு அதில் துணை குறிப்பு

களை இடம்பெறச் செய்யலாம். அல்லது மரத்தில் இருந்து பழங்கள் தொங்குவதுபோல் துணைக் குறிப்புகளை இடம்பெறச் செய்யலாம்.

தங்களுக்கான தந்திரத்தைத் தாங்களே உருவாக்கிக் கொள்ளச் சொல்லிக் கொடுங்கள்.

சமைத்தல், விளையாட்டு, இசை, ஸ்கேட்டிங் என எல்லாவற்றுக்கும் அதற்கான சூட்சுமங்கள் இருப்பதைக் குழந்தைகளுக்குச் சொல்லிப் புரியவையுங்கள். பல்வேறு தந்திரங்களைப் பயன்படுத்தி விஷயங் களைப் புரிந்துகொள்ள ஆரம்பித்துவிட்டால், அவர்கள் தாங்களாகவே தங்களுக்கெனப் புதிய தந்திரங்களை உருவாக்கிக் கொள்ளச் சொல்லுங்கள். பொதுவாகக் குழந்தைகள் தாமாகவே இதைச் செய்வதைப் பார்த்திருக்கிறேன். எனினும், முதலில் பல தந்திரங்களை நீங்கள் சொல்லிக் கொடுக்க வேண்டும். அதன் பிறகே அவர்களுக் கானதை உருவாக்கிக் கொள்ள உற்சாகப்படுத்த வேண்டும்.

ஆலோசனை: சங்கேதச் சொற்கள் நன்கு நினைவில் இருக்க வேண்டுமானால், அவை வேடிக்கையாகவும் மிகைப்படுத்தப்படுவ தாகவும் பாடத்துடன் நன்கு தொடர்புடையதாகவும் இருக்க வேண்டும்.

சாராம்சம்

★ எளிதில் விஷயங்களைக் கற்றுக் கொள்ளவும், கற்றுக் கொண்டதை நீண்ட நாட்கள் நினைவில் வைத்திருக்கவும் இந்தச் சூட்சுமங்கள் உதவும்.

★ வார்த்தைகளை நினைவுபடுத்திக் கொள்ள 'முதல் எழுத்து மந்திரம்' மிகவும் உதவும். புதிய வார்த்தைகளை நினைவில் கொள்ள ஒன்றுக்கொன்றுடனான தொடர்பை நினைவில் வைத்துக் கொள்வது உதவும்.

★ ஸ்பெல்லிங்களை நினைவில் வைத்துக்கொள்ளப் பல்வேறு பன்முக அறிவுகளைப் பயன்படுத்தி உருவாக்கப்பட்ட வழிமுறைகள் இருக் கின்றன. அதில் குழந்தைகளுக்கு உகந்ததைப் பின்பற்றச் சொல்லலாம்.

★ முழு உடம்பும் மனமும் லயிக்கும் வகையில் கற்றுக் கொள்ள வேண்டுமானால், பன்முக அறிவையும் பன்முக இயல்புகளையும் மிகச் சரியாகப் பயன்படுத்தினாலே போதும்.

★ குழந்தைகள் எளிதில் கற்றுக் கொள்ளும் வகையில் பல்வேறு வழிகளை நீங்களே புதிதாகக் கண்டுபிடியுங்கள். குழந்தைகளும் தாங்களாகவே பல வழிகளைக் கண்டுபிடிக்க உற்சாகப்படுத்துங்கள். குழந்தைகள் அந்தத் தந்திரங்களால் ஈர்க்கப்பட்டுவிட்டால், அவர்களாகவே ஆர்வத்துடன் படிக்க ஆரம்பித்துவிடுவார்கள்.

10

சாம்பியன்கள் போல் செயல்பட வையுங்கள்

உலகில் எத்தனையோ கிரிக்கெட் வீரர்கள் இருக்கிறார்கள். ஆனால், அவர்களுள் சச்சின் டெண்டுல்கர் சாம்பியனாகப் போற்றப்படுகிறார். எத்தனையோ நடிகர்கள் இருக்கிறார்கள். ஆனால், ரஜினி காந்த் சூப்பர் ஸ்டாராகப் போற்றப்படுகிறார். இவர்கள் வெறுமனே வெற்றி பெற்றவர்கள் மட்டுமல்ல. அவர்கள் துறையில் சாம்பியன்கள்.

தங்கள் இலக்கை அடைவதில் தீராத தாகமும் அர்ப்பண உணர்வும் கொண்டவர்கள். வெறுமனே புகழுக்காகவோ பணத்துக்காகவோ அதிகாரத்துக்காகவோ அதை அவர்கள் செய்யவில்லை. ஒவ்வொரு முறையும் தங்களுடைய முழுத் திறமையையும் வெளிப்படுத்தி அந்த உச்சியை எட்டியிருக்கிறார்கள். ரஜினிகாந்த் இவ்வளவு உச்சத்தை எட்டிய பிறகும் படப்பிடிப்புக்குச் சரியான நேரத்தில் வந்துவிடுவார். படப்பிடிப்புத் தளத்தில் எந்தவித பந்தாவும் காட்டமாட்டார். வேறு சில நடிகர்கள், ஒரு பாட்டில் தண்ணீர் கிடைக்கவில்லையென்றால் கூடப் படப்பிடிப்பையே ரத்து செய்யும் அளவுக்குப் போய் விடுவதுண்டு. ஆனால், ரஜினிகாந்த் எந்தத் தனி சலுகையும் எதிர் பார்க்காமல் இதமாக நடந்துகொள்வார். வசனங்களை நன்கு மனப்பாடம் செய்திருப்பார். சக மனிதர்களுடன் மிகவும் எளிமையாக, அன்பாக நடந்து கொள்வார். சச்சின் டெண்டுல்கருடைய மேதைமை என்பது அவருடைய விளையாட்டுத் திறமை மட்டுமல்ல. பணிவு, பெருந்தன்மை, ஸ்போர்ட்ஸ்மேன்ஷிப் போன்றவற்றிலும் உயர்ந்து நிற்கிறார்.

இந்தப் புத்தகத்தில் இடம்பெற்றிருக்கும் முதல் 9 விதிகளைக் குழந்தைகள் சிறப்பாகப் பின்பற்றிவிட்டால், வாழ்க்கையில் அசாத்தியமான வெற்றிகளை நிச்சயம் பெறுவார்கள். வெற்றிகர மானவர்களாக இருந்தால் மட்டும் போதாது... சாம்பியனாக

வேண்டும். அதற்கான ஆலோசனைகள் இந்த அத்தியாயத்தில் இடம் பெறுகிறது.

ஆலோசனை: சாம்பியன்கள் என்றால் விளையாட்டு வீரராகவோ, மிகச் சிறந்த நடிகராகவே ஆவது என்று அர்த்தமில்லை. தங்கள் குழந்தைகளை மிகச் சிறப்பாக ஆத்மார்த்தமான ஈடுபாட்டுடன் வளர்க்கும் பெற்றோரும் சாம்பியன்கள்தான். தங்கள் மாணவர்களின் வெற்றிக்கு அன்பாக, அயராது பாடுபடும் ஆசிரியர்களும் சாம்பியன்கள்தான். தங்கள் குடும்பம், நிறுவனம், சமுதாயம் ஆகியவற்றுக்கு தீவிரமாக உழைப்பவர்களும் சாம்பியன்கள்தான்.

சாம்பியன்கள் ஒழுங்கில் சிறந்தவர்கள்

தேர்வில் பாஸாக வேண்டும், சைக்கிள் ஓட்ட வேண்டும் என்பது போன்ற குறுகிய கால இலக்குகள் இருக்கலாம். அல்லது மிகப் பெரிய இசைக்குழுவை ஆரம்பிக்க வேண்டும், மிகப் பெரிய ஹோட்டல் கட்ட வேண்டும், புற்று நோய்க்கு மருந்து கண்டுபிடிக்க வேண்டும் என்பது போன்ற நீண்ட கால இலக்குகளும் இருக்கலாம். மன நிறைவு, பிறருடைய அங்கீகாரம், சவாலை எதிர்கொள்ளுதல் எனப் பல காரணங்களுக்காக இலக்கை நோக்கி உந்தப்படலாம். புகழ் பெறுதல், நிறைய பணம் சம்பாதித்தல், பிறருக்கு உதவ முடிவது, ஆரோக்கியமாக இருத்தல், பிரபலமானவர்களுடன் பழகுதல் எனப் பல காரணங்களும் இருக்கும்.

வெற்றிகரமானவர்களைப் பார்க்கும் எல்லாக் குழந்தைகளுக்கும் அவர்களைப் போல் ஆகவேண்டும் என்ற ஆர்வம் இருக்கும். ஆனால், அந்த உச்சியை எட்ட என்ன செய்ய வேண்டும் என்பது தெரிந் திருக்காது. ஆழமான விஷயங்களை விடுங்கள்... அடிப்படை விஷயங் களில் கூட ஆளுமை பெறக் கூடுதலாக உழைக்க வேண்டும் என்பது தெரிந்திருக்காது. வெற்றி மழையில் நனைய வேண்டும் என்ற கனவு இருக்கும். ஆனால், டி.வி பார்ப்பதைக் குறைக்க வேண்டும். நண்பர் களுடன் வெட்டிப் பேச்சுப் பேசிப் பொழுதைக் கழிக்கக்கூடாது. வார இறுதி நாட்களில் நீண்ட நேரம் தூங்கிக் கொண்டே இருக்கக்கூடாது. தினமும் துரித உணவுகளை அதிகம் உண்ணக்கூடாது என்பதெல்லாம் தெரியாது. சுருக்கமாகச் சொல்வதானால், தங்களை ஒழுங்குபடுத்திக் கொள்ளத் தெரியாது.

வெற்றியை அடைவதற்குத் தேவையான பல முக்கிய விஷயங்கள் குழந்தைகளின் கட்டுப்பாட்டுக்கு அப்பாற்பட்டவைதான் (பரம்பரைத் திறமைகள், சிறப்பான பயிற்சியாளர் கிடைப்பது). ஆனால், நேர நிர்வாகம், அட்டவணைகள் போட்டு அதற்கேற்ப செயல்படுதல்,

நடத்தை போன்ற விஷயங்களில் தங்களை ஒழுங்குபடுத்திக் கொள்ள நிச்சயம் அவர்களால் முடியும்.

கல்வி, வாழ்க்கை தொடர்பான விஷயங்களைக் குழந்தைகளுடன் பேசும்போது இலக்குகள் குறித்து அவர்கள் தெளிவான தீர்மானத்தைப் பெற உதவுங்கள். நல்ல செயல்திட்டம் இருக்க வேண்டும். தங்கள் விஷயங்களில் ஒருமுகப்பட்டு ஈடுபடத் தோதான சூழலை உருவாக்கிக் கொள்ளக் கற்றுக் கொடுங்கள். இலக்குகள் நல்ல நோக்கத்துடன் தேர்ந்தெடுக்கப்பட்டிருக்க வேண்டும். வெறுமனே பணம், புகழ் அடைய வேண்டும் என்பதற்காக இருக்கக்கூடாது.

உங்கள் குழந்தையின் ஆர்வம், திறமை, இலக்குகள் இவையெல்லாம் ஒத்திசைவுடன் இருந்தால் அவர்களுக்கு ஆதரவாக நின்று உற்சாகப் படுத்துங்கள். ஒரு பயிற்சியாளர் போல் ரசிகர் போல் உடனிருந்து உத்வேகப்படுத்துங்கள். அன்பு, ஆதரவு, வழிகாட்டுதல், உற்சாகப் படுத்துதல் எனச் செயல்படுங்கள். குழந்தைகள் உற்சாகத்தை இழக்கும் போது, இலக்குகளை நினைவுபடுத்தி அவர்களை ஆர்வமூட்டுங்கள். தங்களுக்குப் பிடித்த விஷயத்தில் 10,000 மணி நேரம் செலவிட்டால் தான் மேதைமையை அடைய முடியும் என்ற மால்கம் கிளாட்வெல்லின் கோட்பாட்டை நினைவுபடுத்துங்கள்.

சாம்பியன்கள் ஆர்வம் மிகுந்தவர்கள்

உங்கள் குழந்தைக்கு கிரிக்கெட் பிடிக்குமென்றால், கிரிக்கெட் விளையாடு என்றோ, இறுதிப் போட்டியைப் பாரு என்றோ கட்டாயப் படுத்த வேண்டிய தேவையே இருக்காது. நேர்மாறாக, விளையாடியது போதும், டி.வியில் மேட்ச் பார்த்தது போதும் என்றுதான் நீங்கள் சொல்ல வேண்டியிருக்கும். மூன்றாவது அத்தியாயத்தில் சொன்னது நினைவிருக்கிறதா? எல்லா மனிதர்களுமே உலகைப் புரிந்து கொள்ளவும் சாகசங்கள் செய்யவும் ஆர்வத்துடன் இருப்பார்கள். அவர் களுடைய விருப்பத்துக்கு உகந்த ஒன்று கிடைத்துவிட்டால் அதில் மிகுந்த ஆர்வத்துடன் தாங்களாகவே ஈடுபட ஆரம்பித்துவிடுவார்கள்.

குழந்தைகளின் ஆர்வத்தை எது ஈர்க்கிறது என்பதைக் கூர்ந்து கவனியுங்கள். அந்த விஷயத்தில் அதிக அளவுக்கு ஈடுபட வழிசெய்து கொடுங்கள். தங்களுக்கு ஆர்வத்தைத் தரும் ஒன்றைத் தொடர்ந்து செய்து வரும்போது அவர்களாகவே அதில் அடுத்த கட்டத்துக்கு நகர்வார்கள். குழந்தைகளுக்கு எது உகந்தது, மிகவும் பிடித்தது என்பதைக் கண்டுபிடிப்பது சிரமமாக இருக்கலாம். ஆனால், அவர்கள் செய்யும் எல்லா வேலைகளையும் ஆக்கபூர்வமாக, பயனுள்ளதாக, அவர்களுடைய வளர்ச்சிக்கு உதவுவதாகப் பார்த்துக் கொள்ள உங்களால் முடியும்.

சாம்பியன்களிடம் ஒழுங்கும் ஒருங்கிணைப்பும் இருக்கும்

மதிப்பீடுகளிலும் செயல்பாடுகளிலும் சீரான தன்மை, நேர்மை இவையெல்லாம் கொண்டவராக இருப்பார். சீரான தன்மை இருப்பதால் பிறருக்கு அவர் மீது நம்பகத்தன்மை இருக்கும். அவரைச் சார்ந்து செயல்படுவார்கள். அவரைத் தேடி வருவார்கள். தொடர்ச்சியாக, விபத்துகள் இல்லாமல் வண்டியை ஓட்டி வருபவர்களையே பொதுவாக வாகன ஓட்டுநர்களாக நியமிப்பார்கள். அறுவை சிகிச்சைகளை வெற்றிகரமாக முடிக்கும் மருத்துவர்களையே அனைவரும் தேடிப் போவார்கள். திருமணத்துக்கு நல்ல காண்ட்ராக்டர்களையே தேர்ந் தெடுப்பார்கள். குழந்தைகளின் வாழ்க்கையில் மிக முக்கியமான அன்றைய தினத்தில் உணவு மோசமாக இருப்பதையோ, வந்தவர் களுக்கு இல்லாமல் போவதையோ எந்தப் பெற்றோரும் விரும்ப மாட்டார்கள் அல்லவா.

இத்தகைய நம்பகத்தன்மையும் ஒழுங்கும் இல்லாமல் போவது ஒருவருடைய வெற்றியை எந்த அளவுக்குப் பாதிக்கும் என்பதைப் பெற்றோர் புரிந்துகொள்ளத் தவறிவிடுகிறார்கள். உதாரணமாக, உங்கள் குழந்தை ஓர் இசைக்கருவி கற்றுக் கொள்வதாக வைத்துக் கொள்ளுங்கள். முதலில் சில நாட்கள் படிக்கிறார். பிறகு, சில நாட்கள் நிறுத்துவிடு கிறார். அதன் பிறகு மீண்டும் படிக்கிறார் என்றால் என்ன நடக்கும். இசைத் திறமை எதிர்பார்த்த அளவுக்கு வளருமா? அதுபோல் குழந்தையை ஒரு நடனக்குழுவில் சேர்த்துவிடுகிறீர்கள். அங்கு சில நாட்கள் போகிறார். சில நாட்கள் போவதில்லை. அந்தக் குழுவில் இருப்பவர்கள் என்ன செய்வார்கள். உங்கள் குழந்தையை வைத்து எந்த நடன நிகழ்ச்சியும் நடத்த முடியாமல் போய்விடும் என்று தீர்மானித்துக் குழுவில் இருந்து நீக்கிவிடுவார்கள் அல்லவா? இந்த விஷயம் எல்லாச் செயல்பாடு களுக்கும் பொருந்தும். கணிதப் படிப்பானாலும் சரி... தேர்வில் நல்ல மதிப்பெண்கள் எடுப்பதானாலும் சரி... நாடகத்தில் நடிப்பதானாலும் சரி... சக மனித உறவுகளைத் தக்கவைப்பதனாலும் சரி... இது அனைத்துக்கும் பொருந்தும்.

ஒருமுகப்பாடு இருப்பதன் அவசியத்தைக் குழந்தைகளுக்குப் புரிய வையுங்கள். சிந்தனை, சொல், செயல் ஆகியவற்றில் ஒருங்கிணைப்பு இருக்க வேண்டும். சொல்லுக்கும் செயலுக்கும் இடையில் எந்த அளவுக்கு ஒற்றுமை இருக்கிறதோ அந்த அளவுக்கு அவர்களுக்கு எல்லாத்துறைகளிலும் வெற்றி கிடைக்கும்.

உதாரணம்: நான் நடத்தி வரும் ஜீவா பள்ளியில் ஒரு விஷயத்தைக் கவனித்தேன். பெரும்பாலான குழந்தைகள் பள்ளிக்குத் தாமதமாகவே வருவதைப் பார்த்தேன்.

தாமதமாக வருபவர்களுக்குக் கடும் தண்டனை கொடுப்பது என்று தீர்மானித்தோம். ஒரு நொடி தாமதமாக வந்தாலும் குழந்தையை வீட்டுக்குத் திருப்பி அனுப்பிவிடுவது என்று முடிவுகட்டினோம். ஆரம்பத்தில் காலதாமதமாகக் குழந்தையை அழைத்து வந்த பெற்றோர்கள் இதற்குக் கடும் எதிர்ப்புத் தெரிவித்தார்கள். குறிப்பாக 8.00.22 என்பதுபோல் கொஞ்சம் போலத் தாமதமாக வந்தவர்கள், 'இதைக் கூடப் பொறுத்துக் கொள்ளக்கூடாதா' என்று வாக்குவாதம் செய்தார்கள். ஆனால், நாங்கள் துளியும் மசிந்து கொடுக்கவில்லை. 22 நொடிகள் தாமதமாகக் குழந்தைகளைப் பள்ளிக்கு அழைத்து வருவதை விட்டுவிட்டுப் பத்து நிமிடங்கள் முன் கூட்டியே அழைத்து வாருங்கள் என்று ஆலோசனை சொன்னோம். இன்று எங்கள் பள்ளியில் 8.00 க்கு முன்னதாகவே அனைவரும் வந்துவிடுகிறார்கள். இதுபோல் நேரம் தவறாமல் வருவதற்குக் குழந்தைகள் 12 வருடங்கள் படித்துவிட்டால் வாழ்க்கையில் எப்போதுமே எதிலுமே நேரம் தவறவே மாட்டார்கள்.

தோல்வியை கவுரவமாக ஏற்றுக் கொள்ளுங்கள்

தங்களுடைய குறைபாடுகள், போதாமைகள் ஆகியவற்றை அடையாளம் கண்டு அதில் இருந்து மீண்டு வரத் தெரியவேண்டும். சில குழந்தைகள் குறைகளைச் சுட்டிக் காட்டினால் மிகவும் கோபப்பட்டுவிடுகின்றன. இது போன்ற போதாமைகளே பொதுவாகத் தோல்விகள் என்று குத்திக் காட்டப்படுகின்றன.

தோல்விகள் நேரும்போது அது ஒரு தற்காலிகப் பின்னடைவுதான் என்றும் எளிதில் அதை மீறி வந்துவிட முடியும் என்றும் குழந்தை களுக்குப் புரியவையுங்கள். ஒரு செயல்பாடுக்கும் ஒரு நபரின் ஆளுமைக்கும் இடையில் வித்தியாசம் உண்டு. ஒரு செயல்பாடு தவறாகிவிடுவதால் அந்த நபரே தவறானவர் ஆகிவிடுவதில்லை.

ஏன் வெற்றி பெற முடியவில்லை என்பதற்கான நியாயமான காரணங் களைக் குழந்தைகளைப் புரிந்துகொள்ள வையுங்கள். பிரச்னை என்ன என்பதை அலசச் சொல்லுங்கள். என்ன தீர்வு என்பதைக் கண்டுபிடிக்கச் சொல்லுங்கள். அடுத்த முறை அந்தத் தவறு நிகழாதவண்ணம் திறமையை அதிகரிக்க வழிசெய்துகொடுங்கள்.

- எது தவறாகிவிட்டது?
- நன்றாகப் படிக்கவில்லையா?
- முன்பே தயாரிக்க ஆரம்பிக்கவில்லையா?
- பதற்றத்தின் காரணமாகச் சரியாகச் செய்ய முடியவில்லையா?
- வேறு ஏதாவது அம்சங்கள் திசைதிருப்பிவிட்டனவா?

இதுபோன்ற சுய விசாரணை செய்வதால் பிரச்னைக்கான தீர்வுகள் எளிதில் கிடைக்கும். அதன் அடிப்படையில் திறமையை அதிகரிப்பது எளிது. பழியை வேறு யார் மீதாவது அல்லது எதன் மீதாவது போடுவதைத் தடுக்க இது உதவும்.

தொட்டாற்சிணுங்கியாக இருக்காதே

ஹரியானாவில் டம் டமா லேக்கில் பெற்றோர்களுக்கு ஒரு பயிற்சி முகாம் நடத்திக் கொண்டிருந்தேன். ஐந்தாம் வகுப்பில் படிக்கும் தங்கள் குழந்தை பற்றிப் பெற்றோர் சில விஷயங்கள் பகிர்ந்துகொண்டார்கள். அந்தக் குழந்தை படிப்பில் மிகவும் கெட்டிக்காரி. விளையாட்டு, பேச்சுப் போட்டி, நடனம் போன்ற பிற விஷயங்களிலும் அபாரமான திறமையுடன் இருந்தாள். ஆனால், யாராவது, ஏதாவது சிறு விமர்சனம் செய்தாலும் போதும் பயங்கரமாகக் கோபப்பட்டுவிடுவாள். அல்லது சோர்ந்துபோய்விடுவாள். இதுதான் அவர்களுடைய பிரச்னை.

எந்தெந்த விஷயங்களில் எல்லாம் இன்னும் மேம்படுத்திக் கொள்ள முடியும் என்று தன்னைப் பற்றித் தானே விமர்சனம் செய்து கொள்ளச் சொல்லும்படி ஆலோசனை சொன்னேன். அதுமட்டுமல்லாமல் யாராவது ஏதாவது விமர்சனம் செய்தால் அதைப் பொறுமையாகக் கேட்க வேண்டும். கேட்டு முடித்த பிறகு அறைக்குள் போய் 10-15 நிமிடங்கள் தனியாக இருக்க வேண்டும். விமர்சனத்தில் எந்த அளவுக்கு உண்மை இருக்கிறது என்பதை யோசிக்க வேண்டும் என்று சொல்லச் சொன்னேன். அதன் படியே செய்தார்கள். ஓரிரு மாதங்களில், தொட்டாச்சிணுங்கி போல் இருந்த அந்தக் குழந்தை விமர்சனத்தை ஆக்கபூர்வமான ஒன்றாகப் பார்க்கக் கற்றுக் கொண்டுவிட்டது.

சாம்பியன்கள் துணிச்சலானவர்கள்

பயங்கரமான, வலி நிறைந்த அபாயமான, சவால் நிறைந்த பல விஷயங்களைக் குழந்தைகள் வாழ்வில் எதிர்கொள்ள வேண்டிவரும். சுற்றுலாவுக்குப் போயிருக்கும்போது கூட்டத்தில் இருந்து பிரிந்துபோய் விடலாம். முன் தயாரிப்பு எதுவும் செய்யாத நிலையில் பெரிய கூட்டத்தின் முன் பேச வேண்டி வந்துவிடலாம். டாக்டர், நீண்ட ஊசியை எடுத்துக்கொண்டு அருகில் நெருங்கலாம். இது போன்ற சம்பவங்களைக் குழந்தைகள் மிகுந்த துணிச்சலுடன் எதிர்கொள்ள வேண்டும்.

பெரும்பாலான பெற்றோர் குழந்தைகளைப் பொத்திப் பொத்தி வளர்ப்பார்கள். எந்தவொரு பிரச்னையையும் குழந்தைகளை

எதிர்க்கவிடாமல் தாங்களே கவனித்துக் கொள்வார்கள். ஆனால், எல்லா நேரங்களிலும் உங்கள் குழந்தையைப் பாதுகாக்க முடியாது. எனவே, குழந்தைகள் தாங்களாகவே தங்களைக் கவனித்துக் கொள்ளக் கற்றுக் கொடுக்க வேண்டும். இதோ சில வழிமுறைகள்:

- **தன்னம்பிக்கை கொள்ள வையுங்கள்:** குழந்தைகளின் இயல்பைப் புரிந்துகொள்ளுங்கள். தீர்மானம் எடுக்கும் திறமையைத் தூண்டுங்கள். சுய மரியாதையை வளருங்கள் (பார்க்க :விதி 2)

- **தங்கள் பிரச்னைகளைத் தாங்களே தீர்த்துக் கொள்ளட்டும்:** உடல்ரீதியாகவும் மனரீதியாகவும் பெரும் அபாயம் ஏற்படாதது வரை, குழந்தைகளிடமே பொறுப்புகளை விட்டுவிடுங்கள்.

- **முடியும் என்று நம்ப வையுங்கள்:** முடியும் என்று நினைத்தால் முடியும். முடியாது என்று நினைத்தால் முடியாமல்தான் போகும் என்பதைச் சொல்லிப் புரியவையுங்கள்.

- **போட்டியில் இருந்து பின் வாங்க வேண்டாம்:** விளையாட்டு, படிப்பு என எல்லாவற்றிலும் துணிந்து போட்டியில் பங்குபெற வையுங்கள். முடியாது என்று ஒதுங்க விடாதீர்கள்.

- **வீட்டை மிகவும் பாதுகாப்பான ஒன்றாக ஆக்கவேண்டாம்:** கத்தி, தீப்பெட்டி, மின் சாதனம் போன்றவற்றைக் குழந்தையிடமிருந்து ரொம்பவும் விலக்கி வைப்பது தவறு. அப்படிச் செய்தால், பின்னாளில் அவை அவர்கள் கைக்குக் கிடைக்கும்போது விபத்து ஏற்படும் வாய்ப்பு அதிகம். அவற்றை எப்படிக் கையாள்வது என்று பக்கத்தில் இருந்து கற்றுக் கொடுப்பதே நல்லது.

- **துணிச்சலானவர்களை நினைத்துப் பார்:** நெருக்கடியான நேரங்களில் துணிச்சலானவர்கள் எப்படியெல்லாம் சாகசத்துடன் செயல்பட்டிருக் கிறார்கள்... இந்தச் சூழலில் அவர்கள் இருந்தால் எப்படிச் செய்வார்கள் என்று நினைத்துப் பார்க்கச் சொல்லுங்கள்.

- **எதிர்மறையான பேச்சு வேண்டாம்:** நான் ஒரு முட்டாள். என்னால் நிச்சயம் முடியாது. எப்போதும் போல் நான் தோற்றுத்தான் போவேன் என்றெல்லாம் உங்கள் குழந்தை தனக்குத்தானே பேசிக் கொண்டால் உடனே தடுத்து நிறுத்துங்கள். அடுத்த முறை நன்றாகச் செய்வேன். நான் ஒரு சாம்பியன் என்று உற்சாகமூட்டும் வார்த்தைகளைச் சொல்லச் சொல்லுங்கள்.

யாரை முன் மாதிரியாகக் கொண்டிருக்கிறார்கள்

ரோல் மாடல்கள் குழந்தைகளுக்கு மிகுந்த உத்வேகத்தைத் தரமுடியும். தங்கள் துறைகளில் மிகப் பெரிய சாதனைகளைச் செய்து

காட்டியிருப்பவர்களை முன்மாதிரியாக வைத்துக் கொள்ளச் சொல்லுங்கள். அவர்களின் புகைப்படத்தை அறையில் மாட்டிக் கொள்ளச் சொல்லுங்கள். ரோல் மாடல்களின் வாழ்க்கை சரிதம், பேட்டிகள், திரைப்படங்கள் ஆகியவற்றைப் பார்க்கச் சொல்லுங்கள். டி.வியில் பார்க்கும் நபர்கள்தான் வெற்றி பெற்றவர்கள் என்று குழந்தைகள் தவறாக நினைக்காமல் பார்த்துக் கொள்ளுங்கள். மிகவும் சாதாரணமானவர்களும் அசாதாரணமான செயல்களைச் செய்ய முடியும். கணவனை இழந்த பிறகும் முழுக் குடும்பத்தையும் வளர்த்து ஆளாக்கிய ஒரு பாட்டி கூடச் சாதனையாளர்தான். அல்லது கண் தெரியாத நிலையிலும் படித்துப் பட்டம் பெற்ற ஒருவரும் சாதனையாளர்தான். குழந்தைகள் தங்களை சாம்பியனாக கற்பனை செய்துகொள்ளச் சொல்லுங்கள். நெருக்கடி நேரங்களில் அதைச் சமாளிக்கும் வகையில் மேலெழும்பக் கற்றுக்கொடுங்கள். மனம் சோர்வடையும் தருணங்களில் ரோல் மாடல்களை மனத்தில் நினைத்துக் கொள்ளவும் அவர்களுடைய அசாதாரணமான திறமைகளைப் பார்த்து உத்வேகம் பெறவும் கற்றுக் கொடுங்கள். சாதனையாளர்களிடம் விசேஷமாக என்ன திறமைகள் இருக் கின்றன? அவர்களுக்கும் நமக்கும் இருக்கும் ஒற்றுமை என்ன? வேற்றுமை என்ன? என்பது போன்ற கேள்விகளைக் கேட்கச் சொல்லுங்கள். ரோல்மாடல்களைப் பேட்டி எடுக்க வையுங்கள். தங்கள் வாழ்வில் எதிர்கொண்ட பிரச்னைகளை எப்படிச் சமாளித்தார்கள் என்று கேட்டுத் தெரிந்துகொள்ள வையுங்கள்.

ஆலோசனை: இசை மிகப் பெரிய உந்துசக்தியாகச் செயல்பட முடியும். குறிப்பாக நெருக்கடி மிகுந்த நேரங்களில் அது பெரிய ஆறுதலையும் புத்துணர்ச்சியையும் தரும். தங்களுக்குப் பிடித்த பாடல் அல்லது உற்சாகம் தரும் பாடல் ஒன்றைத் தேர்ந்தெடுக்கச் சொல்லுங்கள். பிரச்னை முற்றும் போது அந்தப் பாடலை மனதுக்குள் பாடலாம். அல்லது நினைவுபடுத்திப் பார்க்கலாம்.

ஸ்லம்டாக் மில்லியனர் படத்தில் வரும் ‘ஜெய் ஹோ’ பாடலாக இருக்கலாம்... படையப்பாவில் வரும் வாழ்க்கையில் ஆயிரம் தடைக்கல்லப்பா... தடைக்கல்லும் உனக்குப் படிக்கல்லப்பா... அல்லது சிங்க நடை போட்டுச் சிகரத்தில் ஏறு... சிகரத்தை அடைந்தால் வானத்தில் ஏறு என்ற பாடலாகவும் இருக்கலாம்.

குழந்தைகளுக்குப் பிடித்த உற்சாகமூட்டும் பாடல்களின் தொகுப்பை சி.டி.யில் பதிந்து கொடுங்கள். அடிக்கடி அந்தப் பாடல்களைக் கேட்கச் சொல்லுங்கள்.

சவாலே... சமாளி!

ராஜன் என்ற 9 வது சிறுவனின் அம்மா என்னை ஒருநாள் தொடர்பு கொண்டார். அவனைப் பள்ளியில் பிற மாணவர்கள் ஒன்று சேர்ந்து கேலி செய்திருக்கிறார்கள். பள்ளி ஆசிரியரிடமும் தலைமை ஆசிரியரிடமும் ராஜனின் அம்மா புகார் கொடுத்திருந்தார். ஆனால், எந்த நடவடிக்கையும் எடுக்கப்பட்டிருக்கவில்லை. மகனை வேறு பள்ளிக்கு மாற்ற வேண்டுமா வேண்டாமா என்பது தொடர்பாக எந்த முடிவும் எடுக்க முடியாமல் குழம்பிக்கொண்டிருந்தார்.

அவருடைய மகனுக்கு மிகப் பெரிய அபாயம் ஏற்பட்டால்தான் பள்ளியை மாற்றுவது குறித்துச் சிந்திக்க வேண்டும் என்று ஆலோசனை சொன்னேன். ராஜனுக்குத் தன் மீது எந்தக் குறையும் இல்லையென்பது முதலில் புரிய வேண்டும். அவனுக்கு மரியாதை தரப்படவேண்டும் என்பதும் அவனுக்குத் தெரியவேண்டும். வீட்டில் அவனை வேடிக்கையாக நீங்கள் கேலி செய்யுங்கள். அதற்கான எதிர்வினையை அவனையே கொடுக்க வையுங்கள். ஒரு நாடகம் போல் இதை நடியுங்கள் என்று ஆலோசனை சொன்னேன். ஓரிரு வாரங்கள் கழித்து ராஜனின் அம்மாவிடம் இருந்து மின்னஞ்சல் வந்தது. தன் மகனின் துணிச்சலைப் பார்த்துத் தான் அசந்துவிட்டதாகவும் அவனுடைய சிந்தனைத் திறமைப் பார்த்துப் பெருமைப்படுவதாகவும் சொன்னார். உண்மையில் அவனுடைய அம்மா தானாகவே கற்பனை செய்து கொண்டுதான் பயந்துபோயிருந்திருக்கிறார். ராஜன் இப்போது வேறு மாணவர்களின் விஷமத்தைத் தைரியமாக, வெளிப்படையாக எதிர் கொள்கிறான். அவனுடைய மாற்றத்தைப் பார்த்து மற்ற சிறுவர்களும் அவனைக் கேலி செய்வதை நிறுத்திவிட்டார்கள்.

சாம்பியன்கள் அனுசரித்துப் போகக்கூடியவர்கள்

வண்ண மீன்கள் தொட்டியில் நீந்துவதைப் பார்க்கும்போது மிகவும் அழகாக இருக்கும். ஆனால், அவை மிகவும் நுட்பமான உணர்வு கொண்டவை. நீர் சிறிது சூடானாலோ ஆக்ஸிஜன் அளவு குறைந்தாலோ இறந்துவிடும். ஆறு, கடல், ஏரிகளில் இருக்கும் மீன்கள் இதற்கு நேர்மாறானவை. சூழலில் மாறுபாட்டுக்கு ஏற்பத் தங்களை வெகு அருமையாக அனுசரித்துக் கொண்டுவிடும். காரணம் என்னவென்றால், தொட்டிக்குள் வாழும் மீன்கள் மிகவும் வசதியான சூழலில் வாழ்ந்து பழக்கப்பட்டுவிடும். சிறிய மாற்றம் ஏற்பட்டாலும் தாங்க முடியாமல் துவண்டுவிடும். சார்லஸ் டார்வின் இதைத்தான் 'பொருத்தமானதே தாக்குப் பிடிக்கும்' (சர்வைவல் ஆஃப் தி ஃபிட்டஸ்ட்) என்று சொன்னார். பொருத்தமானது என்றால் வலிமையானது என்றோ

வேகமாக ஓடக்கூடியது என்றோ அர்த்தமில்லை. சூழலுக்கு ஏற்ப தன்னைத் தகவமைத்துக் கொள்ள முடிந்தவை என்றுதான் அர்த்தம்.

ஒழுங்கு, தணியாத தாகம், ஒருங்கிணைப்பு, தைரியம் இவற்றோடு சாம்பியனாக வேண்டுமென்றால் அனுசரித்துப் போகும் இந்தக் குணமும் மிகவும் அவசியம். குழந்தைகளைப் பொத்திப் பொத்தி வளர்க்க வேண்டாம். சவால்களை எதிர்கொள்ள வையுங்கள். அப்படிச் செய்தால்தான் சுயமாகவே நெருக்கடிகளைச் சமாளிக்கும் திறமை வளரும். திடீரென்று ஊர் மாற வேண்டியிருக்கலாம். வீட்டில் யாராவது இறந்துவிடலாம். பொருளாதார நெருக்கடி ஏற்படலாம். அதையெல்லாம் எதிர்கொள்ளக் குழந்தைகளுக்கு வலிமை இருக்க வேண்டும். இதோ குழந்தைகள் சுழலுக்கு ஏற்ப, தங்களைத் தகவமைத்துக் கொள்ளச் சில எளிய யோசனைகள்:

1. மலையேற்றம், காடுகளுக்குச் செல்லுதல், முகாமிடுதல் போன்ற சாகசங்களுக்கு அனுப்புங்கள்.
2. டி.வி பார்க்கக்கூடாத நாட்கள் என்று சில நாட்களை ஒதுக்கி விடுங்கள்.
3. கார், பைக், பஸ்ஸில் பள்ளிக்குப் போகும் வசதி இருந்தாலும் சைக்கிளில் போய் வரச் சொல்லுங்கள்.
4. உடல்ரீதியாகச் சவாலான விளையாட்டுகளில் ஈடுபடுத்துங்கள்.
5. கை காசைக் குறைவாகவே கொடுங்கள்.
6. பட்டனைத் தைப்பது, கிழிந்த துணியைத் தைப்பது, ஷூ பாலிஷ் போடுவது என அவர்களையே செய்யச் சொல்லுங்கள்.
7. கடையில் பொருள் வாங்கும்போது பேரம் பேசக் கற்றுக் கொடுங்கள். தேவையில்லாத ஒரு பொருளை, கிடைக்கிறது என்பதற்காக வாங்கும் பழக்கம் வராமல் பார்த்துக் கொள்ளுங்கள்.
8. நுழைவு விண்ணப்பங்கள், கல்வி ஊக்கத் தொகை விண்ணப்பங்கள் போன்றவற்றை அவர்களைவிட்டே எழுதச் சொல்லுங்கள்.
9. பொது சேவையில் ஈடுபடுத்துங்கள். உள்ளூர் கோவிலில் சமைக்க, அலங்காரம் செய்யப் பழக்குங்கள். ரத்த தான முகாம் போன்றவற்றை ஒருங்கிணைக்க உதவுங்கள்.
10. தோட்ட வேலை அல்லது கிராமத்தில் சொந்த வயலில் வேலை எனப் பழக்குங்கள்.

தகவமைத்துக் கொள்ளுதல் என்பது கல்வி கற்றலோடு நேரடியாகத் தொடர்புடையதுதான். வேறு வார்த்தையில் சொல்வதானால், யாரால்

நன்கு கற்றுக் கொள்ள முடிகிறதோ அவர்களால் நன்கு தகவமைத்துக் கொள்ளவும் முடியும். எனவே, கற்றல் தொடர்பான இந்தப் பத்து விதிகளைக் குழந்தைகளுக்கு நன்கு கற்றுக் கொடுங்கள். பாடங்களை வேகமாகக் கற்றுக் கொள்வதோடு நன்கு அனுசரித்துப் போகவும் கற்றுக் கொண்டுவிடுவார்கள்.

சாம்பியன்கள் பற்றற்றவர்கள்

மகாபாரதத்தில் அர்ஜுனன், தன் உறவினர்களுக்கும் குருவுக்கும் எதிராகப் போராட வேண்டிய நிலை வந்ததும் தளர்ந்து போய்விடு கிறான். தேரோட்டியாகவும் வழிகாட்டியாகவும் இருந்த கிருஷ்ண பரமாத்மா 5000 ஆண்டுகால பாரம்பரியப் பெருமை மிகுந்த பகவத் கீதையில் ஒரு பேருண்மையை எடுத்துச் சொல்கிறார்: கடமையைச் செய். பலனை எதிர்பார்க்காதே. பற்றற்றுச் செயல்படு.

நம் கையில் எதுவும் இல்லை என்று குழந்தைகளுக்கு கற்றுத் தருகிறோம். அதாவது, பிறர் செய்யும் செயலை நம்மால் கட்டுப்படுத்த முடியாது. சில நேரங்களில் சில சூழ்நிலைகளை நம்மால் சமாளிக்க முடியாமல் போய்விடும். முக்கியமான விளையாட்டுப் போட்டிக்குப் போய்க் கொண்டிருக்கும்போது வழியில் வண்டியின் டயர் பஞ்சராகி விடும். சில நேரங்களில் நாம் பங்கு பெறும் ஓவியப் போட்டியில் உடன் போட்டியிடும் ஒருவருடைய உறவினரே நடுவராக வந்து விடுவார். அவர் தன் உறவினர் பையனுக்கு அவன் எவ்வளவு மோசமாகப் படம் வரைந்திருந்தாலும் பரிசைக் கொடுத்துவிடுவார். ஒவ்வொருவரும் ஒவ்வொருவிதமான இயல்பைக் கொண்டிருப்பார்கள். பொறுப்புகள், கடமைகளைக் கொண்டிருப்பார்கள். நம்மைப் பொறுத்தவரையில் நம் செயலை முழு ஈடுபாட்டுடன் செய்ய வேண்டும். ஏனென்றால் நம்மால் அதைத்தான் செய்ய முடியும். பலன் என்பது நம்மை மீறிய ஒரு நிகழ்வு.

விளைவின் மீது கூடுதல் கவனத்தைக் குவித்தால் எதிர்பார்த்தது கிடைக்காதபோது மிகவும் சோர்ந்துபோய்விடுவார்கள். எனக்குத் தெரிந்த பல உதாரணங்களைச் சொல்ல முடியும். சில குழந்தைகள் செஸ் விளையாட்டில் மிகவும் திறமைசாலியக இருப்பார்கள். ஒருமுறை முதல் பரிசு கிடைக்காமல் போனதும் அந்த விளை யாட்டையே விட்டுவிடுவார்கள். ஐ.ஐ.டி.யில் சேர்வதையே தன் லட்சியமாக வைத்திருந்த ஒரு மாணவர் அங்கு இடம் கிடைக்காமல் போனதும் மிகவும் மனமுடைந்துபோய்விட்டார். ஒவ்வொரு நாளும் சுமார் 16 குழந்தைகள் தற்கொலை செய்துகொள்கிறார்கள் என்று ஆய்வுகள் தெரிவிக்கின்றன. இதுபோன்ற தருணங்களில் பெற்றோர் அவர்களைச் சமாதானப்படுத்த வேண்டும். இலக்கை நோக்கித்

தீவிரமாகப் பாடுபடும் அதே நேரத்தில் அது கிடைக்காமல் போனால் மனதைத் தளரவிடாமலும் இருக்க வேண்டும்.

ஆலோசனை: படிப்பு தொடர்பாகக் குழந்தைகளுக்கு அதிக நெருக்கடிகொடுக்க வேண்டாம். செய்யும் எல்லாவற்றிலும் முழுத் திறமையை வெளிப்படுத்தச் சொல்லுங்கள். வெற்றியும் தோல்வியும் நாணயத்தின் இரண்டு பக்கம் போன்றவை. இரண்டுமே நமக்குப் பாடங்களைக் கற்றுத் தரும் இரண்டு ஆசிரியரைப் போன்றவை.

விருதுகள்: உஷார்

2003-ல் தகவல் தொடர்பு அமைச்சர் ராமகிருஷ்ணனைச் சந்தித்தேன். நான் சந்தித்த மனிதர்களிலேயே மிகவும் கூர்மையான அறிவும் மனமும் கொண்டவர். இந்தியாவில் இணையதளத்தை அறிமுகப்படுத்தியவர். ராம்கி என்று நண்பர்களால் அன்பாக அழைக்கப்படும் அவர், நான் கொண்டு சென்றிருந்த சில கையேடுகளைப் புரட்டிப் பார்த்தார். என் சக கல்வியாளர்களும் நானும் இணைய ஆரோக்கியம் என்ற பிரிவில் செய்த சாதனைகளுக்காக வேர்ல்ட் சம்மிட் அவார்டு பெற்றதைச் சொன்னேன். கையேட்டைப் புரட்டிக் கொண்டிருந்தவர் சற்று நிறுத்தி விட்டு, என்னை நிமிர்ந்து பார்க்காமலே சொன்னார்: விருதுகளிடம் எச்சரிக்கையாக இருங்கள். சொல்லிவிட்டு நிதானமாகப் பக்கங்களைப் புரட்டுவதைத் தொடர்ந்தார்.

அந்தப் பதிலை நான் நிச்சயம் எதிர்பார்த்திருக்கவில்லை. ஆனால், அந்தப் பதில் என் மனத்தில் ஆழமாகப் பதிந்துவிட்டது. செய்யும் வேலையைவிட அதில் இருந்து கிடைக்கும் பலன்களின் மீது அதிக ஆர்வத்தை வைக்கும் நபர்கள் செய்யும் செயல்களைப் பார்க்கும் போதெல்லாம் அவர் சொன்னது நினைவுக்கு வரும். பலர் தாங்கள் செய்யும் வேலையில் மிகுந்த அக்கறையுடன் இருப்பதுபோல் நடிப்பார்கள். ஆனால், உண்மையில் அவர்கள் கவனம் முழுவதும் விருதுகள், பரிசுகளிலேயே குறியாக இருக்கும். இது நிபுணர்களுக்கு மட்டுமல்ல மாணவர்களுக்கும் பொருந்தும். இன்னும் சில பெற்றோர் தங்கள் குழந்தைக்குப் பரிசு கிடைக்க வேண்டும் என்பதற்காக நடுவர்களுக்கு லஞ்சம் கூடக் கொடுப்பார்கள். போட்டிகளில் தோற்றுவிட்டால் ஒரேயடியாக நொறுங்கிவிடும் மாணவர்களைப் பார்த்திருக்கிறேன்.

போட்டிகளில் பங்கேற்க வேண்டாம் என்றோ விருதுகளைப் பெற முயற்சி செய்ய வேண்டாம் என்றோ சொல்லவில்லை. விருது பெறுவது என்பதை மட்டுமே இலக்காகக் கொள்ளவேண்டாம். புறக்காரணிகள்தான் உந்து சக்தியாக இருக்கும் என்றால் அதுபோல்

மோசம் வேறு எதுவுமே இருக்க முடியாது. அப்படி இருந்தால் ஒரு செயலைச் செய்வதில் இருக்கும் சந்தோஷம், வேடிக்கை, அதிலிருக்கும் அழகு ஆகியவற்றை இழந்துவிடுவீர்கள். விருதுகளைப் பெற என்னவேண்டுமானாலும் செய்யலாம் என்ற எண்ணமும் மனத்தில் உருவாகிவிடும். அதோடு பின்னாளில் விருதுகள் இல்லாத செயல்களைச் செய்யாமலே விட்டுவிடுவீர்கள். எனவே, செய்யும் வேலையைச் சிறப்பாகச் செய்யச் சொல்லிக் கொடுங்கள். விருதுகளும் வெற்றிகளும் தானாகப் பின்னால் வரும். சுருக்கமாகச் சொல்வதானால், ராம்கி சொன்னதுபோல் விருதுகளிடம் எச்சரிக்கையாக இருங்கள்.

சாம்பியன்கள் சுய நிறைவு பெற்றவர்கள்

அமெரிக்காவில் வளர்ந்த நான் சுமார் இருபது வருடங்கள் எதிலுமே இன்னும் இன்னும் என்று தேடல் வெறி கொண்ட சூழலில் வசித்துவந்திருந்தேன். பழைய பொருட்கள் நன்கு வேலை செய்து கொண்டிருந்த நிலையிலும் புதியதை வாங்கினேன். தாகத்தைத் தணிக்க என்றில்லாமல் வெறுமனே குளிர்பானத்தை அருந்தவேண்டும் என்பதற்காகவே அதை வாங்கினேன். முழுவதுமாகக் குடிக்க முடியாது என்று தெரிந்தும் மிகப் பெரிய பாட்டில் குளிர்பானத்தைத் தேடி ஓடினேன். காலியான மிகப் பெரிய ஹோட்டலின் பாதுகாப்புச் சிப்பந்திபோல் உணர வைக்கும்படியான மிகப் பெரிய வீடுகளை வாங்கினேன். அங்கிருந்த யாருக்குமே தங்களுக்குக் கிடைத்தவற்றில் எந்த மனநிறைவும் இல்லை. இதை விடச் சிறந்த, இதை விடப் பெரிய என்ற தேடலிலேயே இருந்தனர். அக் 2008-ல் அமெரிக்கப் பொருளாதாரம் வீழ்ச்சி அடைந்தது. பேராசையே எல்லாவற்றுக்கும் காரணம் என்று நிபுணர்கள் கருத்துத் தெரிவித்தார்கள்.

சுய திருப்தி என்பது எந்த அளவுக்கு முக்கியம் என்பது இந்தியாவுக்குத் திரும்பியபோதுதான் தெரியவந்தது. எளிமையாக, இருப்பதை வைத்துத் திருப்தியுடன் பெருந்தன்மையுடன் விட்டுக்கொடுத்து வாழ்ந்து வருவதைப் பார்த்தேன். காரில் எப்போதுமே இன்னொருவருக்கு இடம் இருக்கத்தான் செய்கிறது. சாப்பாட்டு மேஜையில் எப்போதுமே இன்னொருவருக்கு இடமிருக்கத்தான் செய்கிறது.

குழந்தைகளுக்குக் கற்றுக் கொடுக்க வேண்டிய இன்னொரு முக்கியமான குணம் சுய திருப்தி. வாழ்க்கையில் எளிய சின்னச் சின்ன விஷயங்களில் இருக்கும் சந்தோஷத்தையும் அழகையும் பார்க்கக் கற்றுக்கொடுங்கள். சமைப்பது, வீட்டைச் சுத்தம் செய்தல், வாசித்தல், குடும்பத்தினருடன் நேரத்தைச் செலவிடுதல், உடைந்த பொருட்களைச் சரிசெய்தல் என வாழ்க்கையில் செய்யும் ஒவ்வொரு செயலையும் ரசித்து மனநிறைவுடன் செய்யக் கற்றுக் கொடுங்கள்.

குழந்தைகளுக்கும் பெற்றோருக்கும் இடையில் ஒத்திசைவான சூழல் நிலவ அது உதவும். அதோடு உங்கள் குழந்தைகளுக்கு வாழ்க்கையில் என்றென்றும் மன நிறைவுடன் இருக்கவும் வழி செய்யும்.

ஆலோசனை: தங்களுக்குக் கிடைத்திருக்கும் அருமையான வாழ்க்கையை நினைத்து சந்தோஷப்படச் சொல்லிக் கொடுங்கள். படுக்கையில் இருந்து எழுந்திருக்கும்போது அல்லது படுக்கப் போகும்போது, இரு கைகளாலும் கண்களை மூடிக் கொண்டு வாழ்க்கையில் அவர்களுக்குக் கிடைத்த நல்ல விஷயங்கள் பற்றி நினைக்கச் சொல்லுங்கள். கிடைத்திருக்கும் நன்மைகளுக்கு நன்றி தெரிவித்து பிரார்த்தனை செய்யச் சொல்லுங்கள்.

சாம்பியன்கள் பிறருடைய உணர்வைப் புரிந்துகொள்வார்கள்

மும்பையில் வெற்றிகரமான, செல்வச் செழிப்பில் திளைக்கும் ஒரு தம்பதியைப் பார்த்தேன். கணவர் ஒரு ஐ.டி. நிறுவனத்தை ஆரம்பித்து அதை நல்ல லாபத்தில் விற்றுவிட்டிருந்தார். ஐந்து நட்சத்திர விடுதி ஒன்றில் அவர்களுடன் மதிய உணவு உண்டேன். வெளியில் வந்தபோது போலியோ நோயால் பாதிக்கப்பட்ட நடைபாதைவாசி ஒருவரைப் பார்த்தோம். நேராக நிற்க முடியவில்லை என்பதால் கைகளையும் ஊன்றி நடந்துவந்து எங்களிடம் பணம் கேட்டார். என்னுடன் வந்த செல்வந்தர், நாயை விரட்டுவதுபோல் சூ... சூ... தள்ளிப் போ என்று ஊனமுற்றவரை விரட்டினார். அவர் கைகளை ஊன்றி ஊன்றி எங்கள் பின்னால் கெஞ்சியபடியே வந்தார். நாங்கள் நடக்க நடக்க அந்தச் செல்வந்தரின் குரல் உயர்ந்தது. கடும் சொற்களால் திட்ட ஆரம்பித்தார். பிறகு ஒரு ஐம்பது ரூபாய் நோட்டை பர்ஸில் இருந்து வெளியில் எடுத்து அந்த ஊனமுற்றவருக்கு எட்டாத உயரத்தில் பிடித்துக் கொண்டு சீண்ட ஆரம்பித்தார். ஒரு நாயை பிஸ்கட் போடும்போது துள்ளிக் குதித்துப் பிடிக்கவைத்து வேடிக்கை காட்டுவதுபோல் செய்தார். சிறிது நேரம் கழித்துப் பணத்தைக் கீழே போட்டார். எனக்கு மிகவும் வேதனையாக இருந்தது. அந்தச் செல்வந்தரை இனி வாழ்நாளில் சந்திக்கவே கூடாதுஎன்று முடிவு செய்து விடைபெற்றேன். சில வாரங்கள் கழித்து அந்தச் செல்வந்தரின் 26 வயது மகன் தற்கொலை செய்துகொண்டதாகச் செய்தி கேள்விப்பட்டேன். அந்தச் செல்வந்தர் எவ்வளவு கொடூரமானவர் என்பது எனக்குத் தெரிந்திருந்ததால் எனக்கு எந்த அதிர்ச்சியும் ஏற்படவில்லை. எனவே, உங்கள் குழந்தைக்கும் அன்பு, கருணை, பிறரை மதிக்கும் மனோபாவம் இவற்றைக் கற்றுக் கொடுங்கள். என்னதான் வெற்றி பெற்றாலும், பிறருக்கு உதவவில்லையென்றால் அந்தச் செல்வத்தால் எந்தப் பயனும் இல்லை என்று சொல்லிப் புரியவையுங்கள். பிறருக்கு உதவுதல் என்பதை ஏதோ

செல்வச் சீமானாக ஆன பிறகுதான் ஆரம்பிக்க வேண்டும் என்றில்லை. சிறு வயதிலிருந்தே உங்களிடம் இருப்பதில் இருந்து அடுத்தவருக்குக் கொடுத்து வரப் பழகவேண்டும். இதோ கருணை நிரம்பியவராக உங்கள் குழந்தை வளரச் சில வழிகள்:

1. குழந்தைகளுக்குப் புதிய உடை அல்லது பொம்மை கிடைத்தால், பழையதை இல்லாத ஒருவருக்கு தானமாகக் கொடுக்கச் சொல்லிக் கொடுங்கள்.

2. அக்கம் பக்கத்தில் பள்ளிக்குப் போக முடியாமல் இருக்கும் சிறுவர்களுக்குக் கற்றுக் கொடுக்கச் சொல்லுங்கள். பசியில் இருப்பவர்களுக்கு உணவு கொடுக்கச் சொல்லுங்கள். தனித்துவிடப் பட்ட அல்லது காயம்பட்ட விலங்குகளுக்கு உதவச் சொல்லுங்கள்.

3. தங்களுக்குக் கிடைக்கும் கை காசில் பத்து சதவிகிதத்தைப் பொது காரியத்துக்குச் செலவிடச் சொல்லுங்கள்.

4. தங்களுக்குத் தீங்கு இழைத்தவரை மன்னிக்கக் கற்றுக் கொடுங்கள்.

5. சைவ உணவுப் பழக்கத்தை ஊக்கப்படுத்துங்கள்.

6. தியானம் செய்யக் கற்றுக் கொடுங்கள். அன்புக்குரியவர்கள், நோய்வாய்ப்பட்டவர்களின் நன்மைக்காக பிரார்த்தனை செய்யக் கற்றுக் கொடுங்கள்.

7. அநாதைகளுக்கு உதவுதல், மன நலம் குன்றியவர்களுக்கு உதவுதல் போன்றவற்றில் ஈடுபடுத்துங்கள்.

8. பணிவாக நடக்கக் கற்றுக் கொடுங்கள். அடுத்தவர் மனத்தை நோகடிக்கும்படியான தவறான, கடுமையான வார்த்தைகளைப் பேசக் கூடாது என்று சொல்லிக் கொடுங்கள்.

9. அடுத்தவரை மரியாதையுடன் நடத்துவதன் மூலம்நாமும் மரியாதையைச் சம்பாதிக்கிறோம் என்பதைப் புரிய வையுங்கள்.

10. சக மனிதர்களிடம் மட்டுமல்ல, உயிரினங்கள் அனைத்திடமும் அன்பாக நடந்துகொள்ளச் சொல்லுங்கள். சிறிய உயிர்கள், பூச்சிகள் போன்றவற்றைக் கொல்லக் கூடாது என்று சொல்லுங்கள். விலங்குகள் மீது கல் எறியக்கூடாது என்று சொல்லிக் கொடுங்கள்.

அன்புக்கு வேண்டாம் அடைக்கும் தாழ்

உத்தரபிரதேசத்தில் இருந்து ஒரு தம்பதியினர் என்னைப் பார்க்க வந்தனர். இரண்டாம் வகுப்பில் படித்துக் கொண்டிருந்த அவர்களுடைய மகனும் உடன் வந்திருந்தான். அவர்களுக்கு இன்னொரு மகனும்

இருந்தான். அவனுக்கு 13 வயது ஆகியிருந்தது. அந்தக் குழந்தை மனநோயால் பாதிக்கப்பட்டிருந்தான். தானாக நடக்கவோ, சாப்பிடவோ முடியாது. பேசவும் தெரியாது. மூத்த பையனிடமிருந்து இளையவனை எவ்வளவு முடியுமோ அவ்வளவு பாதுகாத்து வந்தார்கள். அவனுடன் பழகினால் இந்தக் குழந்தையும் பாதிக்கப்பட்டுவிடும் என்று அஞ்சினார்கள். இளைய மகனை ஹாஸ்டலில் சேர்த்துப் படிக்க வைக்கலாம் என்ற முடிவுக்கு வந்திருந்தார்கள்.

அந்தத் தம்பதியுடன் சிறிது நேரம் பேசிவிட்டு அந்த இளைய மகனைத் தனியாக அழைத்துக்கொண்டு காலாற நடந்தேன். இந்தப் பிரச்னைக்கு என்ன தீர்வு என்று அவனிடமே கேட்டேன். அவன் சொன்ன பதிலைக் கேட்டதும் எனக்கு ஆச்சரியமாக இருந்தது. அவனுக்கு மனநிலை குறைபாடுடைய மூத்த சகோதரனுடன் பழகுவதில் எந்த பிரச்னையும் இல்லை. பல தடவை அண்ணனுக்குப் படிக்கச் சொல்லிக் கொடுத்திருக் கிறான். அவனுடன் விளையாடியிருக்கிறான். உண்மையில் அண்ணனை அவன் மிகவும் நேசிக்கவே செய்தான். நாங்கள் எங்கள் அறைக்குத் திரும்பினோம். இளைய மகனை ஹாஸ்டலுக்கு அனுப்பவேண்டாம் என்று சொன்னேன். தினமும் அவன் தன் அண்ணனுக்கு ஏதாவது ஒரு உதவி செய்ய வேண்டும். ஹாஸ்டலுக்கு அனுப்பினால் இளையவனின் மனது கல்லாகிவிடும். குடும்பத்துடனும் அண்ணனுடனும் உள்ள தொடர்பை முற்றாக இழந்துவிடுவான் என்று ஆலோசனை சொன்னேன். பெற்றோரின் காலம் முடிந்த பிறகு மூத்தவனை யார் பார்த்துக் கொள்வார்கள் என்ற முக்கியமான கேள்வியைக் கேட்டேன். அது அவர்களுக்கு நிலைமையைப் புரிய வைத்தது. இப்போது இளைய மகனும் அவர்கள் கூடவே இருந்துபடித்து வருகிறான். தன் அண்ணனை மிகவும் அன்புடன் கவனித்துக் கொள்கிறான்.

சாம்பியன்கள் மரியாதைக்குரியவர்கள்

லகே ரஹோ முன்னா பாய் திரைப்படத்தில் சஞ்சய் தத் அண்டர் கிரவுண்ட் தாதாவாக நடித்திருப்பார். ஜானவி என்னும் ரேடியோ நிகழ்ச்சித் தொகுப்பாளரைக் காதலிப்பார். அவருடன் நெருங்கிப் பழக வேண்டும் என்பதற்காக மகாத்மா காந்தி பற்றியும் அவருடைய வழிமுறைகள் பற்றியும் அதிகம் தெரிந்தவர் போல் நடிப்பார். சஞ்சய் தத் ரேடியோ வாசகர்களுக்கு ஆலோசனை வழங்குவதுபோல் ஒரு காட்சி இடம்பெறும். தனக்குப் பொருத்தமான வாழ்க்கைத் துணையை எப்படி அடையாளம் காண்பது என்று ஒரு பெண் கேள்வி கேட்பார். அடிமட்ட மக்களுடன் யார் அன்பாக நடந்து கொள்கிறார்களோ அவரே

பொருத்தமானவர் என்று சொல்வார். காட்சி மாறுகிறது. அந்தப் பெண் தன் காதலனுடன் ஓர் உணவு விடுதிக்குச் செல்கிறார். அந்தக் காதலன் அவளிடம் மிகவும் அன்பாகப் பேசுகிறான். ஆனால், வெயிட்டரை மிகவும் தரக்குறைவாக அழைக்கிறான். திரும்பிப் பார்த்தால் எதிரில் இருந்த பெண் மாயமாக மறைந்துவிடுவாள்.

எல்லாரையும் மரியாதையாக நடத்த வேண்டும் என்பதைக் குழந்தைக்குக் கற்றுக் கொடுங்கள். குடும்ப உறுப்பினர்கள், ஆசிரியர்கள் மட்டுமல்ல யாராக இருந்தாலும், என்ன சிறிய வேலை செய்பவராக இருந்தாலும் அனைவருக்கும் மரியாதை கொடுக்க வேண்டும். விதி 2-ல் உங்கள் குழந்தையை மரியாதையாக நடத்துவது பற்றிப் பார்த்தோம். அங்கிருந்துதான் ஆரம்பிக்க வேண்டும்.

மரியாதையின் அடுத்த கட்டம் பிறருடைய பங்களிப்பை அங்கீகரித்தல். எப்போதெல்லாம் குழந்தை எதிலாவது வெற்றி பெறுகிறதோ அப்போதெல்லாம் அந்த வெற்றிக்குக் காரணமாக இருந்து உதவியவர்களுக்கு நன்றி சொல்ல வேண்டும். ஐசக் நியூட்டனைப் புகழ்ந்து பேசியபோது அவர் சொன்னார்: நாம் நம் முன்னோர்களின் தோளின் மீது நின்றுகொண்டிருக்கிறோம்.

ஆலோசனை: ஏதாவதுஒன்றில் நீங்கள் வெற்றி அடையும்போது (பதவி உயர்வு கிடைத்திருக்கலாம். நல்ல உணவு சமைத்திருக்கலாம். ஒரு குடும்ப விழாவைச் சிறப்பாக நடத்தியிருக்கலாம். எதுவாக இருந்தாலும் முதலில் உங்கள் குழந்தைகளுக்கு நன்றி தெரிவியுங்கள்.

சாம்பியன்கள் அறிவில் சிறந்தவர்கள்

நல்ல கல்லூரியில் இடம் பெறுவது, நல்ல வேலையில் சேருவது ஆகியவற்றைக் காட்டிலும் வாழ்க்கைக்கு மிகப் பெரிய நோக்கம் இருப்பதைக் குழந்தைக்குப் புரியவையுங்கள். அதாவது நல்ல மனிதனாக ஆக வேண்டும். மாணவராக, ஆசிரியராக, குழந்தையாக, பெற்றோராக ஒவ்வொருவரும் ஒரு வேடத்தை வாழ்வின் வெவ்வேறு கட்டத்தில் மேற்கொள்வதைக் குழந்தைக்குப் புரியவையுங்கள். சாம்பியன் என்ற வகையில் உங்கள் குழந்தையும் ஒவ்வொரு காலகட்டத்தில் அந்தந்த வேடத்தை மிகவும் சிறப்பாகச் செய்ய உற்சாகப்படுத்துங்கள்.

விழிப்புணர்வு தேவை

நீங்கள் யார்? பிறருடனான உங்களுடைய உறவு என்ன? உங்களைச் சுற்றிய உலகில் என்ன நடக்கிறது? ஒரு குறிப்பிட்ட நேரத்தில் நீங்கள் என்ன செய்ய வேண்டும்? என்பது பற்றிய விழிப்பு உணர்வு தேவை.

தேர்வுக்குப் படிக்கும்போது தோற்றுப் போனால் என்ன ஆகுமோ என்ற பயம் அவர்கள் மனத்தில் உருவாகும். அல்லது ஒரு நடன நிகழ்ச்சியில் நன்றாகச் செய்யவில்லையென்றால் அதை நினைத்துக் கொண்டு வகுப்பில் பாடத்தைக் கவனிக்காமல் வருந்திக் கொண்டிருப்பார்கள். சாப்பிடும்போது தாங்கள் பார்த்த திரைப்படத்தின் காட்சிகளை மனத்தில் நினைத்தபடியே இருப்பார்கள். இதனால் பாதிக்கு மேல் சாப்பிடாமல் எழுந்துவிடுவார்கள். அல்லது அளவுக்கு அதிகமாகச் சாப்பிட்டுவிடுவார்கள். இதோ, உங்கள் குழந்தை இதுபோல் செய்யாமல் தடுக்கச் சில வழிமுறைகள் :

- **மன ஒருமுகப்பாடு:** சாப்பிடும்போது முழுக் கவனமும் அதில் மட்டுமே இருக்க வேண்டும்.

- **கூர்ந்து கேட்டல்:** வேறு ஒருவர் பேசும்போது, நாம் செய்து கொண்டிருக்கும் வேலையை நிறுத்திவிட்டு நன்கு காது கொடுத்துக் கேட்க வேண்டும்.

- பசி, தாகம், உடல் சூடு, சோர்வு என என்ன நிலையில் இருக்கிறார்கள் என்பதை அவர்களைவிட்டே சோதித்துக் கொள்ளச் சொல்லுங்கள் (அத்தியாயம் 1)

- **ஒரே நேரத்தில் பல வேலை:** ஒரு நேரத்தில் ஒன்றுக்கு மேல் எந்த வேலையும் செய்ய வேண்டாம். ஒவ்வொரு செயலுக்கும் அதற்குரிய முழுக் கவனத்தைக் கொடுக்கச் சொல்லுங்கள்.

- **நிதானம்:** எதிலும் பரபரப்பாக ஈடுபட வேண்டாம். நிதானமாகச் செயலாற்றக் கற்றுக் கொடுங்கள்.

- **நிறுத்து:** விஷயங்கள் தலைக்கு மேல் போக ஆரம்பித்துவிட்டால், செய்யும் வேலையை நிறுத்தச் சொல்லுங்கள். ஆழமாக மூச்சை இழுத்து விடச் சொல்லுங்கள். நிலைமையைப் புதிதாக அணுகச் சொல்லுங்கள்.

- **மனத்தை அலைபாய விடாதே:** ஒரு வேலையைச் செய்யும்போது மனம் அதிலேயே இருக்கும்படிப் பார்த்துக்கொள்ளச் சொல்லுங்கள்.

சாராம்சம்

★ சாம்பியன்களுக்கும் வெற்றியாளர்களுக்கும் இடையில் வித்தியாசம் இருக்கிறது. வெற்றியாளர்கள் தற்காலிக வெற்றிகளை ஈட்டலாம். ஆனால், சாம்பியன்கள் நிலையான வெற்றியைப்பெறுவதோடு நடத்தையிலும் மிளிருவார்கள்.

★ இலக்கு, அதை அடைவதற்கான திட்டம் ஆகியவற்றைத் தீர்மானித்தவுடன் குழந்தையை முறையாக அதைப் பின்பற்றச்

சொல்லுங்கள். இலக்கை அடைவதுவரை வேறு எதிலும் கவனம் திசை திரும்பக்கூடாது. இலக்கின் மீதான ஆர்வம் குறையாமல் பார்த்துக் கொள்ளுங்கள். பயிற்சியாளராகவும் ரசிகராகவும் உடன் இருந்து உற்சாகப்படுத்துங்கள்.

★ செய்யும் செயல்களைத் தொடர்ந்து சீராகச் செய்யச் சொல்லுங்கள். அப்போதுதான் அது ஆழமாகப் பதியும். குறைகள் என்ன என்பதைக் கண்டுபிடிக்கச் சொல்லுங்கள். சிந்தை, சொல், செயல் இவற்றுக்கு இடையே ஒத்திசைவு இருக்கும்படிப் பார்த்துக் கொள்ளுங்கள். நம்பத் தகுந்தவராக இருக்கும்படி வளர்த்தெடுங்கள்.

★ சாம்பியன்களுக்குத் துணிச்சல் அதிகம் தேவை. எனவே, அதை வளர்க்க உதவுங்கள். நேர்மறையாகப் பேசப் பழக்குங்கள். நம்மால் முடியும் என்ற நம்பிக்கையை ஊட்டுங்கள். தங்கள் விஷயங்களைத் தாங்களே கவனித்துக்கொள்ளப் பயிற்சி கொடுங்கள்.

★ தகவமைத்தல், பற்றற்ற மனோபாவம், சுய திருப்தி ஆகிய குணங்களை வளர்த்தெடுங்கள்.

★ சாம்பியன்கள் பிறருக்கு உதவும் குணம் கொண்டவர்களாக இருப்பார்கள் என்பதைக் குழந்தைகளுக்குப் புரியவையுங்கள். பிறரை மதிக்க வேண்டும். எல்லா உயிரினங்கள் மீதும் அன்பு செலுத்த வேண்டும். விழிப்பு உணர்வுடன் இருக்க வேண்டும்.

கேள்வி பதில்

1. கே: எங்கள் குழந்தை பச்சை காய்கறிகளே சாப்பிடுவதில்லை. என்ன செய்வது?

பதில்: காய்கறிகளுடன் ஸ்நேகபூர்வமான உறவு ஏற்பட வழி செய்து கொடுக்க வேண்டும். கடைக்குக் குழந்தையை அழைத்துச் செல்லுங்கள். குழந்தையையே காய்களை வாங்கச் சொல்லுங்கள். பையையும் குழந்தையே சுமந்து வரட்டும். என்ன சமைக்க வேண்டும் என்பதைக் குழந்தையையே தீர்மானிக்கச் சொல்லுங்கள். உணவு தயாரிக்கும்போது உதவி செய்யவும் சொல்லுங்கள். தட்டில் சாலடை எடுத்து வைத்தல் என்பது போன்ற எளிய வேலையாக இருந்தாலும் பரவாயில்லை.

கூடுதல் தகவல்களுக்கு காண்க: விதி 1. குழந்தைகள் தங்களைத் தாங்களே பார்த்துக் கொள்ளக் கற்றுக் கொடுங்கள்

2. கே: என் ஆறு வயது பையன் ரொம்பவும் சோர்வாக இருக்கிறான். மனம் எதிலும் லயிப்பதே இல்லை.

பதில்: போதிய ஓய்வு அவனுக்குக் கிடைக்காமல் இருக்கலாம். இரவு 8-10 மணி நேர உறக்கம் கிடைக்க வழி செய்யுங்கள்.

கூடுதல் தகவல்களுக்கு காண்க: விதி 1

3. கே: என் பதின் பருவ மகள் மிகவும் குண்டாக இருக்கிறாள். நொறுக்குத் தீனி தின்பதைக் குறைக்க என்ன செய்யலாம்?

பதில்: மைதா, சுத்திகரிக்கப்பட்ட சர்க்கரை போன்றவற்றை அதிகம் சாப்பிடாமல் பார்த்துக் கொள்ளுங்கள். மெதுவாகச் சாப்பிடச் சொல்லுங்கள். சாப்பிடும்போது டி.வி பார்க்க விடாதீர்கள். தினமும்

குறைந்தது 20 நிமிடம் ஏதாவது உடற் பயிற்சியில் ஈடுபடச் சொல்லுங்கள்.

கூடுதல் தகவல்களுக்கு காண்க: விதி 1.

4. என் மகனுக்கு எந்தத் துறை சரியாக இருக்கும் என்பதை எப்படித் தெரிந்துகொள்வது?

பதில்: பன்முக அறிவு, பன்முக இயல்பு பரிசோதனைக்குக் குழந்தையை உட்படுத்துங்கள். குழந்தையின் திறமை ஆர்வம் பற்றி இது கோடி காட்டும். அதன் அடிப்படையில் ஒரு துறையைத் தேர்ந்தெடுக்க வையுங்கள். இந்தப் பரிசோதனைக்குக் காண்க www.jiva.com/careertest.

கூடுதல் தகவல்களுக்கு காண்க: விதி 2. நம்பிக்கை வரவையுங்கள்

5. கே: என் மூத்த மகளைப் போல் இளைய மகள் கணிதத்தில் புத்திசாலியாக இல்லை. என்ன செய்யலாம்?

பதில்: ஒவ்வொரு குழந்தைக்கும் எட்டு பன்முக அறிவுகளும் உண்டு. சில அறிவுகள் பலமாக இருக்கும். சில சிறிது பலவீனமாக இருக்கும். ஒவ்வொரு நபருக்கும் இது மாறுபடும். இரட்டையரில் கூட ஒவ்வொருவரும் ஒவ்வொருவிதமாக இருப்பார்கள்! எனவே, உங்கள் குழந்தைகளில் ஒருவரை மறவருடன் ஒப்பிட்டுப் பேசாதீர்கள். உங்கள் இளைய குழந்தை, மொழி அறிவில் சிறந்து விளங்கலாம். சக மனிதருடனான நட்புறவில் சிறந்து விளங்கலாம். அந்தத் திறமையை வளர்த்தெடுக்க முயற்சி செய்யுங்கள்.

கூடுதல் தகவல்களுக்கு காண்க: விதி 2

6. என் மகன் மிகவும் பொறுப்பில்லாமல் நடந்து கொள்கிறான். தன் வேலைகளைத் தானே செய்வதே இல்லை. பிறரைச் சார்ந்தே இருக்கிறான். என்ன செய்ய?

பதில்: சுதந்திரமாக வேலைகளைச் செய்ய வாய்ப்புக் கொடுங்கள். எதைச் சாப்பிட விரும்புகிறான்? எந்த ஆடைகளை அணிய விரும்பு கிறான்? ஒரு நாளில் என்னென்ன செய்ய விரும்புகிறான்? என்று அவன் விருப்பப்படியே செய்ய விடுங்கள்.

கூடுதல் தகவல்களுக்கு காண்க: விதி 2

7. என் மகள் புத்தகப் படிப்பில் ஆர்வம் காட்டுவதில்லை? அதை எப்படி வளர்ப்பது?

அவளுக்கு என்ன பிடிக்கும் என்று கேளுங்கள். அது தொடர்பான புத்தகங்களை நூலகம் அல்லது புத்தகக் கடைக்கு அழைத்துச் சென்று வாங்கிக் கொடுங்கள்.

கூடுதல் தகவல்களுக்கு காண்க: விதி 3. ஆர்வத்தை அதிகப்படுத்துங்கள்

8. கேள்வி: என் மகன் சுயமாகச் சிந்தித்துச் செயல்படுவதில்லை. எதை வரைய வேண்டும், எழுத வேண்டும் என்று சொன்னால் ஒழிய தானாகவே எதுவும் செய்வதில்லை.

பதில்: படைப்பூக்கம் அதிகரிக்க வேடிக்கையான வழிமுறைகளைப் பின்பற்றுங்கள். புவி ஈர்ப்பு விசை இல்லையென்றால் என்ன ஆகும்? சூரியன் உதிக்கவே இல்லையென்றால் என்ன ஆகும்? என்று கேள்வி கேளுங்கள்.

கூடுதல் தகவல்களுக்கு காண்க: விதி 2

9. என் மகள் சோம்பேறியாக இருக்கிறாள். வாழ்க்கையில் ஆர்வமே இல்லாமலிருக்கிறாள். என்ன செய்ய?

பதில்: தன் லட்சியங்களைப் பட்டியலிடச் சொல்லுங்கள். பக்கத்தில் அமர்ந்து, பிடித்த விஷயங்கள் என்ன என்று கேளுங்கள். அதன் அடிப்படையில் லட்சியத்தைத் தீர்மானிக்கச் சொல்லுங்கள். அந்த லட்சியத்தைத் தாளில் எழுதித் தினமும் குறைந்தது இரண்டு முறையாவது பார்க்கும் வகையில் அவளுடைய படுக்கை அறையில் ஒட்டிக் கொள்ளச் சொல்லுங்கள்.

கூடுதல் தகவல்களுக்கு காண்க: விதி 4. இலக்குகளை நிர்ணயிக்க உதவுங்கள்

10. என் மகன் பல விஷயங்களைச் சாதிக்க விரும்புவதாக உற்சாகத்துடன் புறப்படுகிறான். ஆனால், அதில் பலவற்றை நிறைவேற்ற முடியாமல் போய்விடுகிறது?

பதில்: லட்சியங்கள் தெளிவாக வரையறுக்கப்படவில்லையென்றால் பொதுவாக அதை அடைய முடியாமல்தான் போகும். லட்சியங்கள் குறிப்பானதாக, அளவிட முடிந்ததாக, துல்லியமானதாக, நடைமுறை சாத்தியமானதாக, காலக்கெடு நிர்ணயிக்கப்பட்டதாக இருக்கட்டும்.

கூடுதல் தகவல்களுக்கு காண்க: விதி 4

11. கே: வீட்டுப் பாடங்கள் செய்ய வைப்பதென்றால் தொடர்ந்து நச்சரித்துக் கொண்டே இருக்க வேண்டியிருக்கிறது. தானாகவே செய்ய வைக்க என்ன செய்ய வேண்டும்?

பதில்: அன்றாடம் செய்ய வேண்டிய வேலைகள் குறித்த தெளிவான திட்டம் வகுத்துக் கொடுங்கள். காலையில் எழுந்திருப்பதில் ஆரம்பித்து இரவு படுக்கப் போகும்வரை செய்ய வேண்டிய வேலைகள் தொடர்பாகக் கால அட்டவணை ஒன்றைத் தயாரித்துக் கொள்ளச் சொல்லுங்கள். நீங்கள் தயாரித்துக் கொடுக்க வேண்டாம். அவர்களாகவே செய்து கொள்ளட்டும். அப்போதுதான் ஒரு மன நிறைவும், செய்ய வேண்டும் என்ற ஆர்வமும் இருக்கும்.

கூடுதல் தகவல்களுக்கு காண்க: விதி 5. திட்டமிடக் கற்றுக் கொடுங்கள்

12. கே: என் மகன் மிகவும் அலட்சியமாக இருக்கிறான். இரண்டு வேலைகள் செய்யச் சொன்னால், ஒன்றைச் செய்வான். இன்னொன்றை விட்டுவிடுவான்.

பதில்: செய்ய வேண்டியவை என்ற பட்டியலைத் தயாரித்துக் கொள்ளச் சொல்லுங்கள். ஒரு டைரியில் செய்ய வேண்டியவற்றைக் குறித்து வைத்துக் கொள்ளலாம். ஒவ்வொரு வேலை முடிந்தவுடன் அதைப் பெருக்கல்குறி போட்டு அடையாளப்படுத்திக் கொள்ளட்டும். அடுத்த வேலையை ஆரம்பிக்கச் சொல்லுங்கள். எதையெல்லாம் செய்து முடிக்கவில்லையோ அதை அடுத்த நாளுக்குக் குறித்து வைத்துக் கொள்ளச் சொல்லுங்கள். தினமும் இரண்டுமுறையாவது அந்த டைரியை எடுத்துப் பார்க்கச் சொல்லுங்கள்.

கூடுதல் தகவல்களுக்கு காண்க: விதி 5

13. கே: என் குழந்தைகள் எப்போதும் டி.வி பார்த்துக் கொண்டே இருக்கிறார்கள். என்ன செய்ய?

பதில்: டி.வி பார்ப்பது தொடர்பாக ஒரு விதி வரையறுத்துக் கொடுங்கள். தினமும் இரண்டு மணி நேரத்துக்கு மேல் டி.வி பார்க்கவிடாதீர்கள். டி.வி பார்க்கும்போது சாப்பிடவோ, வீட்டுப் பாடம் எழுதவோ விடாதீர்கள். விதிகளைப் பின்பற்றவில்லையென்றால் என்ன பின்விளைவுகள் ஏற்படும் என்பதைப் புரிய வையுங்கள். விதிகளைக் கறாராக அமல்படுத்துங்கள்.

கூடுதல் தகவல்களுக்கு காண்க: விதி 6. விதிகளைக் கற்றுக் கொடுங்கள்

14. வீட்டுப் பாடம் போல் எதையாவது செய்ய வைக்க வேண்டுமானால், என் மகளுக்கு சாக்லேட், ஐஸ்க்ரீம் போல் ஏதாவது தருவதாகச் சொல்லலாமா?

பதில்: வேண்டாம். அது லஞ்சம் கொடுப்பதற்கு இணையானது. பின்னாளில், நான் இதைச் செய்தால் என்ன கொடுப்பாய் என்று எல்லாவற்றுக்கும் கேட்க ஆரம்பித்துவிடுவார்கள். ஒரு வேலையை நன்றாகச் செய்துமுடித்தால் பாராட்டிப் பரிசு கொடுக்கலாம். ஆனால், அதற்கு முன்பாகவே, ஏதாவது தருவதாகச் சொல்வது தவறு.

கூடுதல் தகவல்களுக்கு காண்க: விதி 6

15. சேட்டை செய்தால் என் குழந்தையை அடிக்கலாமா?

பதில்: வேண்டாம். குழந்தை மிகவும் விஷமத்தனம் செய்தால் அதற்கு நீங்கள் உருவாக்கிய சூழல்தான் காரணமாக இருக்கும். தண்டனைகள் கொடுக்கலாம். ஆனால், குழந்தைக்குத் தவறைப் புரியவைக்கும் நோக்கத்தில் அதைச் செய்ய வேண்டும். தவறைத் திருத்தும் வகையில் இருக்க வேண்டும். தண்டனைகள் பிரச்னையைத் தீர்க்கும்வகையில் இருக்க வேண்டும். அதைச் சீராக அமல்படுத்த வேண்டும்.

கூடுதல் தகவல்களுக்கு காண்க: விதி 6

16. கே: என் மகளுக்குப் படிப்பில் கவனம் செலுத்த முடியவில்லை. எளிதில் கவனம் திசை திரும்பிவிடுகிறது. எப்படி இதைத் தடுக்க?

பதில்: அவள் படிக்கும்போது ரேடியோ, கம்ப்யூட்டர், டி.வியை அணைத்துவிடுங்கள். படிக்கும்போது பக்கத்தில் தண்ணீர் பாட்டில் இருக்கட்டும். கற்றல் வெளியை உகந்த ஒன்றாக ஆக்கிக் கொடுங்கள்.

கூடுதல் தகவல்களுக்கு காண்க: விதி 7. பயிற்சி செய்யக் கற்றுக் கொடுங்கள்

17. என் மகன் ஒரு இடத்தில் கொஞ்ச நேரம் பொறுமையாக இருப்பது கிடையாது. அரை மணி நேரம் ஒரு இடத்தில் சேர்ந்தாற் போல் அமர்ந்து படிப்பது கிடையாது.

பதில்: எதுவுமே செய்யாமல் ஒரு மணி நேரம் உட்காரவெல்லாம் வைக்காதீர்கள். படிப்பு நேரத்தைச் சிறு சிறு துண்டுகளாகப் பிரித்துக் கொடுங்கள். உதாரணத்துக்கு 15 நிமிடம் படிக்கட்டும். ஐந்து நிமிடம் ஓய்வு எடுத்துக் கொள்ளட்டும். அதன் பிறகு மீண்டும் 15 நிமிடம் படிக்கட்டும். பிறகு கொஞ்சம் ஓய்வு. இப்படி படிக்கச் சொல்லுங்கள். சில நாட்கள் இப்படிச் செய்த பிறகு தொடர்ந்து 20 நிமிடம் படிக்கட்டும் பிறகு ஓய்வெடுத்துக் கொள்ளட்டும். அப்படியே 25, 30, 45 என நேரத்தை அதிகரித்துக் கொள்ளச் சொல்லுங்கள்.

கூடுதல் தகவல்களுக்கு காண்க: விதி 7

18. புதிதாக எதையாவது கற்றுக்கொண்டால் அடுத்த நாளே அதை மறந்துவிடுகிறான். என்ன செய்ய?

பதில்: கற்றலுக்குத் தொடர்ச்சியான பரிச்சயம் அவசியம். ஒரு விஷயத்தைப் படித்து முடித்த 24 மணி நேரத்துக்குள் அதை மீண்டும் படிக்கச் சொல்லுங்கள். படிக்கும் நேரத்தில் 50%த்தை திரும்பிப் பார்க்க ஒதுக்கச் சொல்லுங்கள்.

கூடுதல் தகவல்களுக்கு காண்க: விதி 7

19. கேள்வி: என் மகள் எப்போதும் மன அழுத்தத்துடனே இருக்கிறாள். மலை போல் இருக்கும் பாடங்கள் அவளைச் சோர்வடைய வைத்து விடுகிறது. அதற்கு ஈடு கொடுக்க முடியாமல் போவதால் மனம் சோர்வடைந்துவிடுகிறாள். என்ன செய்ய?

பதில்: குழந்தைக்கு விளையாடப் போதிய நேரம் ஒதுக்கிக் கொடுங்கள். விளையாட்டுக் குழந்தைகளை இளைப்பாற வைத்து உற்சாகத்தை அதிகரிக்கும். உடல் சார்ந்த, மனம் சார்ந்த சமூகம் சார்ந்த திறமைகள் அதிகரிக்கும்.

கூடுதல் தகவல்களுக்கு காண்க: விதி 8. விளையாடக் கற்றுக் கொடுங்கள்

20. கேள்வி: டி.வி பார்ப்பது அல்லாமல் என் குழந்தைகளுக்கு வேறு வகையான பொழுதுபோக்குகள் இருக்க வேண்டும் என்று விரும்பு கிறேன். ஆனால், வேறு எதிலுமே அவர்களுக்கு ஆர்வம் இருப்பதாகத் தெரியவில்லை. என்ன செய்ய?

பதில்: செலவு அதிகம் வைக்காமல் செய்ய முடிந்த பொழுதுபோக்குகள் எத்தனையோ இருக்கின்றன. இசைக்கருவி வாசிக்கக் கற்றுக் கொள்ளுதல், மந்திர வித்தைகள், புத்தக வாசிப்பு, பறவை ரசித்தல், தோட்ட வேலை, சமையல், ஓரிகமி, களி மண் பொருட்கள் செய்தல் என எத்தனையோ இருக்கின்றன.

கூடுதல் தகவல்களுக்கு காண்க: விதி 8

21. கேள்வி: வரலாறு, விஞ்ஞானம் போன்ற பாடங்களை என் மகனால் நினைவில் பதிந்து கொள்ள முடியவில்லை. என்ன செய்ய?

பதில்: விப்ஜியார் போல் முதல் எழுத்துகளை மட்டும் நினைவில் வைத்துக் கொள்ளச் சொல்லுங்கள். வரைபடங்கள், உடல் அனாடமி போன்றவற்றை ஒரு கதையாக நினைவில் வைத்துக் கொள்ளச் சொல்லுங்கள்.

கூடுதல் தகவல்களுக்கு காண்க: விதி 9. சூட்சுமங்களைக் கற்றுக் கொடுங்கள்

22. என் மகள் ஆங்கிலப் பாடத்தில் மிகவும் சிரமப்படுகிறாள். குறிப்பாக ஸ்பெல்லிங்கள்.

பதில்: வார்த்தையைத் துண்டு துண்டாக உடைத்து படிக்கச் சொல்லுங்கள். sat - is - fact - ion. காற்றில் எழுதிப் படிக்கலாம். காகிதத்தில் எழுதி வைத்து படிக்கலாம்.

23. கேள்வி: என் மகன் தன்னம்பிக்கை இல்லாமல் இருக்கிறான். என்ன செய்யலாம்?

பதில்: உதவி தேவைப்படும்போது நீங்களே இறங்கி எதுவும் செய்யாமல் இருந்தாலே போதும். முடிந்தவரைத் தன்னுடைய போராட்டங்களில் தானே ஈடுபடச் சொல்லுங்கள். நம்மால் முடியும் என்ற மனோ பாவத்தை வளர்க்க உதவுங்கள். எதிர்மறையாகப் பேசுவதைக் குறைக்கச் சொல்லுங்கள். மனம் சோர்வடையும்போதெல்லாம் சாதனையாளர்கள் எதிர்கொண்ட நெருக்கடியையும் அதை அவர்கள் மீண்டு வந்த விதத்தையும் நினைத்துப் பார்க்கச் சொல்லுங்கள். இது போன்ற நெருக்கடி வந்தால் அதை எப்படிச் சமாளிப்பார்கள் என்று கற்பனை செய்யச் சொல்லுங்கள்.

கூடுதல் தகவல்களுக்கு காண்க: விதி 10. சாம்பியன்கள் போல் செயல்பட வையுங்கள்.

24. கேள்வி: என் மகன் பிறருடைய உணர்வுகளைப் புரிந்துகொள்வதே இல்லை. மிகவும் கொடூரமாக நடந்து கொள்கிறான். தன்னுடைய உலகில் இருந்துகொண்டு விஷயங்களைத் தன் பார்வையில் மட்டுமே பார்க் கிறான். அவனை எப்படி மாற்றுவது?

பதில்: கருணையோடு நடந்து கொள்ளச் சொல்லுங்கள். சமூக சேவை களில் ஈடுபடுத்துங்கள். பசித்தவருக்கு உணவு கொடுத்தல், காயம் பட்ட விலங்குக்குமருந்து போடுதல் எனச் செய்யச் சொல்லுங்கள். தனது கைகாசில் பத்து சதவிகிதத்தை தானமாகக் கொடுக்கச் சொல்லுங்கள். சைவ உணவுப் பழக்கத்துக்குக் கொண்டு வாருங்கள். தனக்குத் தீங்கு செய்த ஒருவரை மன்னிக்கச் சொல்லுங்கள்.

கூடுதல் தகவல்களுக்கு காண்க: விதி 10

25. கேள்வி: என் மகள் பதற்றத்தின் காரணமாக பரீட்சை, நடனப் போட்டி என முக்கியமான நேரத்தில் சோர்வடைந்துவிடுகிறாள். இந்தப் பிரச்னையை எப்படிச் சமாளிப்பது?

விழிப்பு உணர்வுடன் இருக்க வையுங்கள். ஒரே நேரத்தில் பல வேலைகளைச் செய்ய வேண்டாம். ஒரே ஒரு வேலையை மட்டும் முழுக் கவனத்துடன் செய்யச் சொல்லுங்கள். நிலைமை கை மீறிப் போவது போல் தோன்றினால் செய்யும் வேலையை நிறுத்திவிடச் சொல்லுங்கள். ஆழமாக மூச்சை இழுத்து விடச் சொல்லுங்கள். அதன் பிறகு அந்த வேலையைத் தொடரச் சொல்லுங்கள்.

கூடுதல் தகவல்களுக்கு காண்க: விதி 10.

———————